栄養科学シリーズ
NEXT
Nutrition, Exercise, Rest

献立作成の基本と実践

藤原政嘉・河原和枝・赤尾 正／編 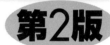第2版

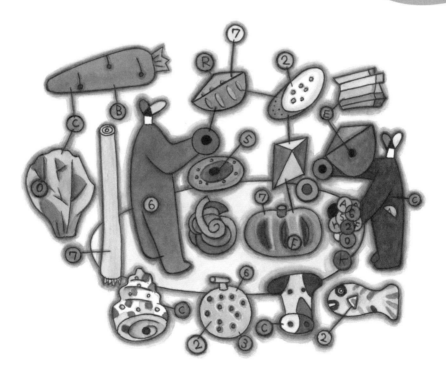

講談社

シリーズ総編集

木戸　康博　京都府立大学　名誉教授

宮本　賢一　龍谷大学農学部食品栄養学科　教授

実験・実習編担当委員

岡崎　　眞　畿央大学健康科学研究所　客員研究員

片井加奈子　同志社女子大学生活科学部食物栄養科学科　教授

加藤　秀夫　県立広島大学　名誉教授

桑波田雅士　京都府立大学大学院生命環境科学研究科　教授

執筆者一覧

赤尾　　正＊　大阪樟蔭女子大学健康栄養学部健康栄養学科　准教授（4）

岡田希和子　名古屋学芸大学管理栄養学部管理栄養学科　教授（3）

河原　和枝＊　元川崎医療福祉大学医療技術学部臨床栄養学科　教授（0, 5, 10, 付録）

倉恒ひろみ　川崎医科大学附属病院栄養部　栄養主任（10）

西條　　豪　大阪労災病院栄養管理部　栄養管理室長（7）

妹尾　良子　柴田学園大学生活創生学部健康栄養学科　特任教授（9, 付録）

禾本　悦子　大手前大学健康栄養学部管理栄養学科　講師（2.4）

藤原　政嘉＊　大阪青山大学　名誉教授（1, 2.1～2.3）

柵木　嘉和　名古屋文理栄養士専門学校　副校長（6）

諸岡みどり　岩手県立大学盛岡短期大学部生活科学科　准教授（8）

（五十音順，＊印は編者，かっこ内は担当章・節）

イラスト──ホンマヨウヘイ

https://www.kspub.co.jp/ よりワークシートをダウンロードできます.

第2版　まえがき

　医学や栄養学の進歩により「ひと」の栄養管理はより複雑，個別化してきました．必要な栄養量についても不足を招かないことを主眼にした「所要量」から生活習慣病の予防やとりすぎによる危険も考慮した「食事摂取基準」へと変わり，特に臨床現場では病態別の栄養管理が進歩するとともにチーム医療が重要視されています．

　管理栄養士・栄養士は栄養学を基盤とした「ひと」に対する栄養・食生活のマネージメントを行い，QOL の向上に寄与する対人専門職業人です．

　「栄養とは」を省みると「栄養とは，食物を摂取し，消化吸収し，代謝すること」とあります．すなわち，栄養は食物を摂取する第一段階からスタートすることから，食物を摂取しないかぎり栄養というプロセスははじまりません．食物は口からとり入れるのが通常です．しかし，種々な疾患やその病態により経口摂取が不可能な場合は，経管による消化器への直接的な栄養素の補給や中心静脈・末梢静脈など静脈を使用した栄養素の補給を行うようにエネルギーや栄養素の補給に特化しています．

　ここで，口からとり入れる栄養素と直接消化管や静脈に入れる栄養素の違いを考える必要があります．大きな違いは「塩味，甘味，酸味，苦味，旨味」などの「おいしさ」にあります．経管による経腸栄養に使用する栄養食品（リキッドタイプが多い）も，近年経口で使用されるため味をととのえたものが多くなりましたが，味覚を通常に感じる健常者には決しておいしいとは思いません．では，口からとり入れる「栄養素＝食べ物」をおいしく・楽しい食事にするためにはどうすればよいのでしょうか．食べ物は食品をさばき，調整，無毒化し，味をつけ，食べやすくしたもので，そこにはおいしさや楽しさ・美しさ・地域の伝統など文化も含んでいます．栄養素の調合を「食べ物」に変える．すなわち，食品をさばき，調整・調味した料理，料理を一食に組み立てた献立に仕上げる専門職業人が管理栄養士・栄養士です．栄養・食事指導するときでも「栄養素のとり方」を「食＝料理＝献立」に変えて指導しているはずです．

　最近 IT を活用した献立の作成が多くなってきました．単日や短期間の献立作成や記録として活用することには問題はありませんが，管理栄養士・栄養士が作成する献立は単日や短期間のものではなく，一定期間（一週間・10 日間・1 か月間など）にわたるもので，その間に種々の要素（栄養補給量，季節感，イベント感など）を調整・調和し，喫食者が満足する食生活を支援する基礎となるものです．管理栄養士・栄養士をめざす学生はできるだけ IT を使わず手作業で献立作成にとりくんでほしいと思います．

　食品・栄養素・食文化の知識を活用し，料理や献立の立て方を知り，自分のスキルとすることが管理栄養士・栄養士へのスタートです．このような思いで献立の意義や哲学的な要素を含め実践ですぐに役に立つ教科書（参考書）をめざして作成しました．

　管理栄養士・栄養士をめざす学生だけではなく一線で活躍されている管理栄養士・栄養士の皆さんにも役立つ一冊だと確信しています．

　最後に，各項目について執筆いただいた諸先生や構成・編集いただいた講談社サイエンティフィクのスタッフの皆様に深く感謝申し上げます．

　　2023 年 1 月　　　　　　　　　　　　　　　　　　編者代表　藤原　政嘉

栄養科学シリーズ NEXT
【実験・実習編】の新期刊行にあたって

「栄養科学シリーズ NEXT」は，"栄養 Nutrition・運動 Exercise・休養 Rest" を柱に，平成 10 年から刊行を開始したテキストシリーズです．平成 14 年度からはじまった現在のカリキュラムや教員配置により，管理栄養士養成教育はたいへん改善されました．また，平成 21 年には，特定非営利活動法人日本栄養改善学会により，管理栄養士が備えるべき能力に関して「管理栄養士養成課程におけるモデルコアカリキュラム」が策定されました．本シリーズではこれにも準拠するべく改訂を重ねています．

この度，NEXT 草創期のシリーズ総編集である中坊幸弘先生，山本茂先生の意思を引き継いだ新体制により，時代のニーズと栄養学の本質を礎にして，「栄養科学シリーズNEXT」のひとつとして「実験・実習編」を引き続き刊行していくこととなりました．管理栄養士の業務は，「栄養の指導」です．「栄養の指導」は，「食事管理」と「栄養管理」に大別できます．管理栄養士の養成では，「食事管理」に加え「栄養管理」に重点を置いた教育がなされ，その上で，管理栄養士の国家試験受験資格が得られるしくみになっています．

「実験・実習編」では，養成施設での基礎実験・実習を充実させるとともに，養成施設で学ぶ技術と現場で利用する技術の乖離を埋める内容に心がけ，現場で役に立つ内容としました．また，管理栄養士教育の目標を達成するための内容を盛り込み，他の専門家と協同してあらゆる場面で健康を担う食生活・栄養の専門職の養成をめざすことに心がけました．

本書で学ばれた学生たちが，新しい時代を担う管理栄養士として活躍されることを願っています．

シリーズ総編集　木戸　康博
宮本　賢一

0. 管理栄養士・栄養士と献立作成 1

0.1 従来の献立の意義 1
0.2 管理栄養士・栄養士教育における献立作成の意義 1

献立作成の基本編

1. 献立とは 4

1.1 日本における献立 4
【演習 1-1】 メニューとレシピ 5
1.2 献立の考え方 6
【演習 1-2】 対象者別　献立の考え方のまとめ 7
1.3 献立の役割 7
1.4 献立の要素 8
【演習 1-3】 環境と調理 10

2. 献立の立案に必要な料理の基礎知識 11

2.1 料理の構成要素 11
【演習 2-1】 献立の基本構成 11
2.2 各国の代表的な献立の構成 12
【演習 2-2】 一汁三菜 13
2.3 調味の基礎 16
【演習 2-3】 味の混合効果の体験 17
【演習 2-4】 調味料の塩分濃度 19
2.4 調理法の基礎 19
【演習 2-5】 大量調理時の煮物料理 22
【演習 2-6】 大量調理時の蒸し物料理 24
【演習 2-7】 大量調理時の焼き物料理 26
【演習 2-8】 大量調理時の炒め物料理 27
【演習 2-9】 大量調理時の揚げ物料理 29
【演習 2-10】 大量調理時の和え物と酢の物料理 32

3. 日本食品標準成分表（食品成分表）の見方・使い方 ... 34

3.1 食品成分表とは ... 34
3.2 食品成分表の見方 ... 34
3.3 食品成分表の使い方 ... 46
　　【演習 3-1】 食品の重量計算 ... 48
　　【演習 3-2】 献立の栄養計算 ... 49

4. 献立立案までの基礎計画 ... 52

4.1 対象者の把握から給与栄養目標量の作成 ... 52
　　【演習 4-1】 個人における 1 食あたりの給与栄養目標量 ... 52
　　【演習 4-2】 集団における給与栄養目標量① ... 55
　　【演習 4-3】 集団における給与栄養目標量② ... 56
4.2 食品群別荷重平均栄養成分表の作成 ... 58
　　【演習 4-4】 構成比率 ... 60
　　【演習 4-5】 荷重平均栄養成分表 ... 61
4.3 食品構成表の作成 ... 62
　　【演習 4-6】 食品構成表 ... 65

5. 献立の立案 ... 69

5.1 献立計画の概要 ... 69
　　【演習 5-1】 年間行事食 ... 70
　　【演習 5-2】 献立計画 ... 73
5.2 献立作成の実際 ... 74
　　【演習 5-3】 予定献立表 ... 78
5.3 献立の評価 ... 79

献立作成の実践編【施設別献立作成】

6. 学校給食 ... 82

6.1 学校給食の特徴 ... 82
　　【演習 6-1】 市区町村における学校給食 ... 84
　　【演習 6-2】 学校給食摂取基準と食事摂取基準 ... 86
6.2 食品構成と食事内容の充実等 ... 87
6.3 献立作成のポイント ... 88
6.4 献立作成管理の流れ ... 89

6.5 地産地消食材をとり入れた献立例 90
　　【演習 6-3】 特産品と郷土食 91
6.6 食物アレルギーの対応 91
　　【演習 6-4】 アレルギー対応 92
6.7 中国料理をとり入れた献立例 92
　　【演習 6-5】 米飯給食の場合の「おかず」の配食率（換算係数）...... 93
　　【演習 6-6】 地域の特産品を使った献立 94

7. 病院給食 96

7.1 病院給食の特徴 96
　　【演習 7-1】 軟食（軟菜食），流動食 98
7.2 食品構成表の作成上のポイント 102
　　【演習 7-2】 特別治療食への展開 103
　　【演習 7-3】 食品交換 104
7.3 献立作成のポイント 104
7.4 献立作成時の考え方・各治療食のポイント 107
　　【演習 7-4】 常食の献立 108
　　【演習 7-5】 献立の展開 114

8. 事業所給食 116

8.1 事業所給食の特徴 116
8.2 食品構成表の作成上のポイント 117
8.3 食品構成表の例 118
8.4 献立作成のポイント 122
8.5 カフェテリア方式社員食堂の 1 週間の昼食献立例 122
8.6 弁当給食の献立例 127
　　【演習 8-1】 カフェテリア方式の献立 128
　　【演習 8-2】 弁当給食の献立 129
　　【演習 8-3】 ランチのアピール 130
　　【演習 8-4】 献立のチェックと改善 130

9. 介護老人福祉施設給食 132

9.1 介護老人福祉施設給食の特徴 132
　　【演習 9-1】 標準体重と推定エネルギー必要量 134
　　【演習 9-2】 たんぱく質，脂質，炭水化物の算出 135

9.2　食品構成表の作成上のポイント.. 135

9.3　食品構成表の例.. 135

9.4　献立作成のポイント.. 136

　　【演習 9-3】　嚥下調整食の献立.. 139

　　【演習 9-4】　高齢者の特徴を考えた献立.................................... 142

9.5　嚥下困難者用メニューに展開した献立例.................................. 143

9.6　お寿司をとり入れた軟飯を嚥下困難者用にアレンジした献立例....... 145

　　【演習 9-5】　常食 1,400 kcal 献立作成と展開............................. 146

9.7　行事食のお弁当例　軟菜食と嚥下困難者用(ソフト食)にアレンジした献立例.... 148

10.　児童福祉施設給食 149

10.1　児童福祉施設給食の特徴.. 149

10.2　食品構成表の作成上のポイント 150

10.3　献立作成のポイント 158

10.4　特別な配慮を要する対応... 159

10.5　3 〜 5 歳児の献立例と 1 〜 2 歳児への展開例........................... 160

10.6　1 歳未満児の献立例 162

　　【演習 10-1】　3 〜 5 歳児食献立からの展開............................... 163

　　【演習 10-2】　7 〜 8 か月児の離乳食からの展開......................... 164

　　【演習 10-3】　献立のチェックと改善 164

10.7　食育のポイント 164

付録 167

付図 1　食材の切り方（基本）.. 167

　　【付録演習 -1】　食材の切り方 167

付表 1　野菜の旬 168

　　【付録演習 -2】　野菜の旬 168

付表 2　魚の旬と適した調理法と料理 169

　　【付録演習 -3】　魚の旬 169

付表 3　食品の重量変化率（魚介類・肉類・野菜類・きのこ類）............ 170

付表 4　献立作成時の注意点およびチェックリスト.......................... 171

補遺　　嚥下食ピラミッドと学会分類 2021，学会分類 2021（食事）早見表... 172

参考図書 173

索引 174

0. 管理栄養士・栄養士と献立作成

0.1 従来の献立の意義

　人が生きていくためには，体外から栄養素を補給しなければならない．原始の時代，人類は自然に存在する身近な動物や植物を食べ物として採取し，生活を営んでいた．食べ物を加工することをはじめたのは火を知ってからであり，それとともにごく簡単な調理がはじまった．その後，人類は長い歴史のなかでより望ましい食材料の採取や狩猟の方法，食品を蓄える方法などを知り，さらに火の使い方の新しい技術などを開発し，歴史と文化に培われながら，調理や食べ方を伝承し，また変容を加えながら今日に至っている．

　日本において，献立という言葉が登場したのは，食生活が形式化した平安時代である．そのころの文献や絵巻図に，酒膳に一献ごとに供される酒の肴（さかな）と順序を示したものとして登場している．当時は上流貴族社会の供応食においてのみ献立が存在し，一般庶民の日常食に献立という表現はなかった．しかし時代の流れとともに少しずつ変化し，社会的要因による生活環境の推移に順応しながら，各地各様の食文化の基盤を記録し伝承するものとして，今日まで受け継がれてきた．

　一方，科学の発達により栄養素の発見や，体内での栄養素の代謝，疾患と栄養素との関係が次々に解明され，また，食品中の栄養素も明らかになり，献立作成に栄養素の量と質からの評価も求められるようになった．

0.2 管理栄養士・栄養士教育における献立作成の意義

　このように献立というのは昔から洋の東西を問わず，食文化とともにあったものであり，そのうえに現代の料理人，調理師，主婦などがつくり出す献立がある．献立を立て，料理を提供するためには食材や調理法を熟知することはもちろん，地域性や対象者を考える必要がある．

　管理栄養士・栄養士は，その基本的な献立作成方法を知ったうえで，「給与栄養目標量」の決定と「荷重平均栄養成分表」の作成から「食品構成」の作成という作業を経て献立を作成する．これが他の職種にない，管理栄養士・栄養士にしかできない独自の専門性である．

　2000（平成12）年に栄養士法の一部改正が行われ，このなかで，栄養士は「都道府県知事の免許を受けて，栄養士の名称を用いて栄養の指導に従事することを業とする者」，管理栄養士は「厚生労働大臣の免許を受

けて，管理栄養士の名称を用いて，傷病者に対する療養のため必要な栄養の指導，個人の身体の状況，栄養状態等に応じた高度の専門的知識及び技術を要する健康の保持増進のための栄養の指導並びに特定多数人に対して継続的に食事を供給する施設における利用者の身体の状況，栄養状態，利用の状況等に応じた特別の配慮を必要とする給食管理及びこれらの施設に対する栄養改善上必要な指導等を行うことを業とする者」と位置づけられた．

　特に管理栄養士には傷病者の療養のための栄養指導業務が位置づけられ，また免許制度となったことにともない，管理栄養士養成施設においても 2002 年度入学生から新しい教育カリキュラムでの学習となった．新カリキュラムの基本的考え方は，①管理栄養士が果たすべき多様な専門領域に関する基本となる能力を養うこと，②管理栄養士に必要とされる知識，技術，態度および考え方の総合的能力を養うこと，③チーム医療の重要性を理解し，他職種や患者とのコミュニケーションを円滑に進める能力を養うこと，④公衆衛生を理解し，保健・医療・福祉・介護システムのなかで，栄養・給食関連サービスのマネジメントを行うことができる能力を養うこと．⑤健康の保持増進，疾病の一次，二次，三次予防のための栄養指導を行う能力を養うことである．特に，従来の「物」に視点を置いた考え方から「ヒト」に視点を置いた考え方への変換が求められ，多職種で働くチームの一員として保健・医療分野で専門性を活かせる管理栄養士を育てるという目的に沿ったものになっている．

　このようななかで，管理栄養士に求められるものは，対象者の栄養状態の評価のほか，残食量や摂取栄養量の把握，目的に合致した栄養補給方法や無理なく摂取できる食事などについてのタイムリーな提案である．病院であれ，介護・福祉施設であれ，最近では，食事は委託会社が提供する割合が増え，施設側に採用された管理栄養士はいきなり栄養管理を行うことになる．その際，基礎知識として食材の特質，献立や調理の基本を知っておかなければ栄養素の提案はできても食事として具現化した提案ができないことになる．このような意味からも献立作成の基本やしくみを理解しておくことは大変重要なことである．

　一方，栄養士は広く一般の方への栄養指導や特定給食施設での給食管理業務の実践にあたることから食事や献立の理解なくして業務は成立しない．栄養士にとって献立作成はすべての業務の基盤であるといえよう．

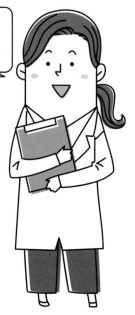

献立作成の基本やしくみを理解することは，
管理栄養士・栄養士の業務にとても重要です．

【献立作成の基本編】

　物事を学ぶに際して，「基礎」や「基本」が大切だといわれている．国語辞典をひもとくと「基礎」は，①物事が成立する際に基本となるもの，②建築物の重量を支え，安定させるために設ける建物の最下部の構造，とあり，「基本」は，物事が成り立つためのよりどころとなるおおもと，と記載されている．

　この基本編では，管理栄養士・栄養士が献立を作成するにあたり，当然知っておくべき知識を学ぶ．

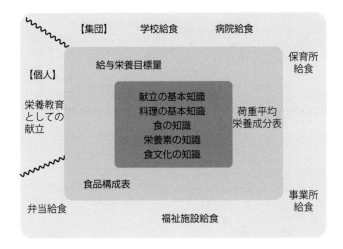

1. 献立とは

1.1 日本における献立

　現在は食事の内容を構成する料理の種類やその組み合わせを示したものを献立という．日本では朝食・昼食・夕食の献立は，主食と主菜，副菜の料理の組み合わせが一般的である．歴史的には献は神や位の高い人に酒器を捧げることをいい，室町時代に定められた祝いの儀式に式三献があり，初献，二献，三献とそれぞれ酒の肴と杯がすすめられた．これが転じて献を立てる献立となったとされている．また，整った日本料理の形式は一汁三菜が基本で，一汁三菜以上が日本料理のごちそうになる．

表 1.1　献立の分類

献立の種類		献 立 の 内 容	
供 応 食 （料理様式別）	日本料理様式献立	本膳料理	
		懐石料理	
		会席料理	
	中国料理様式献立	筵席（イェン シー：宴席・酒席）	目的，地方，店，家庭，季節，宴席のグレードなどにより使用する食品，料理は一定ではない
		家宴（ジャ イェン：ホームパーティー）	
		冷餐酒会（レェン ツァン ジョウ フイ：ビュッフェパーティー・立食パーティー）	
		鶏尾酒会（ジィ ウェイ ジョウ フイ：カクテルパーティー）	
	西洋料理様式献立	正餐（ディナー）	
		ビュッフェパーティー	
		ティーパーティー	
		カクテルパーティー	
	エスニック料理献立	各民族特有の食文化を背景にした献立	
	折衷料理献立	異なった料理様式が融合した新しいスタイルの料理	
日 常 食	ライフステージ別献立	妊娠・出産・授乳期	
		乳幼児期，学童期	
		青年期，壮年期	
		老年期	
特 別 食	妊娠・出産・授乳期食	栄養量の付加	
	形態別食	調理形態（軟・きざみ・ペースト・流動）	
	病態別食	糖尿病食・腎臓病食・肝臓病食など	
	スポーツ栄養食	アスリート	
	労働栄養食	労働の強度（身体活動レベル）により栄養量を調整	
給 食	病院給食，学校給食，保育所給食，福祉施設給食，事業所（産業）給食		

会席料理は三品献立，五品，七品，十一品と奇数が原則であり，会席はお酒を飲むためのものとされ，五品なら，お通し，造り，吸い物，焼き物，煮物，飯となる．この場合，飯，香の物，果物や甘味は品数に入らないとされている．

客をもてなす供応食では，食文化や様式により，供する料理の種類や順序が定められている（表1.1）．

また，献立表は1回の食事を単位とし，料理や食品の組み合わせを示すものであり，内容の示し方はさまざまで，料理名のみを示す「メニュー」（「お品書き」）や，料理ごとの主食材料を示す場合，料理ごとの食品・調味料の種類と分量を示す場合，調理法，作業指示などを示す「レシピ」などがある．

【演習 1-1】 メニューとレシピ

メニューとレシピの例を2つずつ探す．それぞれ対象者や季節，地域なども調べて記載する（ワークシート1.1）．

ワークシート 1.1　メニューとレシピ

メニューの例

対象者＿＿＿＿＿，季節＿＿＿＿＿，地域＿＿＿＿＿	対象者＿＿＿＿＿，季節＿＿＿＿＿，地域＿＿＿＿＿

レシピの例

対象者＿＿＿＿＿，季節＿＿＿＿＿，地域＿＿＿＿＿	対象者＿＿＿＿＿，季節＿＿＿＿＿，地域＿＿＿＿＿

1.2 献立の考え方

献立（献立表）は，利用者のニーズ（needs），ウォンツ（wants）や季節や調理条件など下記に示した献立立案のために必要な情報を把握したうえで栄養管理計画，食品構成をもとに作成する．

①年齢，性別，身体活動レベル

②必要栄養量（給与栄養目標量）

③1食分の栄養素量の目安（参考「朝食：昼食：夕食＝2：3：3」）

④疾病の有無，嚥下・咀嚼などの摂食機能

⑤嗜好

⑥経済的背景（予算）

⑦材料の選択（季節感：旬の食材，食品流通，生産時期，地元の食材）

⑧調理システム（クックサーブ，クックチル，クックフリーズ，真空調理など）

⑨提供方式（セルフサービス，フルサービス，中央配膳方式，病棟配膳方式など）

⑩調理条件（施設，設備，調理機器の種類と量，衛生的配慮）

⑪調理の能力（従事者の技術水準，従事者の人数，作業時間）

⑫献立サイクル（1週間，1か月，旬間（季節ごと））

⑬調理法と料理様式（表1.1参照）

⑭食事提供時間（例：朝食8：00，昼食12：00，夕食18：00）

⑮行事食とその頻度

　⑮-1　非日常の（特別な）食事：晴れ（ハレ）の食事　（例：冠婚葬祭，誕生日，節句などの食事）

　⑮-2　日常の食事：褻（ケ）の食事（バランスのとれた日常の食事）

⑯料理区分，料理パターン（一汁三菜，一汁二菜，主食，副食，汁物など）

利用者のニーズとは，顧客が求める「もの」や「こと」で，病院を例にすると患者の必要とする栄養量，食形態，適時適温を考慮した献立となる．

ウォンツは，自己実現の欲求に対するサービスのことで，ニーズとは関係なく「今食べたい料理，食品」のことをさし，大量調理施設では個別対応食や選択メニュー，特別メニューの提供で実現をめざす．

 〈行事食（節句）〉 節句や冬至などの行事を祝った季節の食材料を使用した晴れ（ハレ）の日の食事で，その多くは，日本の伝統や行事にともなう地域や家庭で伝えられた食事である（表1.2）．

表1.2　日本の節句（五節句）

月日	行事	主な献立
1月7日	人日の節句（七草）	七草粥（ごぎょう，はこべら，ほとけのざ，すずな，すずしろ，せり，なずな）
3月3日	上巳の節句（ひな祭り）	ひな寿司，はまぐりのすまし汁，菜の花の辛子和え，桃，ひし餅，ひなあられ
5月5日	端午の節句（こどもの日）	柏餅，ちまき
7月7日	七夕の節句（七夕）	そうめん，鮎の塩焼き
9月9日	重陽の節句	菊花，菊花酒

【演習 1-2】対象者別　献立の考え方のまとめ

上記 ① ～ ⑯ の情報について，対象者別に考えられる特徴をワークシート 1.2 にまとめる．

ワークシート 1.2　献立立案に必要な情報と対象者のまとめ

	個人	集団				
		学校給食	病院給食	事業所給食	介護老人福祉施設給食	児童福祉施設給食
①年齢，性別，身体活動レベル						
②必要栄養量（給与栄養目標量）						
③1食分の栄養素量の目安						
④疾病の有無，嚥下・咀嚼などの摂食機能						
⑤嗜好						
⑥経済的背景（予算）						
⑦材料の選択						
⑧調理システム						
⑨提供方式						
⑩調理条件						
⑪調理の能力						
⑫献立サイクル						
⑬調理法と料理様式						
⑭食事提供時間						
⑮行事食とその頻度　⑮-1 非日常の食事（特別な食事）　⑮-2 日常の食事						
⑯料理区分，料理パターン						

1.3　献立の役割

　食事を提供するには利用者のニーズ，ウォンツを把握し，より満足度の高い食事を提供することが求められるが，その際作業（調理）工程やコスト，作業能力，衛生的配慮など検討すべき課題は多い．したがって，献立の役割を十分理解して作成することが重要である．特定給食施設における献立の役割としては次のようなものがあげられる．

①給食運営の企画設計書としての役割：献立は給食の運営システムを企画する基礎である．　対象者の特性とニーズに対応した食事内容，供食方法，予算などの要因を献立に表し，さらに施設，設備，必要人員な

どを算定して組まれる.

②給食運営の実務の中心としての役割：食材料の購入，調理・配食・配膳作業は，献立をもとに計画，実施される．供食した食事の記録が献立表であり，食事の残食量，喫食者の意見，経費などをもとに評価し，次期献立に反映する．

③栄養教育の教材としての役割：給食の場での栄養教育は，喫食者に喜ばれ，受容される食事を提供することによって実施することができる．あわせて食文化を伝承する役割ももつ．

1.4　献立の要素

献立はさまざまな要素をもち合わせており，単に栄養補給するものではない．次の要素を考慮した献立の作成および食事提供が求められる．

A.　文化的要素

食文化は食にかかわる文化を総称する概念で，地域特有の食材料や調理法，食器やマナーなど多くのものを含む．

献立では郷土料理をとり入れ，地産地消，スローフードの概念により料理を構成することも重要で，食事の摂取頻度や時間，晴れ（ハレ）の食事や褻（ケ）の食事なども食文化の要素のひとつである．

また，学校給食の場においても 2008（平成 20）年に改正された「学校給食法」第二条六では，「我が国や各地域の優れた伝統的な食文化についての理解を深めること」として食文化について学童期に理解を深め，食文化の継承を求めている．

B.　健康的要素

貝原益軒は養生訓のなかで「五味偏勝とは一味を多く食過すを云う」と説いている．

健康を保持増進するためには栄養バランスを考慮した献立により継続して食事を摂取する必要があり，継続した栄養アセスメント（性，年齢，身体活動レベル，身長，体重など）を実施し，各個人に応じたエネルギーおよび栄養素の量について日本人の食事摂取基準を参考に給与栄養目標量を設定する．

C.　嗜好的要素

食は単に栄養素を補給するだけではなく，おいしさを包含していることが重要である．おいしさは，食べ物の状態と食べる人の状態に影響される．食品，食事形態や食味の好みは，民族，地域，生育環境，個人のさまざまな食体験によって異なり，さらには個人の健康状態や心理状態によっても変化するといわれている．味や香り，外観などがそのときの食べる人の状態にマッチし総合的に満足が得られたときにおいしいと感じる．このことを献立の立案者は意識し，食事サービスの場では例外なく，嗜好に配慮する必要がある．

D.　調理機能的要素

調理機器の性能やレイアウトにより調理法や食事の仕上がりが異なるため，十分に調理機器の性能やレイアウトによる特徴を把握したうえで献立を作成する必要があり，機器の買い替えや調理施設の新設時には利用者のニーズ，ウォンツを把握したうえでクックサーブやクックチルなどの調理システムを決定し，機器

の選定や調理施設の図面を作成する必要がある.

E. SDGsにおける廃棄物の減少および食品ロスの減少への努力など環境的要素

給食サービスをする業務においては，SDGsの目標，特に目標12の「つくる責任　つかう責任＝持続可能な生産消費形態を確保する」の項目を十分理解する必要がある．12-3では「2030年までに小売・消費レベルにおける世界全体の一人あたりの食料の廃棄を半減させ，収穫後損失などの生産・サプライチェーンにおける食品ロスを減少させる」，12-5ではFAOの報告書によると，世界では食料生産量の1/3にあたる約13億トンの食料が毎年廃棄されているとあることから「2030年までに廃棄物の発生防止，削減，再生利用及び再利用により，廃棄物の発生を大幅に削減する」とある．そのため，食事提供に携わる者として，食事提供の現場における調理過程から出る食品廃棄量の削減に努めなければならない．そのためには調理技術の向上や食品の有効活用が望まれる．また，献立作成時における利用者のニーズ，ウォンツの入念な把握により喫食率の向上を図り，残食のない食事の提供に努力する必要もある.

さらに，地球温暖化などの環境に対する配慮から，献立作成や調理においても環境に配慮する必要があり，地球温暖化のひとつの原因とされるCO_2削減のため調理過程の光熱水使用量の削減について調理方法の研究・検討や従業員の意識づけが必要である.

世界規模で食料需給問題が深刻化するなか，日本の食料需給率は年々低下しており，さらに進むと安定した食料需給は困難になる．そのため食料自給率の向上にむけたとりくみも必要であることから，国民運動として農林水産省から2008年「FOOD ACTION NIPPON 推進事業」が発出され，食料自給率を向上させる5つのアクションが実行された．その後，2021年7月「食から日本を考える．ニッポンフードシフト」がスタートし，消費者，生産者，食品関連事業者，日本の「食」を支えるあらゆる人々と行政が一体となって考え，議論し，行動する国民運動としてはじまっている.

Column

SDGs（Sustainable Development Goals）とは

2015年9月国連総会で採択された「持続可能な開発のための2030アジェンダ」に記載された，2030年までに持続可能でよりよい世界をめざす国際指標で，17のゴール（目標），169のターゲットから構成され，地球上の「誰一人取り残さない（leave no one behind）」ことを誓っている.

SDGsは発展途上国のみならず，先進国自身がとりくむユニバーサル（普遍的）なもので，日本においても積極的にとりくんでいる.

目標12以外では，目標2「飢餓を終わらせ，食料安全保障及び栄養改善を実現し，持続可能な農業を促進する」，目標3「あらゆる年齢のすべての人々の健康的な生活を確保し，福祉を促進する」，目標6「すべての人々の水と衛生の利用可能性と持続可能な管理を確保する」，目標7「すべての人々の，安全かつ信頼できる持続可能な近代的エネルギーへのアクセスを確保する」，目標13「気候変動及びその影響を軽減するための緊急対策を講じる」，目標14「海の豊かさを守ろう＝持続可能な開発のための海洋・海洋資源を保全し，持続可能な形で利用する」，目標15「陸の豊かさを守ろう＝陸域生態系の保護，回復，持続可能な利用の推進，持続可能な森林の経営，砂漠化への対処，ならびに土地の劣化の阻止・回復及び生物多様性の損失を阻止する」などが，健康・安全衛

生，栄養，食糧・食事問題に関する目標と思われる．詳しい内容については農林水産省，厚生労働省，環境省，消費者庁，外務省などのホームページを参照されたい．

2022年6月，「持続可能な開発ソリューション・ネットワーク」（SDSN）により世界各国のSDGsの達成度合いを評価した「Sustainable Development Report 2022」（持続可能な開発レポート）が公開された．日本のSDGs達成度（図）は163か国中19位であった．

日本においてとりくみが順調に進んでいる項目は以下の3つ，

　　目標4「質の高い教育をみんなに」

　　目標9「産業と技術革新の基盤をつくろう」

　　目標16「平和と公正をすべての人に」

とりくみが遅れているとされる項目は以下の5つである．

　　目標5「ジェンダー平等を実現しよう」

　　目標13「気候変動に具体的な対策を」

　　目標14「海の豊かさを守ろう」

　　目標15「陸の豊かさも守ろう」

　　目標17「パートナーシップで目標を達成しよう」

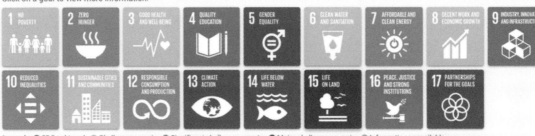

図　2022年の日本のSDGs17目標別の達成度

【演習1-3】環境と調理

SDGsを考慮した献立，調理について具体的行動を考える．

-
-
-
-

 〈**予定献立と実施献立**〉1回の食事を単位とした，料理や食品の組み合わせを示すものを献立表といい，料理ごとの食材料や調味料の種類や分量を示す．計画段階の献立表を予定献立表といい，これに基づき食事提供を実施した際に生じた変更点（食材料の変更，調味料の増減など）を訂正記入したものを実施献立表という．

2. 献立の立案に必要な料理の基礎知識

2.1 料理の構成要素

　料理の構成要素は，主食，副食（主菜・副菜・副々菜），汁物，デザートなどである（表2.1）.

①主食：主要なエネルギーの供給源となる食物のことで，米飯，パン，めん類，粥などがある．穀類エネルギー比を50％程度として主食量を決定することで食事摂取基準が生活習慣病の一次予防（目標量）として求める炭水化物エネルギー比率65％Eを満たしやすくなる.

②副食（主菜・副菜・副々菜）

　主菜：主にたんぱく質源（肉類，魚介類，卵類，大豆）を使用した料理で食事の満足度に大きく影響する.

　副菜・副々菜：主にビタミン，ミネラルの供給源となる野菜を使用した料理で，主菜の付け合わせとなる.

③汁物：主に煮る調理操作による料理である.

④デザート：不足する栄養素を補い，献立を豊かなものにする.

表2.1　献立の基本構成とその例

献立形態	主食	副食			汁物	デザート
		主菜	副菜	副々菜		
基本形	米飯	焼き魚	野菜の煮物	ほうれん草のお浸し	みそ汁	水羊羹
応用形　1	米飯	肉じゃが		酢の物	すまし汁	みたらし団子
応用形　2	親子丼		白菜の和え物	漬物	みそ汁	わらび餅
応用形　3	カレーライス			野菜サラダ	コンソメスープ	りんごゼリー

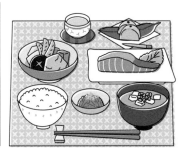

【演習 2-1】献立の基本構成

　表2.1を参考に，ワークシート2.1にバランスがよいと思われる献立を探し，まとめる.

対象者 季節 地域	和・洋・中	主食	副食			汁物	デザート
			主菜	副菜	副々菜		

2.2 各国の代表的な献立の構成

A. 日本料理

　四季に富む温暖な気候風土の日本では，季節により豊かな食材が手に入るため，季節感を大切にした新鮮な食材を食すことを重視している．盛りつけには自然物を模ったり，草木の芽や花を配するなどして色彩を楽しむ．食味については甘味，酸味，塩味，苦味，旨味の五味や辛味等の味の調和を重視する．

　日常の家庭料理の朝食の基本形式は一汁一飯で，日本料理の献立のもっとも簡単なものである．そこに一品が加わり一汁一菜となり，さらに焼き物や煮物などを二品，三品加えたものが本膳式でいう一汁三菜または会席式でいう四品献立となる．

　日本の食文化のなかで発展した献立の形式には，本膳料理（図2.1，表2.2），懐石料理，会席料理，精進料理，普茶料理などがある（表1.1参照）．

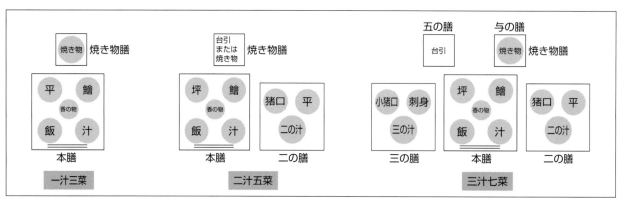

図2.1　本膳料理の例

表 2.2　本膳料理の献立内容

①本汁（一の汁）	みそ仕立て，椀種は魚介類，鳥肉，野菜，きのこ類をあしらう
②なます（膾または鱠）	魚を酢じめしたもの
③坪	器の名前からつけられたもので，汁気の少ない小煮物，蒸しあんかけなど
④二の汁	すまし仕立て
⑤ひら（平）	煮物，鉢物，口取りなどからとり合わせ，魚類・きのこ・野菜などを 3〜5 品合わせる
⑥ちょく（猪口）	浸し物，和え物など
⑦三の汁	かわり仕立てとする．潮汁
⑧焼き物	主として焼き魚を用いる．正式はたいの姿焼き
⑨香の物	季節のもの 2〜3 種とり合わせる
⑩台引	引物菓子，かつお節など．主にみやげ物

【演習 2-2】一汁三菜

　バランスがよいと思われる一汁三菜の例をワークシート 2.2 にあげる．また，対象者，季節，地域などの情報があればあわせて記入する．

ワークシート 2.2　一汁三菜

	献立名	対象者，季節，地域

B. 中国料理

　中国料理（中華料理）の特徴は，不老長寿の思想によるところが大きく「医食同源」「薬食一如」という言葉に代表されるように食を通じて健康の保持・増進を図る考え方が定着している．日本では北京料理，上海料理，四川料理，広東料理の四大料理として知られるが，中国では山東料理，江蘇料理，浙江料理，四川料理，湖南料理，広東料理，福建料理，安徽料理といった八大料理に分類される．

　中国料理の献立は菜単といい，大別すると菜と点心に分かれる．

　菜は，大菜の総称で前菜と主要な料理で，点心は一品で軽食になるものや菓子代わりとなる甘味のものをいう（表2.3）．

　献立には主食，副食の区別はなく，四品，六品，八品，十品などの偶数の料理が選ばれて献立が形成される．

表 2.3　中国料理の献立構成例

献立		料理の種類	内容
菜	前菜	冷葷（冷たい前菜）	偶数で2～4種類ぐらいで大皿に盛る．盛り合わせた冷たい前菜のことを拼盤という
		熱葷（暖かい前菜）	炒め物，揚げ物が多い．分量も主要料理よりは少なく，比較的小さいものを用いる
	大菜	炒菜（炒め物）	少量の油で材料を強火で炒める．スープを用い，でん粉で濃度をつけることがある．手早い操作で栄養の損失が少ない
		煎菜（煎り物）	鍋に少量の油を熱し，材料の両面が色づくまで炒め焼きにする
		炸菜（揚げ物）	多めの油を用いる．清炸（素揚げ）と炸衣子（衣揚げ）があり，軟炸，乾炸，高麗などがある
		蒸菜（蒸し物）	魚，ひき肉，まんじゅうなどを終始強火で蒸す蒸や，大きいままの肉や，丸ごとの野菜などを初め強火のちに中火で長時間蒸す燉など
		煨菜（煮物）	とろ火で長時間煮る方法で，塩，砂糖，酒で仕上げる白煨としょうゆを使って色をつけて仕上げる紅煨など
		烤菜（直火焼き）	仔豚や鴨の丸焼きなどで烤羊肉（ジンギスカン料理）など
		溜菜（あんかけ）	炒め物に湯を入れて，でん粉で濃度をつけるときと，料理の仕上げにあんとして上からかける場合がある．材料は揚げ物や茹で，蒸し物の場合もある
		拌菜（和え物，酢の物）	材料に調味液をかけるか，または調味液と材料を和える
		湯菜（スープ）	すんだスープの清湯，濁った奶湯といい，濃度のある羹や多くの具が入った湯に，でん粉を加えて濃度をつける燴がある
点心		鹹菜（鹹点心，鹹味）	軽い食事，簡単なつまみものをさす．餃子，炒飯，粥，粽饅頭など
		甜菜（甜点心，甘味）	油っこい料理の口直しのために料理の途中や最後に出される．八宝飯，核桃酪など

C. 西洋料理（フランス・イタリア・ドイツなど）

　西洋料理の献立の起源には2つの説がある．

　ひとつは1541年アンリ8世時代にブランスウィック公爵によって催された饗宴によりはじまったとされ，テーブルの上に供される料理のリストが書かれた紙片が置いてあったとされる．もうひとつは1498年ユーゴー・ド・モンフォール伯爵の招宴で1枚の羊皮紙に料理のリストが書かれていたとされる．

　メニューとは食事の計画であり，料理の種類，名称，供される順が記載されたものであるが，西洋料理で

表 2.4 西洋料理の献立構成と内容

順序	構成		内容	アルコール飲料
1	前菜	Hors d'œuvre (仏) Appetizer (英)	Hors d'oeuvre とは番外料理という意味で，食事の初めに供し，食欲を呼び起こす役目をもつ	シェリー酒または軽い白ワイン
2	スープ	Potage (仏) Soup (英)	晩餐には必ず供される．食欲増進の役割を果たすが，次に出される料理とよく調和したものを選ぶ	
3	魚料理	Poisson (仏) Fish (英)	幅広いさまざまな魚料理が供される	白ワイン
4	肉料理 （アントレ）	Entrée (仏) Entree (英)	肉類の料理．献立のなかで最も豪華な料理が用いられる．数種の野菜を添える	赤ワイン
5	氷酒	Sorbet (仏) Sherbet (英)	アルコール飲料入りシャーベット．口なおしのために供される	
6	肉料理 （蒸し焼き料理）	Rôti (仏) Roast (英)	主として，鳥類の蒸し焼き料理で野菜を付け合わせる	
7	野菜料理	Légume (仏) Vegetable (英)	独立した野菜料理として供されることもあるが，付け合わせとしてたびたび供されるので，蒸し焼き料理の後には，生野菜がサラダとして供される	
8*	アントルメ	Entremets (仏) Sweet (英)	食後の菓子として温菓（プディング，スフレなど），冷菓（ババロア，ゼリーなど），氷菓（シャーベット，アイスクリームなど）から一品を供する	シャンパン
9*	果物	Fruits (仏) Fruits (英)	季節の果物を用いる	
10*	コーヒー	Café (仏) Coffee (英)	コーヒーをデミタス（普通のカップの 1/2 の大きさ）で供する	リキュール

＊デザートコースという． [熊倉功夫・川端晶子編著，献立学，p.101，建帛社（1997）より改変]

整った献立構成（表 2.4）が確立したのは近世におけるフランス料理であった．

D. 東南アジア・エスニック料理

エスニック（ethnic）は「民族の」という意味であるが，日本でエスニック料理という場合，インドネシア，タイなど東南アジアの料理や，インド，西アジア，中近東といった地域の料理をさすことが多い．

個性豊かな調味料が特徴で，そのなかでも東南アジアの料理に使用される「魚醤」は，魚肉や甲殻類のたんぱく質を熟成させた発酵調味料である．

Column

ハラールフードとハラームフード：イスラーム法（シャリーア）で許されている食べ物と禁じられている食べ物

イスラームには「ハラールフード（イスラーム法（シャリーア）によって許されている食べ物）」と「ハラームフード（禁じられている食べ物）」がある．

◆ハラームフード：全面的に禁じられている豚肉とアルコールなど

豚肉：厳しく禁じられている．豚肉から派生したすべてのもの，および豚肉と接触した食品もすべて禁忌．牛や羊などの肉は食べてよいとされているが，イスラームの教えに則した方法で屠畜・加工された肉（定められたやり方で屠畜する．血を抜いてから解体するなど）でなければならない．

【例】
- 豚から抽出したエキスが含まれる調味料やだし汁の入ったスープ
- 豚を調理した道具を使って調理された食材
- 豚を運んだトラックや豚を入れた冷蔵庫で保管された食材
- 豚が配合されている餌を食べた家畜
- 豚由来のたんぱく質や酵素を使われている医薬品や化粧品

アルコール：飲料として全面的に禁忌．消毒用アルコール，発酵過程でのアルコールが産生される調味料（しょうゆ，みりんなど）も禁忌．

その他：流れる血，正しく屠畜されていない動物の肉（死肉），毒のあるもの，牙のある獰猛な動物，鉤爪のある鳥，飼いならされたロバがある．

◆**ハラールフード：ハラームフード（禁じられた食べ物）以外はハラールフード**

穀物や野菜，果物，卵，ミルク，魚，海藻は原則としてハラールフードである．米と野菜，魚介類を中心とした伝統的な日本食はハラール食と親和性が高いといえる．

日本国内でイスラーム教徒の観光客や住民（留学生・児童）が食事をする機会が多くなっていることなどからハラールをよく理解し，学校，病院，高齢者福祉施設など給食施設においてもその人たちに適切に対応する必要がある．飛行機の機内食はハラール認証を受け，2015年より全日空，2016年より日本航空が提供している．

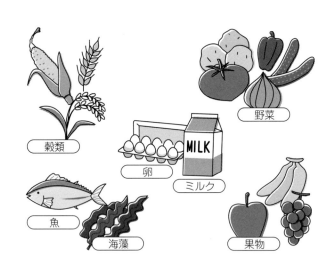

2.3 調味の基礎

A. 味の種類

五感のひとつである味覚により感じる五味を基本とする．五味は甘味，酸味，塩味，苦味，旨味により構成される．他には辛味，渋味，油味，アルコール味，香味などがあり，舌全体で味わう．

また，おいしさは食べる側と食べ物の状態に影響されることを前述したが，味覚以外にも嗅覚の科学的要因，触覚や視覚，聴覚の物理的要因も関与する．たとえばオープンキッチンから聞こえる調理する音や香り，運ばれた料理の盛りつけ，器の美しさ，食べる環境，口に運んだ際の食感や温度，舌触りなど五感によりおいしさが引き立つことになる（表2.5）．

表 2.5　おいしさを構成する要素

食べ物の状態	化学的要因	味覚	呈味物質による舌表面への刺激（甘味，酸味，塩味，苦味，旨味，辛味，渋味など）
		嗅覚	香り
	物理的要因	触覚	口腔内に与えられる物理的刺激（温度，触感，粘弾性，テクスチャーなど）
		視覚	外観，形状，色彩
		聴覚	音
食べる側の状態	生理的要因	生理的条件による刺激の感じ方	空腹感，渇感，疲労感，健康状態など（性別，年齢）
	心理的要因	心理的条件による味覚への影響	喜怒哀楽の感情，精神の緊張感，連想
	環境的要因	食環境	食文化，食経験，食習慣，宗教，情報
		外部環境	喫食環境（天候，温度，湿度，明暗，室内装飾，食器）
			食卓構成（清潔感，雰囲気）

[藤原政嘉ほか，新実践給食経営管理論　第 2 版，p.56，みらい（2010）]

表 2.6　味の混合効果と呈味物質の混合効果

	味の混合効果		呈味物質の混合効果
対比効果	2 種類以上の異なる味を混合したとき，一方または両方の味が強められる現象 • 甘味に塩味が少し加わると，甘味が強まる	甘味と塩味 旨味と塩味 苦味と酸味	すいかに塩（ぜんざいに塩） だし汁に塩 清酒と酸
抑制効果（マスキング効果）	2 種類以上の異なる味を混合したとき，一方または両方の味が弱められる現象 • 苦味や酸味に甘味が加わったとき，相互に味が和らぐ • 強い酸に塩を加えると相互に味が和らぐ • 防臭剤	苦味と甘味 酸味と甘味 酸味と塩味	コーヒーと砂糖 果汁と砂糖 梅酢と塩
相乗効果	同じ味をもつ 2 種類以上の呈味物質を混合したとき，相互に味を強め合う現象 • こんぶとかつお節の混合だし • 旨味調味料，甘味料など	旨味と旨味 甘味と甘味	グルタミン酸とイノシン酸 砂糖と他の甘味料
変調現象	先に食べたものの味により，後に食べるものの味が異なって感じる現象 • 塩からいものや苦味のあるものを食べた後，水を飲むと甘く感じる • するめを食べた後，みかんを食べると苦味を感じる		

[藤原政嘉ほか，新実践給食経営管理論　第 2 版，p.56，みらい（2010）より改変]

【演習 2-3】味の混合効果の体験

実験 1．味の相乗効果

①事前にだし汁をつくっておく．

　A　かつおだし汁（2%）：水 1 L を沸騰させ，削りかつお 20 g（2%）を入れ，再び沸騰したら火を止め，30 秒おいてから濾す．

　B　昆布だし汁：水 1 L に昆布 20 g（2%）を入れ 30 分以上浸してから火にかけ，沸騰直前にとり出す．

②2 班に分かれ，片方の班は先に A のだし汁を口に含み味わい，次に B を味わう．もう片方のグループは先に B のだし汁を味わい，次に A を味わう．

③どちらがおいしかったか．

感想

実験 2. 対比効果

① 10%濃度（g/dL）の砂糖を入れた A 液と 10%濃度の砂糖液に少量の塩を加えた B 液とすすぎのための水を準備する.

② どちらかの砂糖水を先に口に含み甘さを確認する. 口をすすいでもう一方の砂糖水を口に含み甘さを確認する.

③ どちらが甘く感じるか.

感想

B. 基本的調味濃度

　味つけしたい食材料の重量に対して調味料の割合のことを調味濃度という. 料理での「調味」は主に塩分や糖分，酢で調整するが，調味濃度を用いることで少量調理，大量調理に関係なく基本的な調味料の量を決定し，味を標準化することができる. 表 2.7 に調味料の食塩相当量を示す.

　しかし，季節による野菜の水分量，切り方による水分の出やすさ，加熱時間，水分蒸発量などの要因により実際の味にばらつきが出ることもあるため，あくまでも目安として用いる.

表 2.7　調味料の食塩相当量

	食塩 1 g に相当する量（g） （　）内は mL	100 g 中の食塩相当量（g）
うすくちしょうゆ	6（5）	16.0
こいくちしょうゆ	7（6）	14.5
赤色辛みそ（仙台みそ）	8	13.0
淡色辛みそ（信州みそ）	8	12.4
豆みそ（名古屋みそ）	10	10.9
甘みそ（白みそ）	16	6.1
ウスターソース	12（10）	8.5
トンカツソース（濃厚ソース）	17	5.6
トマトケチャップ	32	3.1
マヨネーズ	53	1.9
固形コンソメ	2.3	43.2
めんつゆ（ストレート）	30	3.3

　　調味濃度（%）＝調味料の重量（g）/ 食材料の重量（g）× 100

　塩分については人間の体液は 0.9%の食塩水に相当するため，0.9%に近い食塩水を口に含んだときに「おいしい」と感じ，「満足感」を得る場合が多いが，好みや必要性によって変化させる. たとえば 0.9%を基準に薄味にする場合は 0.8%. しっかりとした味つけにする場合は 1.0%にする. 甘味や酸味の基本的濃度については，料理や食品の種類によって大きく異なるので，詳細は調理法の基礎を参照のこと.

調味濃度の調整の例：「塩分 0.9%」は，味つけしたい材料の重量 100 g に対して 0.9 g の塩分（食塩相当量）

を加える．その塩分を

　みそ汁 → みそ，コンソメスープ → 固形コンソメと塩，清汁（すまし汁）→ 塩とうすくちしょうゆ

の各々の調味料（合計）で 0.9 g の塩分を使用する．

【演習 2-4】調味料の塩分濃度

表 2.7 の調味料を使用して 0.9%の塩分濃度になるように使用量を計算する．

①だし汁 150 mL のすまし汁を作成する場合でうすくちしょうゆのみを使用して塩分濃度 0.9%にするとしたら，うすくちしょうゆを何 mL 使用すればよいか．

②だし汁 150 mL で塩分濃度 0.8%のみそ汁をつくるのに，赤色辛みそと甘みその塩分の使用量を 1：1 にしたい．それぞれ何 g ずつ使用すればよいか．

C. 味の標準化

　管理栄養士・栄養士がかかわる給食の基本は大量調理である．職場の誰がつくっても同じ味にするためには，調味を目分量ではなくマニュアルに沿ってつくることが大切である．味の標準化のための留意事項を表 2.8 に示した．なお，表に示した以外に季節による室内温度，使用する水の温度，食材料の切り方などによっても味が変わることや，作業員による調味の微妙な差異（癖）が出るので，それぞれの施設と作業員の特性を知っておくことも必要である．

表 2.8　味の標準化のための留意事項

①計量を行う	食材，調味料，だし汁，水など
②調味時間を計算する	加熱時間，調味時間，喫食時間など
③調理技術を磨く	食材の切り方，混合方法，調味の順序・タイミングなど
④味をみる	

[藤原政嘉ほか，新実践給食経営管理論　第 2 版，p.57，みらい（2010）]

2.4 | 調理法の基礎

　調理法を分類する場合，非加熱調理操作と加熱調理操作に大別される．加熱調理は頻繁に行われる主要な操作であり，水を熱媒体とする湿式加熱（ゆで物，煮物，蒸し物）と水以外を熱媒体とする乾式加熱（焼き物，炒め物，揚げ物），そのほかに誘電加熱（電子レンジ加熱）がある．

　調理の目的は，食品の組織や成分，物性を変化させて，消化吸収や栄養効果を高め，味や香り，食感を活かしておいしくすること，そして衛生的で安全に食べられる食べものにすることである．食品の特性をふまえ適切な調理を行うためには，種々の調理操作の理論をよく理解しておくことが重要である．

A. 煮 物

　煮物は，煮汁の中で食品を加熱する調理法である．食品中の水溶性の成分は煮汁の中に溶出し，煮汁中の調味料は食品の中へ浸透するので，加熱と同時に調味ができる．複数の食品を組み合わせて煮ることも多く，それぞれの旨味や香りが混ざり合うことで，よりおいしくなる．

　煮物には多くの種類があり，煮方に応じた食品の下ごしらえ，煮汁の分量，火加減や加熱時間，調味の仕方，鍋の種類などを考慮する必要がある．

a. 食品の下ごしらえ

　食品の切り方は，煮えやすさ，調味料の浸透，食べやすさや盛りつけたときの美しさなどを考えた大きさや形にする．

(1) 下ゆでするもの

　アクのあるものや，煮える時間が異なるかたい食品をいっしょに煮る場合は下ゆでしておく．ただし，予備加熱であるため，ゆですぎには注意する．

(2) 面取り，隠し包丁

　煮込み料理は長時間加熱するため，食品は厚切りや丸のままなどの形が適している．いも類や根菜類などは面取りをしておくと煮くずれを防ぐ．厚切りにしただいこんなどは隠し包丁を入れると，味のしみ込みがよくなる．面取りとは，切った野菜の角を包丁で薄くそぎとることで，隠し包丁とは，材料の裏側に包丁目を入れることである．

(3) 乾物や豆類

　乾物や豆類などは，食品に適した方法であらかじめ十分にもどしておく．表 2.9 に乾物等のもどし率ともどし方を示す．

表 2.9　乾物等のもどし率ともどし方

分類	食品名	もどし率※	もどし方
穀類	干しうどん	2.4 倍	めんの 10 倍の沸騰湯でゆでる
	干しそば	2.6 倍	めんの 10 倍の沸騰湯でゆでる
	そうめん	2.9 倍	めんの 10 倍の沸騰湯でゆで，水にとり冷やし，水きりをする
	スパゲッティ	2.2 倍	めんの 10 倍の沸騰湯と湯に対して 1%塩分の塩を入れてゆでる
	ビーフン	3 倍	めんの 10 倍の沸騰湯に入れて約 2 分ゆでる
いも でんぷん類	はるさめ（緑豆でんぷん）	4.5 倍	めんの 15 倍の沸騰湯でゆで，水にとって冷やし，水きりをする
	はるさめ（いもでんぷん）	4 倍	めんの 15 倍の沸騰湯でゆで，水にとって冷やし，水きりをする
豆・豆製品	大豆	2 〜 2.5 倍	水洗い後，豆の 4 倍容量の水に一晩浸す
	凍り豆腐	6 倍	たっぷりの湯（60 〜 80℃）に 20 〜 30 分浸す．押し搾る
野菜 きのこ類	かんぴょう	5 〜 6 倍	水洗いしてから水からゆでる
	切り干し大根	4 倍	さっと洗った後，たっぷりの水で 15 〜 20 分浸す
	干しぜんまい	6 倍	水に一晩浸した後，沸騰湯に入れて 20 分ゆでる
	きくらげ	7 〜 8 倍	たっぷりの水に 20 分浸す
	しいたけ	4 〜 5 倍	さっと洗った後，浸かるより多めの水に一晩浸す
海藻類	芽ひじき	8 〜 9 倍	たっぷりの水に 20 分浸す
	長ひじき	4 〜 5 倍	たっぷりの水に 30 分浸す
	干しわかめ（カットわかめ）	12 倍	たっぷりの水に 5 分浸す

※もどし率は素材に対するもどした後の重量倍率

b. 煮汁の分量

　煮汁の分量は，仕上がったときにほとんど煮汁が残らないように煮るものや，多量の煮汁の中で味を含ませながら煮るものなど煮物の種類によって異なる．また食品の大きさや形，火加減，煮えるまでの時間，使

用する鍋の大きさや深さによっても変わってくる.

　煮汁が少ない場合,食品が煮汁から出ている部分は煮えにくく,味がつきにくいので,煮ている間に汁をかけたり,食品の上下を返す.また,落し蓋（または紙蓋）を用いると上部にも煮汁がまわるので,味の均一化を図ることができ,煮くずれを防ぐ.

c. 火加減

　火加減は,煮汁がグラグラと強く煮立っている,または静かにコトコトと煮ていてもどちらも温度は100℃前後である.しかし,火加減が食品に与える影響は大きく,味やテクスチャーが違ってくるため煮物の仕上げを左右する.

　肉や魚は,強火で煮立っている煮汁の中へ入れて,表面のたんぱく質を熱凝固させて旨味の流出を防ぎ,その後,再沸騰したら火力を弱めて中まで火を通す.煮込み料理は,煮立ったら弱火にして長時間煮る.

　大量調理では加熱後の余熱が大きく,消火してもしばらく熱が保たれるため,余熱を考慮して消火する必要がある.

d. 調　味

　煮物の味つけは調味料を添加後,煮ている間に調味成分が食品の内部へしみ込んでいく.これは加熱によって食品の細胞膜は半透過性を失い,調味料が細胞内に拡散することによる.調味料は分子の大きさにより拡散の速度が異なる.分子量の大きい砂糖は拡散が遅く,食品の内部に浸透しにくいので塩よりも先に加えるほうがよい.調味の基本は,さ（砂糖）,し（塩）,す（酢）,せ（しょうゆ）,そ（みそ）の順に加えると効果的である.また調味料の役割や特徴を理解しておくことも大切である.

調味料の特徴,調味のタイミング

①甘味（砂糖,みりん）

　煮豆のように砂糖を多量に用いる場合は,一度に加えると豆から脱水が起こり,かたくしまるので時間をずらし数回に分けて加えるとふっくらと煮上がる.みりんは,砂糖と同様に照りや光沢をつけるのに適している.

②塩味（食塩,しょうゆ,みそ）

　しょうゆやみそは旨味や香りの多い調味料である.加熱により色が変化し,香りは揮発成分を含むので後半に添加したほうがよい.

③酸味（食酢,果実酢）

　酢は揮発成分を含むため,はじめに添加すると酸味が飛んで風味が失われる.料理に応じて加えるタイミングを調整する.食品のアクを抜いて白く仕上げたり,歯ざわりをよくする効果がある.このほか魚介類の生臭みを弱めることができる.

e. 鍋

　煮魚は煮くずれしやすいため,魚が重ならないような浅型で直径の広い鍋が適している.煮込み料理は,多量の煮汁を用いて長時間加熱するので厚手の深鍋が適している.回転釜は大量調理に適した鍋で,大量の食品をゆでる,煮る,炒めることができる.なお,煮魚の大量調理では煮くずれ防止のため,スチームコンベクションオーブンや,ティルティングパン（ブレージングパン）を用いることが多い.

f. 煮物の種類　　表2.10に示す.

表 2.10 煮物の種類

種類	煮方・特徴	適する食品・料理例
含め煮	材料が十分浸る煮汁で煮た後，そのままおいて味を含ませる．煮くずれしやすいものに適する	凍り豆腐，いも類
煮つけ	煮汁は材料が浸る程度で短時間で煮る．煮上げたとき煮汁は少し残るくらい	魚
煮しめ	味を十分しみ込ませるように煮る．煮上げたとき煮汁はほとんど残らない	根菜類
煮込み	たっぷりの煮汁で大きめに切った材料を，やわらかくなるまで長時間煮る	シチュー，おでん
煮浸し	煮汁は材料が浸る程度で，うす味の煮汁でさっと煮る．煮汁もいっしょに供す	青菜，淡色野菜
照り煮	少量の調味液を煮たて，加熱した食品を加えて短時間で煮上げる	ごまめ（田作り）
いり煮	少量の煮汁で炒りつけながら水分を蒸発させ煮上げる	でんぶ，おから（うの花）
砂糖煮（甘煮）	砂糖などの甘味を主とした煮物	豆類，さつまいも，くり
酢煮	酢を加えた煮物．材料を白く仕上げたり，魚料理では生臭みが抑えられる	れんこん，ごぼう，青背の魚
しょうゆ煮	主にしょうゆで調味した煮物	魚，豆類
みそ煮	みそ味で仕上げる煮物．生臭み，脂っぽさを抑える	青背の魚
うま煮	やや濃いめの甘辛い味に仕上げた煮物	肉，魚介類，野菜
白煮	素材の白さを残すように，塩や砂糖を用いて煮る	れんこん，うど，いか
青煮	素材の緑色を残すように煮る．煮汁の中で煮すぎると色が悪くなる	いんげん，ふき，さやえんどう
吉野煮（くず煮）	煮上がりの煮汁にでんぷん（片栗粉やくず）を加えて，とろみをつけたもの	とうがん，ささみ，たい，えび
土佐煮	煮汁にかつお節を加えて煮る	たけのこ，こんにゃく
炒め煮	少量の油で材料を炒めてから煮汁で煮る．はじめに炒めることで食品の余分な水分やにおいが飛ぶ	いり鶏，おから，きんぴら
揚げ煮	材料を揚げてから煮る．料理にコクが加わる	魚，いも類

【演習 2-5】大量調理時の煮物料理

大量調理に適していると思われる煮物料理 2 品を調理時の注意点とともにワークシート 2.3 に記入する．

ワークシート2.3 煮物料理

設定 1. 乾物を用いた煮物料理

料理名	主な食品名	乾物のもどし方	切り方	火加減	調理方法	注意点

設定 2. 旬の材料を用いた煮物料理

料理名	主な食品名	季節	切り方	火加減	調理方法	注意点

B. 蒸し物

蒸し物は，食品を水蒸気の中で加熱する調理法である．水蒸気の熱が食品全体にいき渡るので撹拌する必要がなく，静置加熱であるため形くずれがない．また，ゆで物や煮物とは異なり，水溶性の成分が溶出する量が少ないので，栄養素の損失が少なくて旨味が保持され，もち味を活かすことができる．蒸している途中に調味ができないため，あらかじめ調味をしておくか，加熱後に調味をする．

a. 蒸し湯の分量

蒸し湯の分量の目安は鍋の深さの 2/3 までとする．湯量が多いと沸騰したときに湯が直接食品にあたり，水っぽい状態になる．一方，湯量が少ないと蒸気の上がりが弱く，よい状態に蒸し上がらない．蒸し湯を補う場合は，水では温度が降下し，沸騰するまで時間がかかるため，必ず熱湯を用いる．

b．火加減

食品は蒸気が十分に出てから蒸し器に入れる．水の状態で食品を入れると，蒸気が食品表面に触れたとき水滴になり水っぽくなる．

（1）強火で蒸すもの（庫内温度 100℃）

赤飯，芋，魚介類，肉類，饅頭，シューマイなど

（2）弱火で蒸すもの（庫内温度 85〜90℃）

茶碗蒸し，卵豆腐，カスタードプディングなど．弱火または蓋をずらして温度調節をしながら加熱することで，すだちを防止し，なめらかな仕上がりになる．

c．蒸す器具

（1）金属製蒸し器

一般に使用されている蒸し器で，水を入れる部分と食品を入れる部分に分かれ，食品を入れる底面には穴が開いており，蒸気がその穴を通って食品を加熱する．食品を入れる部分と鍋蓋の間に布巾を挟み，食品に水滴が落ちないようにする．茶碗蒸し，魚の蒸し物などに使用される．

（2）せいろ

せいろは木製や竹製の調理器具で，沸騰した鍋の上にのせて蒸し料理をつくるものである．二段三段と重ねることができ，種類は和せいろと中華せいろ（蒸籠）がある．和せいろは赤飯（おこわ）や饅頭，中華せいろは点心などに使用される．

（3）オーブン

オーブンでカスタードプディングを蒸し焼きにする場合は，プディング型の 1/3 くらいの高さまで湯を入れて加熱する．

（4）直蒸し

蒸し器を使用せず，器を直接熱湯に入れて蒸す方法で，地獄蒸しともいう．

（5）スチームコンベクションオーブン

オーブンにスチーム（蒸気）発生装置をとりつけた機器で，熱風と蒸気を使うことができる．温度と蒸気の量を調整して，煮る，蒸す，焼くなどが行え，中心温度をモニタリングしながら複数の料理を同時にかつ大量に調理することが可能である．

d．蒸し物の種類　　表 2.11 に示す．

表 2.11　蒸し物の種類

種類	特徴	適する食品例
酒蒸し	材料に酒をふりかけて蒸す．生臭みが抑えられ，風味がよくなる	白身魚，貝類，鶏肉
かぶら蒸し	すりおろしたかぶらに卵白を混ぜ，材料の上にのせて蒸したもの．くずあんをかけて供す	白身魚（たい），あなご
道明寺蒸し	もどした道明寺粉で材料を包んで蒸したもの	白身魚，鶏肉
茶碗蒸し	材料とだし汁で割った卵液を蒸し茶碗に入れて蒸す	鶏肉，えび，かまぼこ，ぎんなん，ゆりねなどと卵
空也蒸し	四角に切った豆腐とだし汁で割った卵液を蒸し茶碗に入れて蒸す	豆腐，卵
小田巻蒸し	茶碗蒸しの生地にうどんを入れたもの	茶碗蒸しと同様の材料，卵
土瓶蒸し	土瓶に松茸を中心に材料とだし汁を入れて蒸したもの	松茸，はも，みつば
おこわ	もち米を使って蒸したもので，一般には赤飯ということが多い．山菜類やくりを加えるものもある	もち米，小豆，ささげ
饅頭	和菓子で蒸し菓子の一種．小麦粉で練った生地を皮にしてあんを包んで蒸す	小麦粉，上新粉，小豆あん
包子（パオズ）	中国料理の点心の一種．イーストを加えた小麦粉生地で肉あんや小豆あんを包んで蒸す	小麦粉など
蒸しパン	卵に砂糖，ベーキングパウダーまたは重曹を加えた小麦粉を混ぜた生地を蒸したもの	卵，小麦粉など

大量調理に適していると思われる蒸し物料理 2 品をワークシート 2.4 に記入する.

ワークシート 2.4 　蒸し物料理

設定 1. 卵を用いた蒸し物料理

料理名	食品名	重量（1 人分）	火加減	調理方法とポイント

設定 2. 魚類を用いた蒸し物料理

料理名	食品名	重量（1 人分）	火加減	調理方法とポイント

C. 焼き物

　焼き物は，食品を高温で加熱する調理法で，直火焼きと間接焼きがある．食品表面を 150～250℃くらいの高温で焼くので，表面の水分が蒸発して味は濃縮され，焼き色がついて特有の香ばしい風味が付与される．食品内部は表面から熱伝導により加熱されるが，水分があるため中心温度は 100℃以上になることはなく，表面と内部の温度差が大きくなる．

a. 直火焼き

　食品を熱源に直接かざして加熱する調理法で，熱源からの熱は放射熱で食品に伝えられる．熱源が炭火の場合，炭火の表面温度は 300 ～ 600℃と高く，放射熱の発する面が広いので効率よく加熱することができる．ガスコンロの場合は熱源と食品との距離が近いため，表面が焦げやすくなるので熱源の上に金網などをのせて加熱する.

b．間接焼き

　熱源の上にフライパンや鉄板などをのせ，その金属板から伝わる伝導熱で食品が加熱される．金属板に接している部分は加熱されるが，上部からは加熱されないので食品を返す必要がある.

c．オーブン

　オーブン庫内の温められた空気からの対流熱，庫内壁からの放射熱，天板からの伝導熱により複合的に食品が加熱される．周囲から同時に加熱されるので食品を返したりする必要はない．ある程度大きな食品でも加熱することができ，流動性のある食品などは型に入れて加熱することができる.

d．魚の焼き物

(1) 下ごしらえ, 下味

　切り身魚の場合は皮目に切り目を入れる．姿のまま使う魚の場合は，鱗（うろこ），鰓（えら），内臓を除き，皮目に切り目を入れる．切り目を入れることにより，焼いている間に皮が収縮して破れるのを防ぐ.

　下味は，塩，砂糖，しょうゆ，みそ，酒，みりんなどを用いることが多い.

①塩は余分な水分や生臭みが抜ける．鮮度のよい魚では，塩焼きにすることでもち味が活かされる.

②砂糖はつやを出し焼き色がつき，ほどよい焦げの風味がつく.

③酒，みりん，みそは魚のくせを抑えて風味がつく．

④小麦粉や油脂を用いる（ムニエル）と風味がつく．

（2）焼き方

①焼き網，グリルで焼く：あらかじめ網を十分熱しておくと食品がこびりつきにくくなる．焼くときは，盛りつけたときに表側になる面から焼くのが基本である．

②火加減

・強火の遠火：魚を強火で熱源から離して焼くことにより，放射熱が魚の表面を急速に加熱して焼き色や風味をつけ，旨味を保つことができる．炭火焼きに用いられる焼き方である．

・強火から加減：最初は強火（〜中火）で焼き色をつけて，表面のたんぱく質を熱凝固させて旨味を閉じ込め，火を弱めじっくりと焼く．素焼き，塩焼き，えびやいか，貝類などに適した焼き方である．

（3）盛りつけ（図2.2）

①姿焼きの魚は，頭が左，腹を手前に置く（かれいのみ頭を右に置く）

②切り身魚

・片面がすべて皮つきのものは，皮目を表にする．

・一部皮がついているものは，皮目を向こう側にする．

・切り身の厚みが違うものは，背の厚みのある方を左，または向こう側にする．

③開いた魚（いわし，さんま，あなご，うなぎ，はもなど）は身側を表にする．

④前盛り（付け合わせ）：前盛りは主菜の前に添えるもので，料理を引き立てる役割をする．大根おろし，すだち，レモンなどがよく用いられるが，季節感を出すものとして，筆しょうが，青とうがらし，みょうがの甘酢漬け，菊花かぶら，ゆずなどがある．

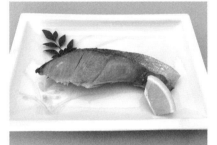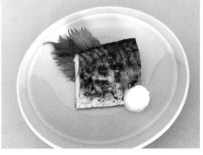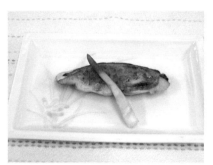

図2.2　切り身魚と前盛り例
左：鮭の塩焼き（レモン添え），中央：鯖の塩焼き（大根おろし添え），右：鰆の木の芽みそ焼き（筆しょうが添え）

e．肉類の焼き物

（1）下ごしらえ，下味

①厚みのある肉は，焼いたときに肉が反らないように赤身と脂の間に包丁を使って筋切りをする．

②かたい肉の場合は，叩いて肉の組織をくずしてやわらげるようにする．

③下味は料理により異なるが，塩かしょうゆ，酒（ワイン）や香味野菜や香辛料などを用いる．

（2）焼き方

①薄切り肉の火加減は強火，短時間で焼く．厚みがある場合は，強火で焼き色をつけたら，火力を弱めて焼き，裏側も同様に焼く．

②豚肉や鶏肉は中心部まで十分に加熱することが大切である.

f．焼き物の種類　　表 2.12 に示す.

表 2.12　焼き物の種類

分類	種類	調理器具	適する食品・料理例
直火焼き	串焼き	串	魚（塩焼き）　肉（バーベキュー，焼き鳥など）
	網焼き	網	肉，魚介類，餅など
	機器焼き	グリル	焼き魚など
		トースター	パン，餅など
間接焼き	鍋焼き	フライパン	魚（照り焼き，ムニエル），肉，卵，野菜など
	鉄板焼き	鉄板，ホットプレート	ステーキ，お好み焼きなど
	機器焼き	オーブン	魚，肉（ローストチキンなど），グラタン，焼き菓子，パンなど
	包み焼き	アルミホイルなど	魚介類，きのこなど
	石焼き	小石	さつまいも，くり，ぎんなんなど

【演習 2-7】大量調理時の焼き物料理

　大量調理に適していると思われる焼き物料理 2 品をワークシート 2.5 に記入する.

ワークシート 2.5　焼き物料理

設定 1.　肉類を用いた焼き物料理

料理名	食品名	重量（1 人分）	焼き物に使用する器具	火加減	調理方法とポイント

設定 2.　魚類を用いた焼き物料理

料理名	食品名	重量（1 人分）	焼き物に使用する器具	火加減	調理方法とポイント

D．炒め物

　炒め物は，食品を少量の油で加熱する調理法である．炒めているときの鍋（またはフライパン）の温度は約 200℃と高温なので，焦げないように撹拌しながら加熱する．高温短時間で炒めることにより，食品の歯触りがよく，油脂の風味と加熱による香ばしい風味が付与される．大量調理では，炒める食品の分量が多いため，野菜などから水分が出て蒸し煮の状態になる．これを防ぐために下ゆでや油通し，少量短時間炒めなどの工夫が必要である.

a. 食品の下ごしらえ

①食品は洗浄したら水気をよくきっておく．付着水が多いとべたついた炒め物になる.

②炒め物の種類，食品に適した形や大きさに切りそろえる．根菜類などかたい食品は，下ゆでまたは油通しをしておく.

③肉や魚介類では下味をつける場合が多い．下ゆでまたは油通しをしておくものもある.

④調味料も計量しておくと作業効率がよくなる.

b. 鍋

鍋は熱容量が大きく，食品を撹拌しやすいものが適している．中華鍋（材質は鉄製が多い）は，鍋底が丸いのであおりやすく撹拌しやすいので，食品に均等に熱がいき渡りやすい．

c. 油の種類と使用量

（1）油の種類

サラダ油はくせがなくて調和がとりやすい．ごま油は特有の風味がつく．ラードを使用するとコクがでる．

（2）使用量

①水分が多い野菜は食品の3%くらいを目安とする．

②薄切りの肉や魚肉は炒めるとすぐに熱凝固するので食品の5%を目安とする．

③飯や卵は油を吸収しやすいので食品の7〜10%を目安とする．

d. 火加減

（1）弱火で炒めるもの

香味野菜（にんにく，しょうが，ねぎなど）は弱火でじっくり炒め，香りを引き出す．

（2）強火で炒めるもの

肉や魚介類は強火で炒め，表面のたんぱく質を熱凝固させて旨味を閉じ込めたら，後は火力調整をする．水分の多い野菜は強火短時間で炒める．

e. 油通し

中国料理で用いる手法で，炒める前に予備加熱として食品（野菜，肉や魚介）を油通しにする．食品を120〜130℃くらいの揚げ油で10〜30秒ほど加熱する．油通しにより野菜は彩りや歯触りがよくなり，肉類は縮みにくくなり，肉質がやわらかくなるなどの効果がある．

【演習 2-8】大量調理時の炒め物料理

大量調理に適していると思われる炒め物料理2品をワークシート2.6に記入する．

ワークシート2.6　炒め物料理

設定1．野菜を主とした炒め物料理

料理名	食品名	重量（1人分）	調理方法とポイント	注意点

設定2．卵を主とした炒め物料理

料理名	食品名	重量（1人分）	調理方法とポイント	注意点

E. 揚げ物

揚げ物は，多量の油の中で食品を加熱する調理法である．油の対流により食品の表面に熱が伝えられ，表面から内部へと熱が伝わる．このとき食品の水分が蒸発し，油が食品の中へ吸収されて水と油の交換が起こ

る．食品に油の風味が加わり表面の食感が変化し，加熱時間が短時間であるため旨味を保持し，栄養素の損失が少ない．

a．油脂の種類と使用量，鍋

（1）油脂の種類

揚げ物の油は植物性油脂（大豆油，なたね油，ごま油，綿実油，米油，とうもろこし油など）が適している．とんかつや中国料理では動物性油脂（ラード）を使用する場合もある．

（2）油の使用量

油の使用量は鍋の深さの六分目を目安とする．

（3）鍋

鍋は熱容量が大きく，厚手で保温性のよいものが適している．形は筒状で，鍋の深さは4cm以上のものが望ましい．大量調理ではフライヤーを用いて調理することが多い．

b．食品の投入量

油の比熱は水に比べると約1/2と小さいため，熱しやすく冷めやすい．食品の投入量が多いと，温度低下が著しくなるため，油の表面積の1/3～1/2までを目安とする．

c．揚げ物の適温

揚げ物の適温は150～200℃の範囲で，適温を知るには温度計を使用するのが正確であるが，衣を入れたときの状態で温度を判断することができる．

＜揚げ油の温度の目安＞

150～160℃：衣を落とすと底まで沈んで，ゆっくりと浮き上がってくる．

170～180℃：衣を落とすと油の中ほどまで沈み，すぐに浮き上がってくる．

190～200℃：衣を落とすと沈まず，油の表面でパッと散る．

d．吸油率

食品の表面積が大きくなると吸油率は高くなる．

揚げ物の種類別では，素揚げ ＜ 唐揚げ ＜ フライ ＜ 天ぷら の順に吸油率が高くなる（表2.13）．

e．基本の揚げ方

（1）食品の下ごしらえ

水気は禁物なので洗浄後はよくふきとる．

（2）揚げ方

①衣を用いる場合は，油を熱している間に衣づくりをする．

②油が適温になったら，食品に衣をつけて鍋の縁に沿って静かに入れる．

③油の温度が下がったら火力調整を行い，適温を保つ．

④食品が浮き上がってきたら，揚げ箸にて1～2回返しながら火を通す．

⑤揚げかすはこまめにすくいとる．

（3）油きり

食品を引き上げるときはよく油をきって，揚げた食品は積み重ねないようにする．

（4）油の後始末と保存

使用後は，粗熱がとれたら熱い間に表面積の小さい容器にこして，空気との接触面をできるだけ少なくしておく．油の保存は，劣化（脂肪酸の酸化重合・分解）を防ぐため光や温度の影響を受けないように冷暗所で保管して早めに使う．

f. 衣揚げ

(1) 天ぷら

　天ぷらは，素材の旨味が保持されて，からりとした衣に覆われているものがおいしい．それには新鮮な食品と衣の出来具合が影響する．

①野菜→魚介（または肉）の順に揚げる．

　魚介（または肉）を先に揚げると油に食品のにおいがつくので，先に野菜から揚げる．

②魚介（いかやえびなど）は，衣が付着しにくいので先に小麦粉をつけておく．

③衣は揚げる直前につくる：天ぷらの衣づくりは小麦粉をふるい，そのなかへ卵水を加えて混合する．からりと揚げるには小麦粉のグルテンを形成させないことが大切である．グルテンは，温度が高いことや混ぜることにより形成されやすいので，卵に加える水は冷水（15℃以下）を用いる．混ぜすぎには注意が必要である．小麦粉の種類はグルテンの少ない薄力粉が適している．

(2) パン粉揚げ

　パン粉揚げはコロッケやフライなどに用いられる．揚げることにより表面のパン粉にほどよい焦げ色がついて香ばしい風味になる．衣は小麦粉，卵水，パン粉の順につけて揚げるが，時間が経過しても衣はあまりべたつかない．また，大量調理や油の使用量を減らす目的でパン粉に油をスプレーしたり，炒ったパン粉を用いるなどし，スチームコンベクションオーブンでグリッド（網）を用いてパン粉焼きとすることもある．

g. 揚げ物の種類　　表 2.13 に示す．

表 2.13　揚げ物の種類

種類		衣	食品・料理例	適温（℃）	吸油率（%）	備考
素揚げ		材料に何もつけずに揚げる	ししとう・なす	160～170	3～8	水分の蒸発量が多い．
			いも類			
			ドーナツ			
衣揚げ	唐揚げ	材料の表面に粉類をつけて揚げる	さば	170～180	6～8	表面につけた粉類が薄い膜となり，旨味や風味を保持する
			鶏肉（もも）			
			揚げ出し豆腐	180～190		
	天ぷら	衣（薄力粉＋卵水）をつけて揚げる	青じそ	160～170	15～25	衣の水分が多い．材料の水分，風味が保持される
			さつまいも			
			れんこん			
			えび・きす	170～180		
			かき揚げ（桜えび（またはむきえび），たまねぎとにんじん，貝柱とみつばなど）			
	フライ	衣（薄力粉→卵水→パン粉の順）をつけて揚げる	えび・たら・あじ（開き）	170～180	10～20	衣の水分が少ない．衣に色がつきやすい
			カツレツ			
			コロッケ	180～190		

【演習 2-9】大量調理時の揚げ物料理

大量調理に適していると思われる揚げ物料理 3 品をワークシート 2.7 に記入する．

設定1. 野菜類を用いた揚げ物料理

料理名	食品名	重量（1人分）	衣	揚げる温度	調理方法とポイント

設定2. 肉類を用いた揚げ物料理

料理名	食品名	重量（1人分）	衣	揚げる温度	調理方法とポイント

設定3. 魚類を用いた揚げ物料理

料理名	食品名	重量（1人分）	衣	揚げる温度	調理方法とポイント

F. 和え物・酢の物

　和え物は，下ごしらえした食品に和え衣を絡ませた調理法である．食品と衣を合わせることにより新たな味わい，風味，食感がつくり出される．酢の物は和え物の一種で，下ごしらえした食品に調味酢（合わせ酢）を和える調理法である．新鮮な食品のもち味と酸味の清涼感や香りが付与される．和え物や酢の物は前菜や副菜として供され，旬の食品を用いて季節感をとり入れることができる．

a. 食品の下ごしらえ

①野菜は塩で脱水したり，ゆでたり，煮汁で加熱するなどの下ごしらえをして水分が出ないようにする．

②魚介類は塩をして余分な水分や臭みを除いておく．霜降りをする場合もある．霜降りとは，熱湯の中で魚介類の表面をさっと加熱したもので，臭みやぬめりを除く効果がある．

③肉類はゆでたり，蒸したりなど加熱をしておく．

b. 和え衣の要点

①ふんわりとなめらかな舌触りであること．

②衣に適度な水分があることで和えやすくなる．

③香りのあるものを用いる場合もある．

④調味は塩味を控えて，少し甘味をもたせる．

 〈和え衣〉 和え物をつくる際に，魚介類や野菜などの材料に混ぜ合わせて調味するもの．砂糖，塩，酢，みそ，しょうゆなどの調味料に，豆腐，大根おろし，ごま，くるみ，わさび，木の芽などを組み合わせてつくるもので，和え衣には多くの種類がある．

c. 調味酢（合わせ酢）について

①酢は醸造酢のほかに季節の柑橘類を搾って使うと風味がよくなる．

②塩分は塩だけ，しょうゆだけ，塩としょうゆを併用するなどがある．

③砂糖は砂糖だけ，またはみりんを併用する場合もある．

④調味料だけで合わすと味が濃くなるため，だし汁で薄めるものもある．

d. 和えるときの注意点

①食品，和え衣ともに冷ましてから和える．

②下ごしらえした食品の水気はきっておく．

③食べる直前に和える．和えてから時間が経過すると，食品から水分が出て水っぽくなる．

④さっくりと和える．箸で何度もかき混ぜるとべったりとする．

e. 盛りつけ

①盛りつけの方法は「G．盛りつけ」（次ページ）を参照のこと．

②天盛りをあしらう．天盛りとは，盛りつけた料理の上に香りや彩りを添えることで，煮物にも用いられる．食品例として針生姜やきざみのり，削りかつお，わさびなどがある．季節感をだすものとして，木の芽や青じそ，みょうが，ゆずなどがある．

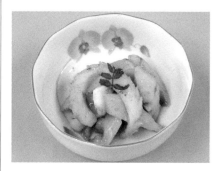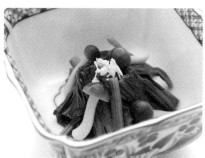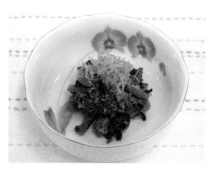

図 2.3 和え物の天盛り例
左：筍の木の芽和え（木の芽），中央：ほうれん草の和え物（菊花），右：菜の花の辛し和え（糸かつお）

f. 和え物の種類，調味酢の種類

表 2.14 と表 2.15 に示す．

表 2.14 和え物の種類

（材料の重量に対する%）

種類	主な材料		塩	しょうゆ	砂糖	その他	適する食品例
ごま和え	白ごま	10	1.5		5〜8		はくさい，キャベツ，ほうれんそう，さやいんげん，春菊
	黒ごま	10		8	5〜8		ほうれんそう，さやいんげん，春菊
ピーナッツ和え	ピーナッツまたはピーナッツバター	15〜20		10	10	だし汁5	さやいんげん，ほうれんそう，にんじん，にら，春菊
白和え	豆腐	50	1.5		3〜10	ごま5〜10	にんじん，こんにゃく，ぜんまい，きのこ，ほうれんそう，ひじき
酢みそ和え			白みそ15		5〜10	酢10	わけぎ，ねぎ，うど，わかめ，いか，あおやぎ
木の芽和え	木の芽	2	白みそ15〜20		3〜10		たけのこ，うど，いか，貝類
おろし和え	大根おろし	30〜50	1.5		5	酢0〜10	かき，なまこ，えび，赤貝，にんじん，なめこ
辛子和え	練り辛子	1		8〜10	2〜3		菜の花，貝類，青菜

表 2.15　調味酢（合わせ酢）の種類

（材料の重量に対する%）

種類	酢	塩	しょうゆ	砂糖	だし	その他	適する食品例
二杯酢	8〜10		8〜10				魚介類，野菜，海藻
三杯酢	8〜10		8〜10	3	0〜10		魚介類，野菜，海藻
甘酢	10	1		8〜10			かぶ，だいこん，新しょうが，れんこん，らっきょう，果物
ぽん酢	10※		8〜10	0〜5			白身魚，鶏肉，野菜
土佐酢	8〜10		8〜10	3	0〜10	かつお節 1.5	魚介類，野菜，海藻
ごま酢	8〜10		8〜10	3	0〜10	すりごま 10	野菜，鶏肉
黄身酢	10	1.5		5〜10		黄身 10	えび，トリガイ，うど，きゅうり

※柑橘類の搾り汁

【演習 2-10】 大量調理時の和え物と酢の物料理

大量調理に適していると思われる和え物と酢の物料理を各 1 品ずつワークシート 2.8 に記入する.

ワークシート 2.8　和え物・酢の物料理

設定 1.　和え物料理

料理名	食品名	重量（1 人分）	和え衣	季節	調理方法とポイント

設定 2.　酢の物料理

料理名	食品名	重量（1 人分）	合わせ酢	季節	調理方法とポイント

G. 盛りつけ，提供

料理は最初に外観で判断されるため，食器の選択と盛りつけが重要である．また盛りつけの際は衛生管理に十分配慮する.

a. 衛生管理

①ビニール手袋，マスク，消毒アルコールを準備し，帽子や着衣は清潔であること.

②食品に触れる場合，ビニール手袋を着用する.

③盛りつけた料理は，乾燥や埃を防止するためにラッピングや蓋をする.

b. 盛りつけ

（1）均等に盛りつける

1 人あたりの盛りつけの分量を計算し，器に均等に盛りつける.

（2）きれいに盛りつける

①おいしそうに盛りつけるためには，料理の分量に適した食器を選択する.

②適度に余白をとると料理がきれいに見えるので，盛り込みすぎない.

③料理を盛りつけたら，使用している食材の彩りがきれいに見えるように，全体のバランスを整える.

④平面的に盛りつけるのではなく，中高または立体的に盛りつける．

⑤食器に絵柄がついている場合は，正面を考えて盛りつける．

⑥食器が料理の汁などで汚れていたらふきとっておく．

c．提供（適時適温）

①温かいものは温かく（65℃以上），冷たいものは冷たく（10℃以下）して提供する．

②大量調理の場合，適温供食のために保温・保冷配膳車や再加熱カートなどを利用する．

③調理後，2時間以内に喫食できるようにする．

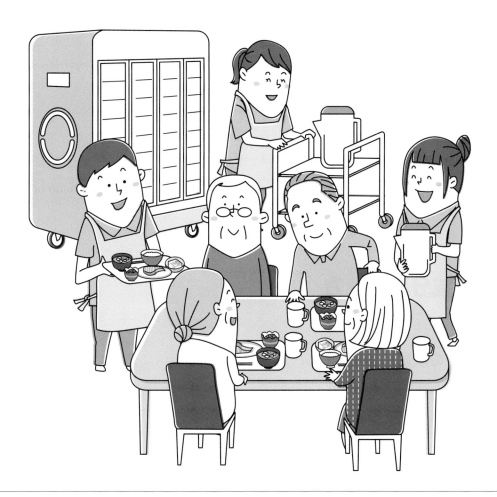

3. 日本食品標準成分表 (食品成分表) の見方・使い方

日本食品標準成分表 (以下, 食品成分表) は, 正しい見方を知ったうえで使わないと, 誤った栄養計算をしてしまい, 献立作成や食事提供に影響を及ぼす. ここでは食品成分表の使い方を基本から理解し, 適切な栄養計算ができるようにするとともに, 栄養計算に迷う事例を紹介する.

3.1 食品成分表とは

食品成分表は, 日本において常用される食品について標準的な成分値を収載するものである. 原材料的食品の成分値には, かなり変動があることが普通である. また, 加工食品については, 原材料の配合割合, 加工方法の相違などにより製品の成分値に幅があり, さらに調理食品については, 調理方法により成分値に差異が生じる. そこで食品成分表においては, 数値の変動要因を十分考慮しながら, 幅広い利用目的に対応できるよう, 分析値, 文献値などをもとに標準的な成分値を定め, 一食品一標準成分値を原則として収載している.

 〈**標準成分値**〉 日本国内において年間を通じて普通に摂取する場合の全国的な代表値を表すという概念に基づき求められた値である.

3.2 食品成分表の見方

A. 食品成分表の項目

食品成分表の各項目について「ほうれんそう」を例 (表 3.1 (36 〜 39 ページ)) に理解する.

①**食品番号**（表 3.1 ①）　　5 桁のうち，はじめの 2 桁は食品群，次の 3 桁は食品群内の収載順を示す.

②**索引番号**（表 3.1 ②）　　食品の検索を容易にするための通し番号.

③**食品名**（表 3.1 ③）　　原材料的食品は学術名または慣用名を，加工食品は一般に用いられている名称や食品規格基準等において公的に定められている名称を採用. 広く用いられている別名は備考（後述⑰）に記載.

④**可食部 100 g あたり**（表 3.1 ④）　　可食部は，食品全体あるいは購入形態から廃棄部位（魚の骨，野菜の皮や根，芯など）を除いた食べられる部分のこと. 成分値は可食部 100 g あたりの数値.

⑤**廃棄率**（表 3.1 ⑤）　　通常の食習慣において廃棄される部分の食品全体あるいは購入形態に対する質量の割合（%）. 廃棄部位は備考（後述⑰）に記載.

⑥**エネルギー**（表 3.1 ⑥）　　食品のエネルギー値は，原則として，可食部 100 g あたりのアミノ酸組成によるたんぱく質，脂肪酸のトリアシルグリセロール当量，利用可能炭水化物（単糖当量），糖アルコール，食物繊維総量，有機酸およびアルコールの量（g）に各成分のエネルギー換算係数（表 3.2）を乗じて，100 g あたりの kJ（キロジュール）および kcal（キロカロリー）を算出した収載値. たんぱく質群のアミノ酸組成によるたんぱく質，脂質群の脂肪酸のトリアシルグリセロール当量の分析を行わなかった場合は収載値を「-」としている. この場合は，たんぱく質，脂質を用いて算出.

表 3.2　適用したエネルギー換算係数

成分名	換算係数（kJ/g）	換算係数（kcal/g）
アミノ酸組成によるたんぱく質／たんぱく質*1	17	4
脂肪酸のトリアシルグリセロール当量／脂質*1	37	9
利用可能炭水化物（単糖当量）	16	3.75
差引き法による利用可能炭水化物*1	17	4
食物繊維総量	8	2
アルコール	29	7
糖アルコール*2		
ソルビトール	10.8	2.6
マンニトール	6.7	1.6
マルチトール	8.8	2.1
還元水あめ	12.6	3.0
その他の糖アルコール	10	2.4
有機酸*2		
酢酸	14.6	3.5
乳酸	15.1	3.6
クエン酸	10.3	2.5
リンゴ酸	10.0	2.4
その他の有機酸	13	3

注：*1　アミノ酸組成によるたんぱく質，脂肪酸のトリアシルグリセロール当量，利用可能炭水化物（単糖当量）の成分値がない食品では，それぞれたんぱく質，脂質，差引き法による利用可能炭水化物の成分値を用いてエネルギー計算を行う. 利用可能炭水化物（単糖当量）の成分値がある食品でも，水分を除く一般成分等の合計値と 100 g から水分を差引いた乾物値との比が一定の範囲に入らない食品の場合（資料「エネルギーの計算方法」参照）には，利用可能炭水化物（単糖当量）に代えて，差引き法による利用可能炭水化物を用いてエネルギー計算をする.

　　*2　糖アルコール，有機酸のうち，収載値が 1 g 以上の食品がある化合物で，エネルギー換算係数を定めてある化合物については，当該化合物に適用するエネルギー換算係数を用いてエネルギー計算を行う.

⑦**水　分**（表 3.1 ⑦）　　食品の性状を表す最も基本的な成分のひとつで，食品の構造の維持に寄与している.

⑧**たんぱく質**（表 3.1 ⑧）　　アミノ酸の重合体であり，人体の水分を除いた質量の 1/2 以上を占める. **アミノ酸組成によるたんぱく質**とともに，基準窒素量に窒素−たんぱく質換算係数を乗じて計算した**たんぱく質**を収載. なお，アミノ酸組成によるたんぱく質とたんぱく質の収載値がある食品のエネルギー計算には，アミノ酸組成によるたんぱく質の収載値を用いている. アミノ酸組成によるたんぱく質の収載値が

表 3.1　食品成分表の例（ほうれんそう）

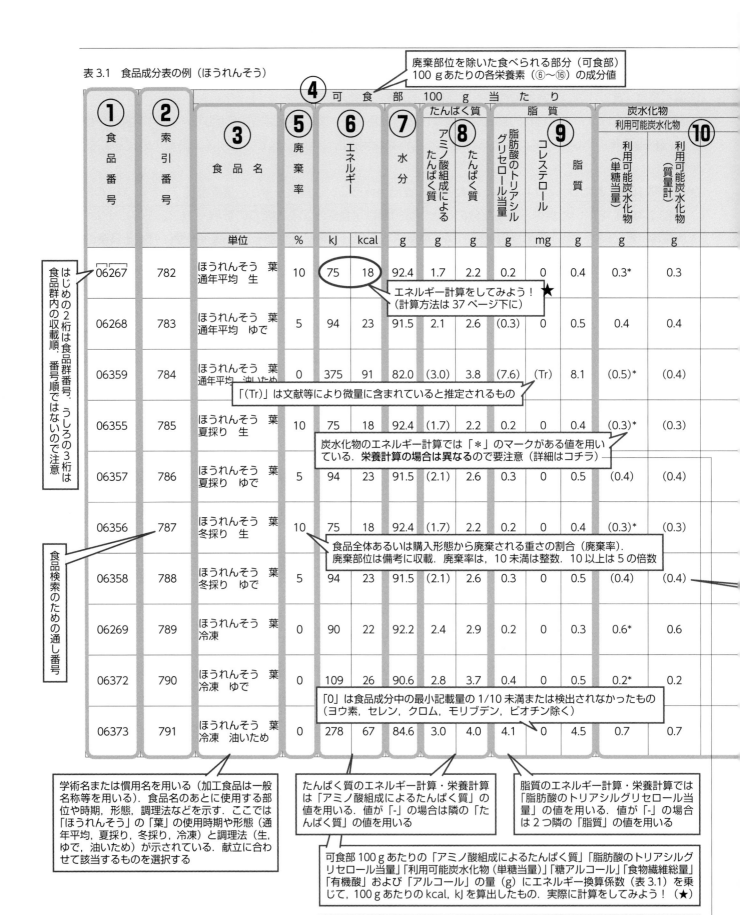

廃棄部位を除いた食べられる部分（可食部）100 g あたりの各栄養素（⑥〜⑯）の成分値

① 食品番号	② 索引番号	③ 食品名	⑤ 廃棄率	⑥ エネルギー		⑦ 水分	⑧ アミノ酸組成によるたんぱく質	⑧ たんぱく質	⑨ 脂肪酸のトリアシルグリセロール当量	⑨ コレステロール	脂質	⑩ 利用可能炭水化物（単糖当量）	⑩ 利用可能炭水化物（質量計）
単位			%	kJ	kcal	g	g	g	g	mg	g	g	g
06267	782	ほうれんそう 葉 通年平均 生	10	75	18	92.4	1.7	2.2	0.2	0	0.4	0.3*	0.3
06268	783	ほうれんそう 葉 通年平均 ゆで	5	94	23	91.5	2.1	2.6	(0.3)	0	0.5	0.4	0.4
06359	784	ほうれんそう 葉 通年平均 油いため	0	375	91	82.0	(3.0)	3.8	(7.6)	(Tr)	8.1	(0.5)*	(0.4)
06355	785	ほうれんそう 葉 夏採り 生	10	75	18	92.4	(1.7)	2.2	0.2	0	0.4	(0.3)*	(0.3)
06357	786	ほうれんそう 葉 夏採り ゆで	5	94	23	91.5	(2.1)	2.6	0.3	0	0.5	(0.4)	(0.4)
06356	787	ほうれんそう 葉 冬採り 生	10	75	18	92.4	(1.7)	2.2	0.2	0	0.4	(0.3)*	(0.3)
06358	788	ほうれんそう 葉 冬採り ゆで	5	94	23	91.5	(2.1)	2.6	0.3	0	0.5	(0.4)	(0.4)
06269	789	ほうれんそう 葉 冷凍	0	90	22	92.2	2.4	2.9	0.2	0	0.3	0.6*	0.6
06372	790	ほうれんそう 葉 冷凍 ゆで	0	109	26	90.6	2.8	3.7	0.4	0	0.5	0.2*	0.2
06373	791	ほうれんそう 葉 冷凍 油いため	0	278	67	84.6	3.0	4.0	4.1	0	4.5	0.7	0.7

④ 可 食 部 100 g 当 た り

⑧ たんぱく質　⑨ 脂質　炭水化物　利用可能炭水化物

はじめの 2 桁は食品群番号．食品群内の収載順は食品番号順ではないので注意

① うしろの 3 桁は

② 食品検索のための通し番号

エネルギー計算をしてみよう！（計算方法は 37 ページ下に）★

「(Tr)」は文献等により微量に含まれていると推定されるもの

炭水化物のエネルギー計算では「＊」のマークがある値を用いている．栄養計算の場合は異なるので要注意（詳細はコチラ）

食品全体あるいは購入形態から廃棄される重さの割合（廃棄率）．廃棄部位は備考に収載．廃棄率は，10 未満は整数．10 以上は 5 の倍数

「0」は食品成分中の最小記載量の 1/10 未満または検出されなかったもの（ヨウ素，セレン，クロム，モリブデン，ビオチン除く）

学術名または慣用名を用いる（加工食品は一般名称等を用いる）．食品名のあとに使用する部位や時期，形態，調理法などを示す．ここでは「ほうれんそう」の「葉」の使用時期や形態（通年平均，夏採り，冬採り，冷凍）と調理法（生，ゆで，油いため）が示されている．献立に合わせて該当するものを選択する

たんぱく質のエネルギー計算・栄養計算は「アミノ酸組成によるたんぱく質」の値を用いる．値が「-」の場合は隣の「たんぱく質」の値を用いる

脂質のエネルギー計算・栄養計算では「脂肪酸のトリアシルグリセロール当量」の値を用いる．値が「-」の場合は 2 つ隣の「脂質」の値を用いる

可食部 100 g あたりの「アミノ酸組成によるたんぱく質」「脂肪酸のトリアシルグリセロール当量」「利用可能炭水化物（単糖当量）」「糖アルコール」「食物繊維総量」「有機酸」および「アルコール」の量（g）にエネルギー換算係数（表 3.1）を乗じて，100 g あたりの kcal, kJ を算出したもの．実際に計算をしてみよう！（★）

炭水化物の栄養計算では，利用可能炭水化物（単糖当量）に「＊」がある場合は利用可能炭水化物（質量計）の収載値を，差し引き法による利用可能炭水化物に「＊」がある場合はその収載値を用いる．利用可能炭水化物（単糖当量）の欄が「-」の場合は差し引き法による利用可能炭水化物の収載値を用いる．

炭水化物				⑪有機酸	⑫灰分	無機質								
利用可能炭水化物		⑩糖アルコール	炭水化物			⑬ナトリウム	カリウム	カルシウム	マグネシウム	リン	鉄	亜鉛	銅	マンガン
差引き法による利用可能炭水化物	食物繊維総量													
g	g	g	g	g	g	mg	mg	mg	mg	mg	mg	mg	mg	mg
0.1	2.8	-	3.1	0.9	1.7	△16	690	49	69	47	2.0	0.7	0.11	0.32
1.2*	3.6	-	4.0	-	1.2	10	490	69	40	43	0.9	0.7	0.11	0.33
1.1	4.6	-	4.4	-	1.5	13	530	88	52	54	1.2	0.8	0.15	0.20
0.1	2.8	-	3.1	0.9	1.7	16	690	49	69	47	2.0	0.7	0.11	0.32
1.2*	3.6	-	4.0	-	1.2	10	490	69	40	43	0.9	0.7	0.11	0.33
0.1	2.8	-	3.1	0.9	1.7	16	690	49	69	47	2.0	0.7	0.11	0.32
1.2*	3.6	-	4.0	-	1.2	10	490	69	40	43	0.9	0.7	0.11	0.33
0.3	3.3	-	3.4	0.5	1.0	120	210	100	51	46	1.2	0.5	0.10	0.80
Tr	4.8	-	3.8	0.6	0.8	47	90	170	55	42	1.3	0.5	0.14	0.95
2.1*	4.1	-	5.4	0.7	1.4	160	240	130	61	57	1.5	0.6	0.12	0.90

「-」は未分析，未測定のもの

類似食品の収載値や原材料配合割合（レシピ）などをもとに推計した値，または諸外国の食品成分表の収載値

「Tr」は最小記載量の 1/10 以上含まれているが 5/10 未満のもの（ヨウ素，セレン，クロム，モリブデン，ビオチン除く）

△と□のナトリウムの値から食塩相当量を求めてみよう！（計算方法は 39 ページ下）

★★

★ 「ほうれんそう　葉　通年平均　生」のエネルギー（75 kJ，18 kcal）の算出方法
表 3.1 のエネルギー換算係数を用いる．

【エネルギー（75 kJ）の場合】
1.7 g（アミノ酸組成によるたんぱく質）× 17（換算係数）＝ 28.9
0.2 g（脂肪酸のトリアシルグリセロール当量）× 37（換算係数）＝ 7.4
0.3 g（利用可能炭水化物（単糖当量））× 16（換算係数）＝ 4.8
2.8 g（食物繊維総量）× 8（換算係数）＝ 22.4
0.9 g（有機酸（その他の有機酸））× 13（換算係数）＝ 11.7

合計　28.9 ＋ 7.4 ＋ 4.8 ＋ 22.4 ＋ 11.7 ＝ 75.2（小数第一位を四捨五入）
≒ 75

【エネルギー（18 kcal）の場合】
1.7 g × 4（換算係数）＝ 6.8
0.2 g × 9（換算係数）＝ 1.8
0.3 g × 3.75（換算係数）＝ 1.125
2.8 g × 2（換算係数）＝ 5.6
0.9 g × 3（換算係数）＝ 2.7

6.8 ＋ 1.8 ＋ 1.125 ＋ 5.6 ＋ 2.7 ＝ 18.025
≒ 18

（表3.1 つづき）

無機質 ⑬				ビタミン ⑭													
					ビタミンA					ビタミンD	ビタミンE						
ヨウ素	セレン	クロム	モリブデン	レチノール	α-カロテン	β-カロテン	β-クリプトキサンチン	β-カロテン当量	レチノール活性当量	ビタミンD	α-トコフェロール	β-トコフェロール	γ-トコフェロール	δ-トコフェロール	ビタミンK	ビタミンB₁	ビタミンB₂
μg	μg	μg	μg	μg	μg	μg	μg	μg	μg	μg	mg	mg	mg	mg	μg	mg	mg
3	3	2	5	(0)	0	4200	34	4200	350	(0)	2.1	0	0.2	0	270	0.11	0.20
1	3	1	4	(0)	0	5400	45	5400	450	(0)	2.6	0.2	0.3	0	320	0.05	0.11
-	-	-	-	(0)	10	7600	65	7600	630	(0)	4.8	Tr	2.9	0.1	510	0.08	0.16
3	3	2	5	(0)	0	4200	34	4200	350	(0)	2.1	0	0.2	0	270	0.11	0.20
1	3	1	4		0	5400	45	5400	450	(0)	2.6	0.2	0.3	0	320	0.05	0.11
3	3	2	5	(0)	0	4200	34	4200	350	(0)	2.1	0	0.2	0	270	0.11	0.20
1	3	1	4	(0)	0	5400	45	5400	450	(0)	2.6	0.2	0.3	0	320	0.05	0.11
1	Tr	7	15	(0)	6	5300	21	5300	440	(0)	2.7	Tr	0.2	0	300	0.06	0.13
1	0	6	4	(0)	9	8600	36	8600	720	(0)	4.4	0.1	0.2	0	480	-	0.06
2	1	7	13	(0)	7	7200	28	7200	600	(0)	4.6	0.1	2.2	0.1	370	-	0.18

可 食 部 100 g 当 た り

「(0)」は文献等により含まれていないと推定されるもの

セレン（このほかヨウ素，クロム，モリブデン，ビオチン）の「Tr」は最小記載量の 3/10 以上含まれているが 5/10 未満のもの

セレン（このほかヨウ素，クロム，モリブデン，ビオチン）の「0」は食品成分中の最小記載量 3/10 未満または検出されなかったもの

◆ ほうれんそうの「生」「ゆで」「油いため」の違い

食品成分表は可食部 100 g の値となっている．

「生」は生の状態で 100 g　　　　「ゆで」はゆでた状態で 100 g　　　　「油いため」は油で炒めた状態で 100 g

よって，「生」100 g ≠「ゆで」100 g ≠「油いため」100 g である．

「ゆで」の重量変化率は 70% なので，「生」100 g をゆでたら 100 g × 0.7 = 70 g が「ゆで」の質量．

逆に「ゆで」100 g に必要な「生」は，● × 0.7 = 100 g（ゆで）　● = 100 ÷ 0.7 = 142.8 ≒ 143 g

「油いため（通年平均）」100 g は重量変化率が 58% なので，● × 0.58 = 100 g（油いため）　● = 100 ÷ 0.58 = 172.4 ≒ 172 g が「生」の質量．食品成分表第 1 章表 14 に生 100 g で 5.0 g の油を使用すると記されているので，100 : 5.0 = 172 : ●（5.0 g × 172 g ÷ 100 g）● = 8.6 g の「油」を使用しての調理となる．

⑭ 可食部 100 g 当たり ビタミン								⑮ アルコール	⑯ 食塩相当量	⑰ 備考
ナイアシン	ナイアシン当量	ビタミンB6	ビタミンB12	葉酸	パントテン酸	ビオチン	ビタミンC	アルコール	食塩相当量	備考
mg	mg	mg	μg	μg	mg	μg	mg	g	g	
0.6	1.3	0.14	(0)	210	0.20	2.9	35	-	△0	廃棄部位：株元 硝酸イオン：0.2 g
0.3	1.2	0.08	(0)	110	0.13	3.2	19	-	0	廃棄部位：株元 ゆでた後水冷し，手搾りしたもの 硝酸イオン：0.2 g
0.5	(1.7)	0.09	(0)	140	0.20	-	21	-	0	株元を除いたもの 植物油（なたね油） 調理による脂質の増減：第1章表14 参照 硝酸イオン：0.2 g
0.6	(1.3)	0.14	(0)	210	0.20	2.9	20	-	0	廃棄部位：株元 硝酸イオン：0.2 g
0.3	(1.2)	0.08	(0)	110	0.13	3.2	10	-	0	廃棄部位：株元 ゆでた後水冷し，手搾りしたもの
0.6	(1.3)	0.14	(0)	210	0.20	2.9	60	-	0	廃棄部位：株元 硝酸イオン：0.2 g
0.3	(1.2)	0.08	(0)	110	0.13	3.2	30	-	0	廃棄部位：株元 ゆでた後水冷し，手搾りしたもの 硝酸イオン：0.2 g
0.4	1.4	0.10	0	120	0.15	2.7	19	-	0.3	硝酸イオン：0.1 g
0.2	1.4	0.05	0	57	0.03	3.2	5	-	0.1	ゆでた後水冷し，手搾りしたもの 硝酸イオン：Tr
0.6	1.8	0.12	0	150	0.19	3.4	16	-	0.4	植物油（なたね油） 調理による脂質の増減：第1章表14 参照 硝酸イオン：0.2 g

（注釈）「-」は未分析，未測定のもの

（注釈）無機質，ビタミンなどの「（数値）」には，類似食品の収載値などから推計した値のものがある．栄養計算には（数値）も他の数値と同様に用いることができる

（注釈）食塩相当量の「0」は算出値が最小記載量（0.1 g）の 5/10 未満のもの

［文部科学省，日本食品標準成分表　2020 年版（八訂）］

★★食塩相当量の算出方法

【△「ほうれんそう　葉　通年平均　生」の場合】
16 mg（ナトリウム）× 2.54/1,000 ＝ 0.04064（小数第二位を四捨五入）
≒ 0

【□「ほうれんそう　葉　冷凍　油いため」】
160 mg（ナトリウム）× 2.54/1,000 ＝ 0.4064
≒ 0.4

「-」の場合はたんぱく質の収載値を用いている.

⑨**脂　質**（表3.1 ⑨）　　食品中の有機溶媒に溶ける有機化合物の総称で, 中性脂肪のほかにリン脂質, ステロイド, ワックスエステル, 脂溶性ビタミンなども含んでいる. 成分値は脂質の総質量で示す. 多くの食品では, 脂質の大部分を中性脂肪が占め, そのうち自然界に最も多く存在するのはトリアシルグリセロールである. 各脂肪酸をトリアシルグリセロールに換算して合計した**脂肪酸のトリアシルグリセロール当量**とともに, **コレステロール**および有機溶媒可溶物を分析で求めた**脂質**を収載. 脂肪酸のトリアシルグリセロール当量で表した脂質と脂質の収載値がある食品のエネルギー計算には, 脂肪酸のトリアシルグリセロール当量で表した脂質の収載値を用いている. 脂肪酸のトリアシルグリセロール当量の収載値が「-」の場合は脂質の収載値を用いている. なお, 食品成分表には, 食事摂取基準に摂取量の基準が示されている栄養素のうち, 飽和脂肪酸, n-6 系脂肪酸, n-3 系脂肪酸が収載されていないため, 脂肪酸成分表の値が必要.

⑩**炭水化物**（表3.1 ⑩）　　生体内で主にエネルギー源として利用される重要な成分. エネルギーとしての利用性に応じて炭水化物を細分化し, 各々の成分にそのエネルギー換算係数を乗じてエネルギー計算に利用している. このため, **利用可能炭水化物（単糖当量）, 利用可能炭水化物（質量計）, 差引き法による利用可能炭水化物, 食物繊維総量, 糖アルコール, 炭水化物**を収載. エネルギーの計算には利用可能炭水化物（単糖当量）あるいは差引き法による利用可能炭水化物のいずれかを用いている. 用いた収載値には右上に「*」が記されている. なお, 利用可能炭水化物（単糖当量）の成分値がある食品でも, 水分を除く一般成分などの合計値と 100 g から水分を差引いた乾物値との比を算出し, その比が一定の範囲に入らない食品の場合は, その値をエネルギー量の算出に使うのは不適切と判断している.

炭水化物と利用可能炭水化物は同じではない. 炭水化物は, 利用可能炭水化物, 食物繊維総量および糖アルコールで構成されている. つまり, 利用可能炭水化物は炭水化物の一部である. 例外として, 魚介類, 肉類, 卵類の原材料的食品のように, 食物繊維総量および糖アルコールをほとんど含まない食品は炭水化物が全糖で, その値と利用可能炭水化物（単糖当量）の値は同じ.

利用可能炭水化物には, **利用可能炭水化物（単糖当量）, 利用可能炭水化物（質量計）, 差引き法による利用可能炭水化物**の 3 種類を収載. この 3 種類は利用可能炭水化物を異なる定義で記載している数値で, よく似た数値である. 当然のことだが合計してはいけない. 利用可能炭水化物（単糖当量）および利用可能炭水化物（質量計）は, 主に分析値に基づく値で, 同じ分析方法である. 一方, 差引き法による利用可能炭水化物は計算により算出する値.

利用可能炭水化物（単糖当量）と利用可能炭水化物（質量計）の値は, 同じ分析方法の結果である各糖類の質量を, 異なる定義（単糖当量あるいは質量）で示している値で, 両者は相互に計算することができる.

- 利用可能炭水化物（単糖当量）…各糖類の質量を, 単糖に換算し合計した値
- 利用可能炭水化物（質量計）…各糖類の質量を合計した値

利用可能炭水化物の各糖類の質量から単糖当量を算出するために, 各糖類に乗じる換算係数は 1 以上であり, 利用可能炭水化物（単糖当量）の収載値は, 利用可能炭水化物（質量計）よりも大きい値になっている.

- でん粉および 80%エタノール可溶性のマルトデキストリン × 1.10
- マルトトリオースなどのオリゴ糖類 × 1.07
- 二糖類 × 1.05

⑪**有機酸**（表3.1 ⑪）　　すべての有機酸をエネルギー産生成分とし, 炭水化物とは別に収載.

⑫**灰　分**（表3.1 ⑫）　　一定条件下で灰化して得られる残分であり，食品中の無機質の総量を反映している．

⑬**無機質（ミネラル）**（表3.1 ⑬）　　すべてヒトにおいて必須性が認められたもの．ナトリウム，カリウム，カルシウム，マグネシウム，リン，鉄，亜鉛，銅，マンガン，ヨウ素，セレン，クロムおよびモリブデンを収載．

⑭**ビタミン**（表3.1 ⑭）　　脂溶性ビタミンとして，ビタミンA（レチノール，α-およびβ-カロテン，β-クリプトキサンチン，β-カロテン当量およびレチノール活性当量），ビタミンD，ビタミンE（α-，β-，γ-およびδ-トコフェロール）およびビタミンK，水溶性ビタミンとして，ビタミンB_1，ビタミンB_2，ナイアシン，ナイアシン当量，ビタミンB_6，ビタミンB_{12}，葉酸，パントテン酸，ビオチンおよびビタミンCを収載．

⑮**アルコール**（表3.1 ⑮）　　嗜好飲料，調味料および調理済み流通食品に含まれるエチルアルコールの量を収載．

⑯**食塩相当量**（表3.1 ⑯）　　無機質のナトリウム量に2.54を乗じて算出した値を示している．ナトリウム量には食塩に由来するもののほか，原材料となる生物に含まれるナトリウムイオン，グルタミン酸ナトリウム，アスコルビン酸ナトリウム，リン酸ナトリウム，炭酸水素ナトリウム等に由来するナトリウムも含まれている．

ナトリウム（mg）× 2.54/1,000 ＝ 食塩相当量（g）

2.54：食塩（NaCl）の式量 / ナトリウム（Na）の原子量＝（23 ＋ 35.5）/ 23

1,000：ナトリウム量（mg）を食塩相当量（g）に換算するため（1 g ＝ 1,000 mg）

⑰**備　考**（表3.1 ⑰）　　食品の内容と各成分値などに関連の深い重要な事項について記載している．

- 食品の別名，性状，廃棄部位，あるいは加工食品の材料名，主原材料の配合割合，添加物など
- 硝酸イオン，カフェイン，ポリフェノール，タンニン，テオブロミン，しょ糖，調理油などの含量

B.　数値の表示方法

成分値の表示は，すべて可食部100 gあたりの値とし，数値の表示方法は表のとおりである（表3.3，表3.4）．

表3.3　数値の表示方法（一般成分）

項目			単位	最小表示の位	数値の丸め方
廃棄率			%	一の位	10未満は小数第一位を四捨五入して整数 10以上は5の倍数
エネルギー			kJ kcal	一の位	小数第一位を四捨五入
水分			g	小数第一位	小数第二位を四捨五入
たんぱく質	アミノ酸組成によるたんぱく質				
	たんぱく質				
脂質	トリアシルグリセロール当量				
	脂質				
炭水化物	利用可能炭水化物	利用可能炭水化物（単糖当量）			
		利用可能炭水化物（質量計）			
		差引き法による利用可能炭水化物			
	食物繊維総量				
	糖アルコール				
	炭水化物				
有機酸					
灰分					

表 3.4 数値の表示方法（無機質，ビタミン等）

項目			単位	最小表示の位	数値の丸め方
無機質	ナトリウム		mg	一の位	整数表示では，大きい位から3桁目を四捨五入して有効数字2桁．ただし，10未満は小数第一位を四捨五入．小数表示では，最小表示の位の1つ下の位を四捨五入
	カリウム				
	カルシウム				
	マグネシウム				
	リン				
	鉄		mg	小数第一位	
	亜鉛				
	銅			小数第二位	
	マンガン				
	ヨウ素		μg	一の位	
	セレン				
	クロム				
	モリブデン				
ビタミン	ビタミンA	レチノール	μg	一の位	整数表示では，大きい位から3桁目を四捨五入して有効数字2桁．ただし，10未満は小数第一位を四捨五入．小数表示では，最小表示の位の1つ下の位を四捨五入
		α-カロテン			
		β-カロテン			
		β-クリプトキサンチン			
		β-カロテン当量			
		レチノール活性当量			
	ビタミンD		μg		
	ビタミンE	α-トコフェロール	mg	小数第一位	
		β-トコフェロール			
		γ-トコフェロール			
		δ-トコフェロール			
	ビタミンK		μg	一の位	
	ビタミンB₁		mg	小数第二位	
	ビタミンB₂				
	ナイアシン			小数第一位	
	ナイアシン当量				
	ビタミンB₆			小数第二位	
	ビタミンB₁₂		μg	小数第一位	
	葉酸			一の位	
	パントテン酸		mg	小数第二位	
	ビオチン		μg	小数第一位	
	ビタミンC		mg	一の位	
アルコール			g	小数第一位	小数第二位を四捨五入
食塩相当量			g	小数第一位	小数第二位を四捨五入
備考			g	小数第一位	小数第二位を四捨五入

食品成分表中の記号と（　）付の数値

「-」　未分析，未測定のもの．0 ではない．

「0」　食品成分表の最小記載量の 1/10（ヨウ素，セレン，クロム，モリブデン，ビオチンは 3/10）未満または検出されなかったもの．食塩相当量の「0」は算出値が最小記載量（0.1 g）の 5/10 未満のもの．

「Tr」（トレース＝微量）　最小記載量の 1/10（ヨウ素，セレン，クロム，モリブデン，ビオチンは 3/10）以上含まれているが，5/10 未満のもの．

「(0)」　文献等により含まれていないと推定されるもの．

「(Tr)」　文献等により微量に含まれていると推定されるもの．

「(数値)」　諸外国の食品成分表の収載値や，原材料配合割合（レシピ）などをもとに計算，原材料食品から加工食品を計算した計算値．分析値ではないので，数値に（　）を付けて示す．無機質，ビタミンなどは，類似食品の収載値から類推や計算により求めた成分値もあり，これも同様に数値に（　）を付けて示す．栄養計算には（数値）も他の数値と同様に用いる．

C. 「質量 (mass)」と「重量 (weight)」

国際単位系 (SI) では、単位記号に g を用いる基本量は質量であり、重量は力 (force) の量を示し、質量と重力加速度の積を意味する。このため、各分野において、重量を質量の意味で用いている場合には、「重量」を「質量」に置き換えることが進んでおり、「質量」を使用している。なお、調理前後の質量の増減は、調理による質量の変化であるが、食品成分表 2015 年版と同様に「重量変化率」としている。

D. 食品の調理条件

食品の調理条件は、一般的な調理 (小規模調理) を想定して、基本的な条件を定めている。調理に用いる器具はガラス製などとし、調理器具から食品への無機質の影響がないように配慮している。

E. 調理に関する計算式

a. 重量変化率

食品の調理に際しては、水さらしや加熱により食品中の成分が溶出や変化する。また、調理に用いる水や油の吸着により食品の質量が増減するため、【 i 】により重量変化率を求めている。

重量変化率 (%) = 調理後の同一試料の質量 / 調理前の試料の質量 × 100 ……【 i 】

b. 調理による成分変化率と調理した食品の可食部 100 g あたりの成分値

食品成分表の調理した食品の成分値は、調理前の食品の成分値との整合性を考慮し、原則として次式により調理による成分変化率【 ii 】を求めて、これを用いて以下により調理前の成分値から算出している【 iii 】。

調理による成分変化率 (%)

= 調理した食品の可食部 100 g あたりの成分値 × 重量変化率 (%)

/ 調理前の食品の可食部 100 g あたりの成分値 ……【 ii 】

調理した食品の可食部 100 g あたりの成分値

= 調理前の食品の可食部 100 g あたりの成分値 × 調理による成分変化率(%) / 重量変化率(%) ……【 iii 】

c. 調理した食品全質量に対する成分量

実際に摂取した成分量に近似させるため、栄養計算では、食品成分表の調理した食品の成分値 (可食部 100 g あたり) と、調理前の食品の可食部質量を用い、【 iv 】により調理した食品全質量に対する成分量が算出できる。

調理した食品全質量に対する成分量 (g)

= 調理した食品の成分値 (g/100 g EP) × [調理前の可食部質量 (g) /100 (g)]

EP : edible part(可食部)

× [重量変化率 (%) /100] ……【 iv 】

d. 購入量

食品成分表の廃棄率と調理前の食品の可食部質量から、廃棄物を含めた原材料質量 (購入量) が算出できる【 v 】。

廃棄物を含めた原材料質量 (g) = [調理前の可食部質量 (g) × 100] / [100 - 廃棄率 (%)] ……【 v 】

F. 食品の選択

a. 牛肉 (畜肉類 うし)

牛肉は「和牛肉」「乳用肥育牛肉」「交雑牛肉」「輸入牛肉」「子牛肉」が収載されている。和牛肉は黒毛和

表 3.5　食品成分表での選択

一般の食品表示			「食品成分表」での食品名
牛　肉	黒毛和牛・銘柄牛	→	うし（和牛肉）
	交雑種牛	→	うし（交雑牛肉）
	国産牛	→	**うし（乳用肥育牛肉）**
	アメリカ産牛肉	→	うし（輸入牛肉）
	オーストラリア産牛肉	→	うし（輸入牛肉）
豚　肉	一般に流通している豚肉	→	**ぶた（大型種肉）**
	バークシャー種（市販通称名：黒豚）	→	ぶた（中型種肉）
鶏　肉	一般に流通している鶏肉（ブロイラー・地鶏）	→	**にわとり（若どり*）**

＊若どりのほかに「親」が収載されている．採卵期間を終えた採卵用鶏の肉のことをさす．

牛や銘柄牛の肉，交雑種牛の肉は，和牛と乳牛の交雑により産まれた雄牛肉のことで，交雑種は F1 牛（一代雑種肉）とも呼ばれ，国産牛に分離されるが，交雑種と表示されている．輸入牛肉はアメリカやオーストラリアから輸入された牛肉になる．乳用肥育牛肉は乳用牛のことであるが，「国産牛」という表示で流通していることが多い．銘柄表示のない「国産牛」の肉は，「乳用肥育牛肉」の可能性が高く，その値を計算に用いるのが妥当である（表 3.5）．

b．豚肉（畜肉類　ぶた）

豚肉は「大型種肉」「中型種肉」が収載されている．市販されている豚肉の多くは大型種の交雑種である．中型種肉として分類されるのは，バークシャー種（市販通称名：黒豚）のことである．黒豚という表示のない肉は，「大型種肉」の値を計算に用いるのが妥当である（表 3.5）．

c．鶏肉（鳥肉類　にわとり）

鶏肉は「親（成鶏肉）」「若どり（若鶏肉）」が収載されている．一般に市場で流通する鶏肉は食肉用に飼育されたブロイラーや地鶏であるため，肉にするとき成鶏とはいわない．「親（成鶏肉）」はかたいので，一般には加工肉やスープの原料に利用される．骨の肉離れがよいので，水炊きなどに「親（成鶏肉）」を用いることもあるが，「若どり（若鶏肉）」の値を計算に用いるのが妥当である（表 3.5）．

d．肉の部位

肉は種類や部位にもよるが，牛肉や豚肉の多くで「脂身つき」「皮下脂肪なし」「赤肉」「脂身」の成分値が収載されている．「脂身つき」は，皮下脂肪も筋間脂肪もついた肉，「皮下脂肪なし」は，皮下脂肪は除き，筋間脂肪は含む肉，「赤肉」は皮下脂肪も筋間脂肪も除いた肉のことである．通常調理で除くのは「皮下脂肪」なので，脂身を除いた肉のときは「皮下脂肪なし」の値を用いる．なお，「さし」といわれる筋線維間の脂肪組織（筋肉内脂肪組織）は「赤肉」の一部として扱っている．（図 3.1）．

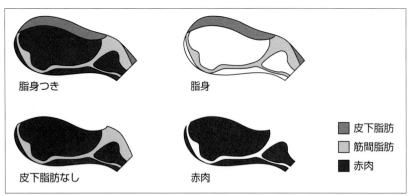

図 3.1　肉類の皮下脂肪，筋間脂肪，赤肉の模式図

e. 嗜好飲料

お茶や紅茶には「茶」「浸出液」が収載されている．「茶」は茶葉そのものをさし，飲料としてのお茶や紅茶は「浸出液」にあたる．コーヒーは「浸出液」「インスタントコーヒー」「コーヒー飲料」が収載されている．インスタントコーヒーは粉末のことをさす．

f. だ し

かつお節と昆布でとる混合だしは，献立にかつお節と昆布の使用質量が記載されていても，その食品の値を用いない．とっただし汁の質量を用いて，「かつお・昆布だし」の値を用いて計算する．

g. 収載されていない食品

食品成分表に収載されていない食品は類似の食品の値を用いるのが妥当である．たとえば「クミン」は「カレー粉」の値が代用される場合がある．特定の市販品の場合は，商品に表示されている成分値を使う．製造元の多くは，その商品の食品成分を分析しているため，成分表示がない項目でも，問い合わせると答えてくれる．また，類似の料理のレシピを利用する方法もある．たとえば既製のチョコレートケーキは，お菓子づくりの本などからチョコレートケーキのレシピを探し，そのレシピにある食材と使用質量を参考にして値を計算することができる．

h. 食品名索引の利用

一般に流通している名称で見つけられないときは索引を利用するとよい．

表3.6　食品成分表を用いた食品選択の基本

食品群	材料		食品番号	成分表の食品名	備考
1．穀類	小麦粉		01015	［小麦粉］薄力粉　1等	一般市販品
	食パン		01206	［パン類］食パン　リーンタイプ	脂肪分が少ない
			01207	［パン類］食パン　リッチタイプ	脂肪分が多い
	こめ		01083	［水稲穀粒］精白米　うるち米	水田で栽培された米
			01088	［水稲めし］精白米　うるち米	炊飯したごはん
			01105	［陸稲穀粒］精白米	畑で栽培された米
2．いもおよびでん粉類	はるさめ		02039	緑豆はるさめ　乾	主原料：緑豆でん粉
			02040	普通はるさめ　乾	主原料：じゃがいもでん粉，さつまいもでん粉
3．砂糖および甘味類	砂糖		03033	車糖　上白糖	通常の砂糖（別名）ソフトシュガー
6．野菜類	いんげんまめ		06010	さやいんげん　若ざや　生	（別名）さいとう（菜豆），さんどまめ
	さやえんどう		06020	若ざや　生	（別名）きぬさやえんどう
	スナップえんどう		06022	若ざや　生	（別名）スナックえんどう
	グリンピース		06023	生	（別名）みえんどう
	かぼちゃ	日本かぼちゃ	06046	果実　生	（別名）とうなす，ぼうぶら，なんきん
		西洋かぼちゃ	06048	果実　生	（別名）くりかぼちゃ
	とうもろこし	スイートコーン	06175	未熟種子　生	とうもろこし
			06178	未熟種子　カーネル　冷凍	穂軸を除いた実（尖帽を除いた種子）のみ
	ねぎ	根深ねぎ	06226	葉　軟白　生	（別名）長ねぎ，白ねぎ
		葉ねぎ	06227	葉　生	（別名）青ねぎ
		こねぎ	06228	葉　生	万能ねぎ等を含む
7．果実類	みかん		07027	（かんきつ類）うんしゅうみかん　じょうのう　普通　生	（別名）みかん　廃棄部位：果皮
			07029	（かんきつ類）うんしゅうみかん　砂じょう　普通　生	（別名）みかん　廃棄部位：果皮及びじょうのう膜
14．油脂類	サラダ油		14006	調合油	配合割合：なたね油1，大豆油1
17．調味料および香辛料類	しょうゆ		17007	こいくちしょうゆ	
	酢		17015	（食酢類）穀物酢	一般的な酢料理
			17016	（食酢類）米酢	酢飯
	みそ	米みそ	17044	甘みそ	西京みそ，関西白みそ，讃岐みそ，江戸甘みそ
			17045	淡色辛みそ	信州みそ
			17046	赤色辛みそ	津軽みそ，仙台みそ，越後みそ
		麦みそ	17047	麦みそ	田舎みそ
		豆みそ	17048	豆みそ	東海豆みそ，名古屋みそ，八丁みそ

- かたくり粉 ⇒ じゃがいもでん粉
- サーモントラウト ⇒ にじます
- のり ⇒ あまのり
- パプリカ ⇒ 赤ピーマン，オレンジピーマン，黄ピーマン

i. 選択に迷ったとき

　食品成分表の資料には，収載している各食品の概要，分析対象食品，収載値の選択方法などが食品群別留意点として収載されている．文部科学省の web サイトで確認することが可能であり，食品選択に迷ったときなどに参考にするとよい．表 3.6（前ページ）に食品選択の基本を示す．

3.3 | 食品成分表の使い方

A. 栄養計算の基本

a. エネルギーとエネルギー産生栄養素

　エネルギーは 1 列に示されているので問題なく計算できる．しかし，たんぱく質群，脂質群，炭水化物群は，食品により列（成分項目）を移動して値を選択し，計算する必要がある．

(1) たんぱく質群

　アミノ酸組成によるたんぱく質を用いる．アミノ酸組成によるたんぱく質が「-」の場合は，たんぱく質の値を摂取量の計算に用いる．

(2) 脂質群

　脂肪酸のトリアシルグリセロール当量を用いる．脂肪酸のトリアシルグリセロール当量が「-」の場合は，脂質の値を摂取量の計算に用いる．

(3) 炭水化物群

　利用可能炭水化物（単糖当量）に「＊」がある場合（エネルギー計算に使用）は，利用可能炭水化物（質量計）を用い，差引き法による利用可能炭水化物に「＊」がある場合（エネルギー計算に使用）は，この値を摂取量の計算に用いる．また，糖類の分析を行っていない食品は，利用可能炭水化物（単糖当量）の欄は「-」であるので，差引き法による利用可能炭水化物を用いる．また，利用可能炭水化物（単糖当量）に「＊」がない場合は，差引き法による利用可能炭水化物に「＊」があるので，差引き法による利用可能炭水化物から，利用可能炭水化物のエネルギー換算係数を用いて利用可能炭水化物（単糖当量）を推計することができる．

- 推定「利用可能炭水化物（単糖当量）」
　　＝エネルギー計算に用いた差引き法による利用可能炭水化物 × 4/3.75
　　≒エネルギー計算に用いた差引き法による利用可能炭水化物 × 1.07

　利用可能炭水化物（単糖当量）エネルギー換算係数　3.75 kcal/g
　差引き法による利用可能炭水化物エネルギー換算係数　4 kcal/g

　『日本食品標準成分表 2020 年版（八訂）』のとり扱いについて厚生労働省からの通知では，栄養計算について，「アミノ酸組成によるたんぱく質」「脂肪酸のトリアシルグリセロール当量で表した脂質」「利用可能炭水化物等の組成に基づく成分」を使用するなどの指示はない．たとえば炭水化物群の栄養計算では，それぞれの目的に応じて，3 種類の利用可能炭水化物から選択して利用できる．各成分項目の定義を理解し，利

用可能炭水化物を選択し利用する．栄養計算では，便宜上，たんぱく質群はたんぱく質，脂質群は脂質，炭水化物群は炭水化物を用いる場合もある．栄養計算結果の表示には，どの成分項目の値を用いたかを明記することが大切である．

(4) エネルギー産生栄養素（PFC）比率の計算

炭水化物のエネルギー値の算出が複雑なため，引き算による算出が容易である．

- 炭水化物エネルギー比率（%E）
   ＝ 100（%）－ ［たんぱく質エネルギー比率（%E）＋ 脂質エネルギー比率（%E）］
- たんぱく質エネルギー比率（%E）
   ＝ ［アミノ酸組成によるたんぱく質の質量（g）× 4（kcal）］/ エネルギー量（kcal）× 100
- 脂質エネルギー比率（%E）
   ＝ ［脂肪酸のトリアシルグリセロール当量の質量（g）× 9（kcal）］/ エネルギー量（kcal）× 100

なお，炭水化物エネルギー比率の計算は，利用可能炭水化物と食物繊維総量を使用して算出することも可能である．

b. ビタミン

(1) ビタミンA

レチノール活性当量を用いる．ビタミンAの項目には，レチノール，α-カロテン，β-カロテン，β-クリプトキサンチン，β-カロテン当量，レチノール活性当量の6項目が収載されている．レチノールはビタミンAそのもので動物性食品に含まれる．α-カロテン，β-カロテン，β-クリプトキサンチンのカロテン類は，体内でビタミンAに変換される物質で植物性食品に含まれる．カロテン類はその効力が異なるため，β-カロテンに相当する量として「β-カロテン当量」で表す．「レチノール活性当量」はこれらの成分をすべて合わせてビタミンA活性に相当する量として表したものである．

- β-カロテン当量（μg）＝ β-カロテン（μg）＋ 1/2α-カロテン（μg）＋ 1/2β-クリプトキサンチン（μg）
- レチノール活性当量（μg）＝ レチノール（μg）＋ 1/12 β-カロテン当量（μg）

なお，β-カロテン当量およびレチノール活性当量は，各成分の分析値の四捨五入前の数値から算出しており，食品成分表の収載値より算出した値と一致しない場合がある．

(2) ビタミンE

α-トコフェロールを用いる．ビタミンEの項目にはα-, β-, γ-, δ-トコフェロールの4項目が収載されている．トコフェロールは体内でビタミンEとして働く．作用の強さは $\alpha > \beta > \gamma > \delta$ であり，「日本人の食事摂取基準」では，α-トコフェロールで定められているため，栄養計算には「α-トコフェロール」の値を用いる．また，トコフェロールには抗酸化作用があるが，その機能の強さは $\delta > \gamma > \beta > \alpha$ と逆である．

c. 適切な栄養計算

(1) 調理の食材質量

調理に関する食材の質量には，次の3つがある．摂食する食事の栄養計算に用いる質量は，③調理後質量（調理により変化した質量）であり，調理した食品（ゆで，焼きなど）の成分値である．

①購入量（廃棄率を含む質量＝献立質量＋廃棄部位質量）

②献立質量（調理前の可食部質量）：純使用量

③調理後質量（調理により変化した質量）

しかし，一般には，②献立質量（調理前の可食部質量）と調理前の食品の成分値を用いることが多いようであ

るが，適切な栄養計算を行うためには，調理後の重量変化率を考慮するなど，計算に留意する必要がある．

d. 栄養計算例

　食品成分表には，生の状態の成分値のほかに，調理後の状態（ゆで，焼き，油いためなど）の成分値も収載されている．調理することで変化する成分値がわかり，その値を使うと食べる状態により近い成分値を計算できる．ただし，食品質量が調理により変化することを考慮する必要があり，調理による重量変化率を利用する．

（1）食品成分表に収載の値は，すべて可食部 100 g あたりである．生 100 g は生の状態で 100 g，ゆで 100 g はゆでた状態で 100 g である．ほうれんそうを例に挙げると，生 100 g をゆでると重量変化率より 70 g になり，ゆで 100 g の値とは異なる（表 3.7）．そのため，ゆで 100 g を用意するためには，ゆでる前の生の状態で 143 g が必要になる（表 3.1（38 ページ）の「ほうれんそうの「生」「ゆで」「油いため」の違い」参照）．

　ほうれんそう（生）100 g ＝ ほうれんそう（ゆで）70 g

　ほうれんそう（ゆで）100 g ＝ ほうれんそう（生：ゆでる前）143 g

表 3.7　調理方法の概要および重量変化率（ほうれんそう）

食品番号	食品名	調理法	調理過程			調理形態	調理に用いた水，植物油，食塩等の量及び用いた衣の素材等	重量変化率（%）
			下ごしらえ廃棄部位	重量変化に関する工程	調理後廃棄部位			
	ほうれんそう							
06268	葉　通年平均　ゆで	ゆで	-	ゆで→湯切り→水冷→手搾り	株元	そのまま	5 倍	70
06357	葉　夏採り　ゆで	ゆで	-	ゆで→湯切り→水冷→手搾り	株元	そのまま	5 倍	70
06358	葉　冬採り　ゆで	ゆで	-	ゆで→湯切り→水冷→手搾り	株元	そのまま	5 倍	70
06359	葉　通年平均　油いため	油いため	株元	ゆで→水冷→手搾り→油いため	-	長さ 3cm	5 倍	58
06372	葉　冷凍　ゆで	ゆで	-	ゆで→湯切り→水冷→手搾り	-	市販品の形態（カットほうれんそう）	5 倍	66
06373	葉　冷凍　油いため	油いため	-	油いため	-	市販品の形態（カットほうれんそう）	植物油：5 %	80

【演習 3-1】食品の重量計算

①ブロッコリー「生」100 g（「ゆで」の重量変化率 111%）をゆでた後の重量は何 g になるか．

②ブロッコリー「ゆで」100 g に必要な「生」ブロッコリーは何 g になるか．

③ブロッコリー「油いため」100 g（「油いため」の重量変化率 76%）に必要な「生」ブロッコリーは何 g になるか．

Memo　〈食品成分表「八訂」と「七訂」の違い〉大きな違いは，エネルギーの算出方法（エネルギー産生成分，エネルギー換算係数）が変更されたことである．エネルギー産生成分は，七訂までは「たんぱく質」「脂質」「炭水化物」などで，八訂では「アミノ酸組成によるたんぱく質」「脂肪酸のトリアシルグリセロール当量」「利用可能炭水化物等の組成に基づく成分」などに変更され，八訂では科学的により確かな値が測定され収載された．算出方法が異なるということは収載値も異なる．しかし，いずれの収載値も間違いではない．何を用いて栄養計算をしたのかを明確にし，利用者に説明をすることが大事であり必要になる．

（2）献立の材料に，ほうれんそう 80 g を使用する「ほうれん草のお浸し」の場合

①ゆでた後のほうれんそうの質量を計算

　生のほうれんそう 80 g は重量変化率 70%より，ゆでた後は 56 g と計算できる（表 3.7）.

　80 g × 70 / 100 = 56 g

②成分値を計算

　ゆで 100 g あたりのほうれんそうのエネルギーは 23 kcal なので，ゆで 56 g あたりのエネルギーは 13 kcal である（表 3.1）.

　23 kcal × 56 g / 100 g = 12.88 ≒ 13 kcal

　ほうれんそう（ゆで）56 g と（生）80 g を比べると，脂質以外の成分値は減り，カリウム，ビタミン C の減少の割合が大きい．調理による成分値の増減は，調理方法により変化する成分値が変わる．カリウム制限がある人など摂取量に注意が必要な場合は，調理後の成分値で計算する.

（3）重量変化率には，米の炊き上がりの倍率，乾物の水もどし率なども収載されている．重量変化率の値を 100 で割ると，米を炊いたときの炊き上がりの倍率，乾めんのゆで上がりの倍率，海藻の水もどし率，乾燥豆のゆで上げ後の倍率などがわかる．献立に乾燥重量が記載されている場合でも，重量変化率を用いて調理後の質量と成分値を計算することができる.

e. 栄養計算のポイント

①献立の食品，使用する食品，食品成分表の食品の一致.

②調理した調理後の成分値を算出する.

B. 栄養計算を行う

【演習 3-2】献立の栄養計算

　表 3.8 の【例】献立「白飯，肉じゃが，ほうれん草のお浸し，豆腐のみそ汁」の栄養計算を，調理前の値と調理後の重量変化率を考慮した値を用いて行い，ワークシート 3.1 に記入する．その後，比較をしてみる.

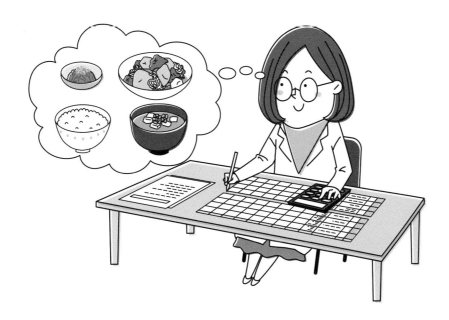

廃棄を除いた材料の質量を記入する

表 3.8　献立の栄養計算を行う

献立名	食品番号	食品名	1人あたりの質量（純使用量）(g)	重量変化率(%)	エネルギー(kcal)	たんぱく質（アミノ酸組成によるたんぱく質）(g)	脂質（脂肪酸のトリアシルグリセロール当量）(g)	
白飯	01088	（こめ・水稲めし）精白米 うるち米	168 (80)	210				
	※	水は記入しなくてよい						
肉じゃが	02017	じゃがいも 皮なし　生	60	0				
	06153	たまねぎ　生	30					
	11035	うし［乳用肥育牛肉］かたロース 皮下脂肪なし 生	40					
	02005	しらたき	30					
	14006	調合油	6					
	03003	上白糖	7					
	16001	清酒　普通酒	8					
	16025	本みりん	9					
	17007	こいくちしょうゆ	14					
ほうれん草のお浸し	06268	ほうれんそう 通年平均 ゆで	49 (70)	70				
	17012	食塩	0.1					
	17021	荒節・昆布だし	10					
	17007	こいくちしょうゆ	3.5					
	10091	かつお節	0.4					
豆腐のみそ汁	04097	木綿豆腐	20					
	09058	カットわかめ　水煮	23 (2)	1173				
	17021	荒節・昆布だし	150					
	17045	淡色辛みそ	8					
	06228	こねぎ	1					
		合計	-					

重量変化率を用いた計算方法
（生の質量から調理後の成分値の計算）
【例】ほうれん草のお浸し
①ゆでた後のほうれんそうの質量を計算する
　　　70 g　×　70/100　＝　49 g
　（生の質量）　（重量変化率）　（ゆでた後の質量）

②成分値を計算する（エネルギーの場合）
　　23 kcal　×　49 g/100　＝　11.2　≒　11 kcal
（ゆで 100 g あたり　　　　　　　　（ゆで 49 g あたり
のエネルギー）　　　　　　　　　　のエネルギー）

食材を塩ゆでした際の食材に吸収される食塩の量
【例】ほうれんそうの場合（100 g）
　　水：1,000 g　塩：5.0 g（ゆで湯の 0.5 %）
　　調理後質量 90 g のほうれんそう吸塩量 = 0.1　g
　　調理後質量 49 g のほうれんそう吸塩量 = 0.05 g

ワークシート 3.1　献立の栄養計算

献立名	食品番号	食品名	1人あたりの質量（純使用量）(g)	重量変化率(%)	エネルギー(kcal)	たんぱく質（アミノ酸組成によるたんぱく質）(g)	脂質（脂肪酸のトリアシルグリセロール当量）(g)	
白飯	01088	（こめ・水稲めし）精白米 うるち米	168 (80)	210				
	※	水は記入しなくてよい						
肉じゃが	02017	じゃがいも 皮なし　生	60	0				
	06153	たまねぎ　生	30					
	11035	うし［乳用肥育牛肉］かたロース 皮下脂肪なし 生	40					
	02005	しらたき	30					
	14006	調合油	6					
	03003	上白糖	7					
	16001	清酒　普通酒	8					
	16025	本みりん	9					
	17007	こいくちしょうゆ	14					
ほうれん草のお浸し	06268	ほうれんそう 通年平均 ゆで	49 (70)	70				
	17012	食塩	0.1					
	17021	荒節・昆布だし	10					
	17007	こいくちしょうゆ	3.5					
	10091	かつお節	0.4					
豆腐のみそ汁	04097	木綿豆腐	20					
	09058	カットわかめ　水煮	23 (2)	1173				
	17021	荒節・昆布だし	150					
	17045	淡色辛みそ	8					
	06228	こねぎ	1					
		合計	-					

◆〈注意〉エネルギー以下の値は『日本食品標準成分表 2020 年版（八訂）』の桁数に準じる
⬭ の値は小数第一位，△ は小数第二位まで，▭ の値は整数.

メモを書く

炭水化物（利用可能炭水化物）(g)	食物繊維総量（g）	ビタミンA（レチノール活性当量）（μg）	ビタミンB₁（mg）	ビタミンB₂（mg）	ビタミンC（mg）	カルシウム（mg）	鉄（mg）	食塩相当量（g）	備考
⬭	⬭	▭	△	△	▭	▭	⬭	⬭	
									薄切り

◆整数表記の成分値
計算して 0.8 だった場合 → 四捨五入して「1」と記入する
計算して 0.4 だった場合 → 四捨五入して「0」と記入する
自分で「Tr」「(Tr)」「0」「(0)」をつくらない．
四捨五入して表記に満たない場合のみ，「0」か「0.0」と記入する

だし汁は，献立作成表とは記載方法が異なるので注意！
「荒節・昆布だし」で計算する

最後に合計を記入

炭水化物（利用可能炭水化物）(g)	食物繊維総量（g）	ビタミンA（レチノール活性当量）（μg）	ビタミンB₁（mg）	ビタミンB₂（mg）	ビタミンC（mg）	カルシウム（mg）	鉄（mg）	食塩相当量（g）	備考
									薄切り

4. 献立立案までの基礎計画

　給食施設における献立の立案では，利用者のニーズ，ウォンツを把握したうえで給食の目的に沿い，給与栄養目標量や1食分の栄養素量の配分，食品構成，料理の組み合わせ，旬，季節，嗜好，施設・設備・調理従事者の人数や技術・時間といった調理条件など多様な条件に配慮して立案することが必要である．

　また，実際に献立を立案する際には献立サイクル（週間，月間，数か月など）を決定し，習慣的な摂取量および食品のバランス（配分）に配慮するため食品構成表をもとに食品の使用頻度や季節に応じた食材についても検討する．

4.1 | 対象者の把握から給与栄養目標量の作成

　提供する食事における給与する栄養量の目標値を給与栄養目標量という．給食施設で提供する食事の基準値であり，献立立案の際の目標あるいは目安となる量である．

　以下に成人の給与栄養目標量（エネルギー量）の求め方を，例を用いて説明する．各種栄養素の給与栄養目標量は，対象者の推奨量付近をめざす（表4.1）．

A. 個人の給与栄養目標量を求める

【例】「35歳，女性，身体活動レベルⅡ，妊娠中期，月経無し」の場合

①対象者の年齢，性別，身体活動レベル，妊娠・授乳の有無，月経の有無を最低限把握する（表4.1 ①）．

②日本人の食事摂取基準より設定する栄養素について必要な情報を記載する（表4.1 ②）．

③給与栄養目標量を設定する（1日あたり）（表4.1 ③）．アセスメント情報として，BMIや体重変化率，疾病の有無，生活習慣などが把握できる場合は，これらをふまえて設定する．

④1食あたりの給与栄養目標量が必要な場合は生活習慣などを考慮して1日あたりの給与栄養目標量に対する割合を決定する．一般に朝食：昼食：夕食の割合は2：3：3を用いる（55ページ【参考】参照）．昼食のみを食事提供する場合3/(2 + 3 + 3) = 3/8を目安とする（表4.1 ④）．

⑤3/8として，昼食1食あたりの給与栄養目標量を決定する（表4.1 ⑤）．

【演習 4-1】個人における1食あたりの給与栄養目標量

　表4.1を参考にして，男性28歳，身体活動レベルⅢの人の給与栄養目標量をワークシート4.1に記入する．

表 4.1 個人の給与栄養目標量を求める（35 歳女性）

対象者へのアセスメントより ①

1 日あたりを設定する

対象者の年齢：____35____歳，性別：____女性____，身体活動レベル：____Ⅱ____
その他： 妊婦 （ 初期 ・（中期）・ 末期 ），授乳婦，月経 （ 有 ・（無））

栄養素	食事摂取基準 （1 日あたり）②		給与栄養目標量 （1 日あたり）③	給与栄養目標量 昼食（ 3/8 ）④⑤
エネルギー（kcal）	推定エネルギー必要量 （妊娠中期 付加量 ＋ 250 kcal）	2,050 kcal ＋ 250 kcal	2,300 kcal →	863 kcal
たんぱく質（g）	推定平均必要量	40 g ＋ 5 g	推奨量付近	
	推奨量	50 g ＋ 5 g	55 g 前後	20.6 g 前後
	目標量（%E）	13%E 以上〜 20%E 未満	74.8 〜 115 g	28.1 〜 43.1 g
脂質（g）	目標量（%E）	20%E 以上〜 30%E 未満	51.1 〜 76.7g →	19.2 〜 28.8 g
カルシウム（mg）	推定平均必要量	550 mg	推奨量付近	
	推奨量	650 mg		
	耐容上限量	2,500 mg	650 mg 前後	244 mg 前後
鉄（mg）	推定平均必要量	5.5 mg ＋ 8.0 mg	推奨量付近	
	推奨量	6.5 mg ＋ 9.5 mg		
	耐容上限量	40 mg	16 mg 前後	6 mg 前後
ビタミン A（µg）	推定平均必要量	500 µg	推奨量付近	
	推奨量	700 µg		
	耐容上限量	2,700 µg	700 µgRAE 前後	263 µg 前後
ビタミン B₁（mg）	推定平均必要量	0.9 mg ＋ 0.2 mg	推奨量付近	
	推奨量	1.1 mg ＋ 0.2 mg	1.3 mg 前後	0.5 mg 前後
ビタミン B₂（mg）	推定平均必要量	1.0 mg ＋ 0.2 mg	推奨量付近	
	推奨量	1.2 mg ＋ 0.3 mg	1.5 mg 前後	0.6 mg 前後
ビタミン C（mg）	推定平均必要量	85 mg ＋ 10 mg	推奨量付近	
	推奨量	100 mg ＋ 10 mg	110 mg 前後	41 mg 前後
食物繊維（g）	目標量	18 g 以上	18 g 以上 →	6.8 g 以上

（食事摂取基準の欄に縦書きで「日本人の食事摂取基準より」）

ワークシート 4.1 個人における給与栄養目標量

対象者の年齢：_____歳，性別：_____，身体活動レベル：_____
その他：妊婦 （ 初期 ・ 中期 ・ 末期 ），授乳婦，月経 （ 有 ・ 無 ）

栄養素	食事摂取基準 （1 日あたり）		給与栄養目標量 （1 日あたり）	給与栄養目標量 昼食（ 3/8 ）
エネルギー（kcal）	推定エネルギー必要量	kcal	kcal →	kcal
たんぱく質（g）	推定平均必要量	g	推奨量付近	→
	推奨量	g	g 前後	g 前後
	目標量（%E）	〜 %E	〜 g	〜 g
脂質（g）	目標量（%E）	〜 %E	〜 g →	〜 g
カルシウム（mg）	推定平均必要量	mg	推奨量付近	→
	推奨量	mg		〜
	耐容上限量	mg	mg 前後	mg
鉄（mg）	推定平均必要量	mg	推奨量付近	→
	推奨量	mg		〜
	耐容上限量	mg	mg 前後	mg
ビタミン A（µg）	推定平均必要量	µg	推奨量付近	→
	推奨量	µg		〜
	耐容上限量	µg	µg 前後	µg
ビタミン B₁（mg）	推定平均必要量	mg	推奨量付近	→
	推奨量	mg	mg 前後	〜 mg
ビタミン B₂（mg）	推定平均必要量	mg	推奨量付近	→
	推奨量	mg	mg 前後	〜 mg
ビタミン C（mg）	推定平均必要量	mg	推奨量付近	→
	推奨量	mg	mg 前後	〜 mg
食物繊維（g）	目標量	g 以上	g 以上 →	g

B. 集団の給与栄養目標量を求める

エネルギーの給与栄養目標量の算出方法には 2 つの方法がある.

a. 性・年齢階級・身体活動レベル別の推定エネルギー必要量から算定する場合

①対象集団の年齢構成表を作成する（表 4.2）. 可能な場合, 個々の身体活動レベルに加え, BMI や体重変化率, 疾病の有無, 生活習慣などを把握する.

②年齢構成表（表 4.2）をもとに可能な限り身体活動レベル別に対象人数を記載し（表 4.3 ①）

日本人の食事摂取基準のエネルギー量（表 4.3 ②）により, エネルギー階級別合計を算出する（表 4.3 ③）.

（身体活動レベル別）エネルギー量 × 対象人数 ＝ エネルギー階級別合計

③平均的な給与栄養目標量を決定する（表 4.3 ④）.

エネルギー階級別総合計 ÷ 対象人数 ＝ 給与栄養目標量（1 日）

④ 1 食あたりの給与栄養目標量が必要な場合は, 生活習慣などを考慮して 1 日あたりの給与栄養目標量に対する割合を決定する（表 4.3 ⑤）.

表 4.2 集団における年齢構成表

年齢	男性（人）	女性（人）	合計（人）
18 〜 29 （歳）	29	43	72
30 〜 49 （歳）	41	30	71
50 〜 64 （歳）	38	25	63
65 〜 74 （歳）	-	-	-
75 〜 （歳）	-	-	-
合計（人）	108	98	206

可能な場合は個々の身体活動レベルも調査する.

表 4.3 集団の給与栄養目標量を求める

年齢（歳）	性別	身体活動レベル	（kcal/ 日）②	対象人数（人）①	エネルギー階級別合計（kcal）③
18 〜 29	男	I	2,300	15 人	34,500 kcal
		II	2,650	9 人	23,850 kcal
		III	3,050	5 人	15,250 kcal
	女	I	1,700	36 人	61,200 kcal
		II	2,000	4 人	8,000 kcal
		III	2,300	3 人	6,900 kcal
30 〜 49	男	I	2,300	17 人	39,100 kcal
		II	2,700	19 人	②×① 51,300 kcal
		III	3,050	5 人	15,250 kcal
	女	I	1,750	21 人	36,750 kcal
		II	2,050	3 人	6,150 kcal
		III	2,350	6 人	14,100 kcal
50 〜 64	男	I	2,200	26 人	57,200 kcal
		II	2,600	8 人	20,800 kcal
		III	2,950	4 人	11,800 kcal
	女	I	1,650	17 人	28,050 kcal
		II	1,950	5 人	9,750 kcal
		III	2,250	3 人	6,750 kcal
合　計				206 人	446,700 kcal

対象者を性・年齢別に身体活動レベルで分ける

給与栄養目標量（1 日） 446,700 ÷ 206 ＝ 2,200kcal（2,168 を丸めた）④

給与栄養目標量（1 食） 朝：昼：夕 ＝ 2：3：3 （昼＝ 3/8） 800kcal（813 を丸めた）⑤

【演習 4-2】 集団における給与栄養目標量①

ワークシート 4.2 の集団における年齢構成と身体活動レベルをもとに給与栄養目標量を求める.

ワークシート4.2 集団における年齢構成・身体活動レベルと給与栄養目標量

年齢	男性（人）	女性（人）	合計（人）
18～29 （歳）	23	33	56
30～49 （歳）	80	80	160
50～64 （歳）	26	8	34
65～74 （歳）	-	-	-
75～ （歳）	-	-	-
合計（人）	129	121	250

年齢（歳）	性別	身体活動レベル	（kcal/日）	対象人数（人）	エネルギー階級別合計（kcal）
18～29	男	Ⅰ	2,300	8人	kcal
		Ⅱ	2,650	12人	kcal
		Ⅲ	3,050	3人	kcal
	女	Ⅰ	1,700	11人	kcal
		Ⅱ	2,000	22人	kcal
		Ⅲ	2,300	0人	kcal
30～49	男	Ⅰ	2,300	51人	kcal
		Ⅱ	2,700	22人	kcal
		Ⅲ	3,050	7人	kcal
	女	Ⅰ	1,750	64人	kcal
		Ⅱ	2,050	14人	kcal
		Ⅲ	2,350	2人	kcal
50～64	男	Ⅰ	2,200	24人	kcal
		Ⅱ	2,600	2人	kcal
		Ⅲ	2,950	0人	kcal
	女	Ⅰ	1,650	6人	kcal
		Ⅱ	1,950	2人	kcal
		Ⅲ	2,250	0人	kcal
合　　計				250人	kcal
給与栄養目標量（1日）					kcal

↓

給与栄養目標量（1食）　　朝：昼：夕 ＝ 　：　：　（昼＝ 　/ 　）	kcal

b. 個人の推定エネルギー必要量から算定する場合 （表 4.4～表 4.6）

性・年齢階級が同じであって身体活動レベルが大きく異なる場合には，対象者個人の推定エネルギー必要量を 1 人ずつ次の式で計算し，その平均値を求めたほうがその集団の給与栄養目標を適切に反映する.
①個人の推定エネルギー必要量

推定エネルギー必要量 ＝ 基礎代謝量（kcal/日）× 身体活動レベル

基礎代謝量（kcal/日）＝ 基礎代謝基準値（kcal/kg 体重/日）× 参照体重（kg）
②対象集団の平均的な給与栄養目標量 ＝ 各個人の推定エネルギー必要量の総合計 ÷ 対象人数

【参考】 日本人の食事摂取基準は，1 日あたりのエネルギーおよび栄養素の量を示している. したがって，給与栄養目標の朝食：昼食：夕食の割合は，対象者の生活習慣などを考慮して決定する. 右に示す生活習慣の場合は 2：3：3 が一般的である.

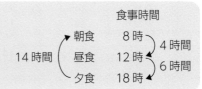

表 4.4　体重あたりの推定エネルギー必要量

	男性			女性		
	Ⅰ	Ⅱ	Ⅲ	Ⅰ	Ⅱ	Ⅲ
18 ～ 29　（歳）	35.5	41.5	47.4	33.2	38.7	44.2
30 ～ 49　（歳）	33.7	39.3	44.9	32.9	38.4	43.9
50 ～ 64　（歳）	32.7	38.2	43.6	31.1	36.2	41.4
65 ～ 74　（歳）	31.3	36.7	42.1	30.0	35.2	40.4
75 ～　　（歳）	30.1	35.5	-	29.0	34.2	-

［厚生労働省：日本人の食事摂取基準（2020 年版），「日本人の食事摂取基準」策定検討会報告書（2019）］

表 4.5　参照体重における基礎代謝量

	男性			女性		
	基礎代謝基準値 （kcal/kg 体重 / 日）	参照体重 （kg）	基礎代謝量 （kcal/ 日）	基礎代謝基準値 （kcal/kg 体重 / 日）	参照体重 （kg）	基礎代謝量 （kcal/ 日）
18 ～ 29　（歳）	23.7	64.5	1,530	22.1	50.3	1,110
30 ～ 49　（歳）	22.5	68.1	1,530	21.9	53.0	1,160
50 ～ 64　（歳）	21.8	68.0	1,480	20.7	53.8	1,110
65 ～ 74　（歳）	21.6	65.0	1,400	20.7	52.1	1,080
75 ～　　（歳）	21.5	59.6	1,280	20.7	48.8	1,010

［厚生労働省：日本人の食事摂取基準（2020 年版），「日本人の食事摂取基準」策定検討会報告書（2019）］

表 4.6　年齢階級別　身体活動レベル

	Ⅰ（低い）	Ⅱ（ふつう）	Ⅲ（高い）
18 ～ 29　（歳）	1.50	1.75	2.00
30 ～ 49　（歳）	1.50	1.75	2.00
50 ～ 64　（歳）	1.50	1.75	2.00
65 ～ 74　（歳）	1.45	1.70	1.95
75 ～　　（歳）	1.40	1.65	-

（病院または高齢者施設の参考）
ベッドで横になる時間が多い対象者：「1.2」
ベッドおよび周辺を移動する時間が多い対象者：「1.3」
建物内の移動やリハビリの時間が多い対象者：「1.4」
［厚生労働省：日本人の食事摂取基準（2020 年版），「日本人の食事摂取基準」策定検討会報告書（2019）］

【演習 4-3】集団における給与栄養目標量②

ワークシート 4.3 の個人の推定エネルギー必要量から給与栄養目標量を求める.

ワークシート 4.3　個人の推定エネルギー必要量から集団の給与栄養目標量を算定

No.	性別	年齢 （歳）	身長 （cm）	体重 （kg）	標準体重 （kg）	身体活動 レベル	推定エネルギー必要量	
							計算値	丸め値
1	男性	33	175	66		1.5		
2	男性	54	166	72		1.75		
3	男性	63	162	58		2.0		
4	男性	22	172	64		1.5		
5	男性	39	168	68		1.5		
6	女性	61	155	51		1.75		
7	女性	45	151	48		1.5		
8	女性	37	148	44		1.75		
9	女性	24	153	54		1.75		
10	女性	29	145	49		2.0		
合計								
平均値								

対象集団の BMI や体重変化率，疾病の有無，生活習慣などの特性を考慮し，平均的な給与栄養目標量から必要な給与栄養目標量の数（食種数）を検討する．給食施設では，特定集団に対する継続した食事提供を行うため，調理従事者数や技術・勤務時間，施設・設備等を考慮し，集約対応する（図 4.1）．表 4.3 をもとに集約対応の例を表 4.7，給与栄養目標量の設定例を表 4.8 に示す．また，対象者個々の食物アレルギー，疾患に対応する場合は，個別対応を行うが，大幅な増加は衛生面や品質の低下など，サービスの質を低下させるため，管理栄養士・栄養士が対象者から直接聞き取りするなどのルール化をするといった検討が必要である．

	性別	年齢	推定エネルギー必要量	
1	男性	33	2,300	± 200 kcal で集約
2	男性	54	2,300	
3	男性	63	2,600	2,400 kcal
4	男性	22	2,300	
5	男性	39	2,100	
6	女性	61	1,900	
7	女性	45	1,600	2,000 kcal
8	女性	37	1,800	
9	女性	24	2,000	
10	女性	29	2,000	1,600 kcal

図 4.1　集約対応のイメージ

表 4.7　集約対応の例

年齢（歳）	性別	身体活動レベル	（kcal/ 日）	対象人数（人）	エネルギー階級別合計（kcal）
18 〜 29	男	I	2,300	15 人	34,500 kcal
		II	2,650	9 人	23,850 kcal
		III	3,050	5 人	15,250 kcal
	女	I	1,700	36 人	61,200 kcal
		II	2,000	4 人	8,000 kcal
		III	2,300	3 人	6,900 kcal
30 〜 49	男	I	2,300	17 人	39,100 kcal
		II	2,700	19 人	51,300 kcal
		III	3,050	5 人	15,250 kcal
	女	I	1,750	21 人	36,750 kcal
		II	2,050	3 人	6,150 kcal
		III	2,350	6 人	14,100 kcal
50 〜 64	男	I	2,200	26 人	57,200 kcal
		II	2,600	8 人	20,800 kcal
		III	2,950	4 人	11,800 kcal
	女	I	1,650	17 人	28,050 kcal
		II	1,950	5 人	9,750 kcal
		III	2,250	3 人	6,750 kcal
合　　計				206 人	446,700 kcal
給与栄養目標量（1 日）				446,700 ÷ 206 = 2,200 kcal（2,168 を丸めた）	

（1）対象集団のエネルギーの幅（最小値・最大値）を確認する．　　1,650 〜 3,050 kcal
（2）対象集団の給与栄養目標量（エネルギー）を確認する．　　　　2,200 kcal
（3）対象集団の特性により，許容できるエネルギーの幅を決定する．　± 200 kcal　例）病院：± 100 kcal，事業所± 200 kcal
（4）必要な給与栄養目標量の数（食種数）を検討する．
　　① 2,200 kcal（2,000 〜 2,400 kcal）
　　② 2,600 kcal（2,400 〜 2,800 kcal）
　　③ 3,000 kcal（2,800 〜 3,000 kcal）
　　④ 1,800 kcal（1,600 〜 2,000 kcal）
※幅の境界である 2,000 kcal，2,400 kcal，2,800 kcal に該当する対象者は，BMI や体重変化率，疾病の有無などにより給与栄養目標量（エネルギー）を検討する．

表4.8　給与栄養目標量の設定例

（1日あたり）

	① 1,800 kcal	② 2,200 kcal	③ 2,600 kcal	④ 3,000 kcal
エネルギー（kcal）許容できる幅	1,600 ～ 2,000 kcal	2,000 ～ 2,400 kcal	2,400 ～ 2,800 kcal	2,800 ～ 3,000 kcal
該当する対象者	―　　18 ～ 64 歳女性	18 ～ 64 歳男性　18 ～ 64 歳女性	18 ～ 64 歳男性　―	18 ～ 64 歳男性　―
たんぱく質（g）	59 ～ 90	72 ～ 110	85 ～ 130	98 ～ 150
	13 ～ 20%E（目標量）　※ 50 ～ 64 歳は 14 ～ 20%E（目標量）			
脂質（g）	40 ～ 60	49 ～ 73	58 ～ 87	67 ～ 100
	20 ～ 30%E（目標量）			
カルシウム（mg）	650 付近（18 ～ 64 歳女性の推奨量をめざす）	―		
	―	800 付近（最も高い値，18 ～ 29 歳男性の推奨量をめざす）		
鉄（mg）	11 付近（最も高い値，50 ～ 64 歳女性の推奨量「月経あり」をめざす）	―		
	※ 50 ～ 64 歳女性の推定平均必要量「月経あり」9.0 を下回らない	―		
	―		7.5 付近（18 ～ 64 歳男性の推奨量をめざす）	
	―		※ 18 ～ 64 歳男性の推定平均必要量 6.5 を下回らない	
ビタミンA（μg）	700 付近（最も高い値，30～64 歳女性の推奨量をめざす）	900 付近（最も高い値，30 ～ 64 歳男性の推奨量をめざす）		
	※妊婦後期，授乳婦が対象の場合，付加量を考慮する	―		
ビタミンB₁（mg）	1.1 付近（18 ～ 64 歳女性の推奨量をめざす）	1.4 付近（最も高い値，18 ～ 49 歳男性の推奨量をめざす）		
	※妊婦後期，授乳婦が対象の場合，付加量を考慮する	―		
ビタミンB₂（mg）	1.2 付近（18 ～ 64 歳女性の推奨量をめざす）	1.6 付近（最も高い値，18 ～ 49 歳男性の推奨量をめざす）		
	※妊婦後期，授乳婦が対象の場合，付加量を考慮する	―		
ビタミンC（mg）	100 付近（18 ～ 29 歳男・女の推奨量をめざす）　※妊婦後期，授乳婦が対象の場合，付加量を考慮する			
食物繊維（g）	18 以上（18 ～ 64 歳女性の目標量をめざす）	21 以上（18 ～ 64 歳男性の目標量をめざす）		

4.2　食品群別荷重平均栄養成分表の作成

　食品群別荷重平均栄養成分表（食品群別加重平均栄養成分表）とは，一定期間における食品の使用比率を勘案した各食品群 100 g あたりの栄養成分表のことで，食品構成表を用いて栄養量を算出する際に使用し，栄養出納の確認や栄養状況報告書の作成にも活かす．給食施設で使用する食品の種類や量は異なるため食品群別荷重平均栄養成分表は施設ごとに作成することが望ましい．

A. 食品群

食品群としては「日本食品標準成分表」では次の 18 分類がある．

> 1 穀類，2 種実類，3 いも類，4 砂糖類，5 菓子類，6 油脂類，7 豆類，8 果実類，9 緑黄色野菜類，10 その他の野菜類，11 きのこ類，12 海草類，13 魚介類，14 肉類，15 卵類，16 乳類，17 その他の食品，18 調理嗜好飲料

　献立作成においては地域性や食文化の違いによりさまざまな分類方法が用いられる．ここでは大阪府における食品分類表（表 4.9）を例とし，食品群別荷重平均栄養成分表（表 4.10）を示す．

表 4.9 食品分類表（大阪府の例）

食品群別		食品名
穀類	米	精白米，もち米，胚芽米，強化米，もちなど
	パン類	食パン，コッペパン，フランスパン，ロールパン，クロワッサンなど
	めん類	うどん，そば，中華めん，乾めん，スパゲッティ，マカロニなど
	その他の穀類	小麦粉，パン粉，焼ふ，上新粉，ビーフン，白玉粉，コーンフレークなど
いもおよびでんぷん類	いも	さつまいも，里いも，じゃがいも，やまのいもなど
	いも加工品	こんにゃく，しらたき，でん粉，はるさめ，タピオカパールなど
砂糖および甘味類		上白糖，粉あめ，はちみつ，ジャム，マーマレードなど
豆類	大豆製品	豆腐，油揚，生揚，納豆，凍豆腐，おから，豆乳，湯葉など
	大豆，その他の豆類	大豆，きなこ，あずき，えんどう，（乾）そらまめ，うずら豆，うぐいす豆など
種実類		アーモンド，ぎんなん，くり，くるみ，けし，ごま，ピーナッツなど
野菜類	緑黄色野菜	かぼちゃ，しゅんぎく，にんじん，ほうれんそう，トマト，ピーマン，さやいんげん（三度豆），さやえんどう（絹さや），小松菜，あしたばなど
	その他の野菜	キャベツ，きゅうり，だいこん，たまねぎ，はくさい，切干大根，（生）えんどうまめ，グリンピース，（生）そらまめ，むきえだまめ，レタス，なすなど
	野菜漬物	しば漬け，たくあん，福神漬，奈良漬など
果実類	果実	いちご，グレープフルーツ，バナナ，みかん，りんごなど
	果実加工品	缶詰，干柿，干しぶどう，果肉飲料，濃縮果汁など
きのこ類		えのきたけ，生しいたけ，干ししいたけ，ほんしめじ，マッシュルームなど
藻類		のり，ひじき，わかめ，昆布，寒天，昆布佃煮など
魚介類	魚介類（生）	生魚など
	干物，塩蔵，缶詰	佃煮，乾物，塩もの，たらこ，生干し魚，半干し魚，味付缶詰など
	練製品	かまぼこ，ちくわ，さつま揚，魚肉ハム，魚肉ソーセージなど
肉類	肉類（生）	牛肉，豚肉，鶏肉，羊肉，かも肉など
	肉加工品	ハム，ベーコン，ソーセージ，ウインナー，フランクフルト，焼豚，ゼラチンなど
卵類		鶏卵，うずら卵など
乳類	牛乳	普通牛乳，加工乳など
	乳製品	チーズ，ヨーグルト，粉乳，練乳，アイスクリーム，クリーム，乳飲料など
油脂類	植物性	オリーブ油，ごま油，大豆油，なたね油，サフラワー油，あまに油，えごま油，マーガリンなど
	動物性	牛脂，ラード，バターなど
調味料類	食塩	（調理用）
	しょうゆ	こいくちしょうゆ，うすくちしょうゆなど
	みそ	甘みそ，淡色辛みそ，赤色辛みそ，麦みそなど
	その他の調味料	酢，ソース，みりん，ケチャップ，カレールウ，ポン酢，マヨネーズなど
調理済み流通食品類		冷凍コロッケ，冷凍ハンバーク，冷凍シューマイなど

[給食施設における栄養管理指針（令和 3 年 3 月），p.31，大阪府健康医療部]

表 4.10 食品群別荷重平均栄養成分表（大阪府の例）

食品群名		エネルギー (kcal)	たんぱく質(アミノ酸組成によるたんぱく質)(g)	脂質(トリアシルグリセロール当量)(g)	カルシウム (mg)	鉄 (mg)	ビタミンA(レチノール活性当量) (µg)	ビタミン B₁ (mg)	ビタミン B₂ (mg)	ビタミンC (mg)	食物繊維総量 (g)	食塩相当量 (g)
穀類	米	342	5.3	0.8	5	0.8	0	0.08	0.02	0	0.5	0
	パン類	248	7.4	3.7	22	0.5	0	0.07	0.05	0	4.2	1.2
	めん類	100	2.7	0.4	7	0.3	0	0.03	0.01	0	1.5	0.3
	その他の穀物	368	10.4	3.9	24	1.1	2	0.16	0.04	0	3.9	0.4
いも類	いも	92	1.8	1	6	0.5	0	0.09	0.03	31	1.6	0
	いも加工品	94	0.1	0	39	0.5	0	0	0	0	1.7	0
砂糖および甘味類		391	-	-	1	0	0	0	0	0	0	0
豆類	大豆製品	76	6.2	4.7	89	1.7	0	0.15	0.05	0	0.9	0
	大豆・その他の豆類	297	15.0	6.5	99	4.1	0	0.27	0.10	0	9.0	0.2
種実類		544	18.0	47.5	795	7.9	4	0.62	0.19	3	11.3	0
野菜類	緑黄色野菜	29	1.3	0.2	49	0.9	331	0.07	0.09	28	2.4	0
	その他の野菜	25	1.1	0.1	28	0.3	6	0.04	0.03	16	1.7	0
	野菜漬物	45	1.4	0.3	51	1.7	41	0.02	0.04	4	3.3	8.6
果実類	果実	48	0.7	0.2	10	0.2	15	0.04	0.03	21	1.1	0
	果実加工品	80	0.4	0.1	6	0.3	7	0.04	0.02	6	0.8	0
きのこ類		28	2.5	0.3	2	0.6	0	0.13	0.22	1	4.6	0
藻類		36	1.9	0.2	121	0.9	92	0.09	0.21	18	4.0	1.6

（表4.10 つづき）

食品群名		エネルギー(kcal)	たんぱく質(アミノ酸組成による たんぱく質)(g)	脂質(トリアシルグリセロール当量)(g)	カルシウム(mg)	鉄(mg)	ビタミンA(レチノール活性当量)(μg)	ビタミンB₁(mg)	ビタミンB₂(mg)	ビタミンC(mg)	食物繊維総量(g)	食塩相当量(g)
魚介類	魚介類（生）	138	16.4	5.9	38	0.7	17	0.14	0.17	1	0	0.3
	干物・塩蔵・缶詰	244	18.6	17.2	12	0.8	14	0.08	0.11	0	0	0.9
	練製品	91	11.8	0.4	82	0.3	18	0.01	0.04	0	0	2.3
肉類	肉類（生）	191	16.8	12.5	4	1.0	17	0.44	0.19	2	0	0.1
	肉加工品	245	15.2	18.5	5	0.5	3	0.49	0.19	31	0	2.4
卵類		142	11.3	9.3	46	1.5	210	0.06	0.37	0	0	0.4
乳類	牛乳	61	3.0	3.5	110	0	38	0.04	0.15	1	0	0.1
	乳製品	471	43.4	30.7	1280	0.4	241	0.05	0.67	0	0	3.8
油脂類	植物性	887	-	97.4	0	0	0	0	0	0	0	0
	動物性	885	-	97	0	0	0	0	0	0	0	0
調味料類	食塩	0	-	-	22	0	0	0	0	0	0	99.5
	しょうゆ	66	5.5	-	27	1.5	0	0.05	0.15	0	0	15.0
	みそ	195	12.2	5.5	101	4	0	0.03	0.10	0	4.9	11.6
	その他の調味料	134	0.7	2.1	10	0.3	9	0.02	0.01	1	0.4	1.4

［病院及び介護保険施設における栄養管理指針ガイドブック2022, （公社）大阪府栄養士会］

B. 食品群別荷重平均栄養成分表の算出方法と算出例

　食品群別荷重平均栄養成分表は原則として1年間の実施献立表をもとに作成する.

① 1年間の実施献立表より使用した食品ごとの使用量を集計する（表4.11 ①）.

②食品群別に食品の構成比率（%）を求める（表4.11 ②）.

③ 1%以下は四捨五入し，構成比率の合計が100になるよう調整する（表4.11 ③）.

表4.11　食品群別使用量集計表

食品群	食品番号	食品名	数量（kg）	構成比率（%）	1%以下を除いた比率（%）
① 魚介類（生）	10003	＜魚類＞（あじ類）　まあじ　皮つき　生	11.1	50.7	51.0
	10154	＜魚類＞（さば類）　まさば　生	7.1	32.4	32.0
	10343	＜いか・たこ類＞（いか類）　けんさきいか　生	3.7	16.9	17.0
		計	21.9	② 100.0	③ 100.0

〈荷重平均栄養成分表の重要性〉 近年，食品群別荷重平均栄養成分表の作成は栄養管理ソフトを使用して自動集計することが多いため，このような手作業をすることはほとんどなくなった. しかし，食品群別荷重平均栄養成分表の作成方法を理解して食品構成表を作成し，一定期間の献立表を作成することが習慣的な摂取量および食品のバランスを整え，栄養教育を実践することにつながる. 週・月・または旬間ごとにまとめておく（集計する）ことが肝要である.

【演習4-4】構成比率

肉類の構成比率について表4.11を参考にワークシート4.4に作成する.

ワークシート4.4　食品群別使用量集計表

食品群	食品番号	食品名	数量（kg）	構成比率（%）	1%以下を除いた比率（%）
肉類 （生）	11130	＜畜肉類＞ぶた［大型種肉］もも　脂身つき　生	11.5		
	11221	＜鳥肉類＞にわとり［若どり・主品目］もも　皮つき　生	9.8		
	11019	＜畜肉類＞うし［和牛肉］もも　脂身つき　生	5.4		
		計			

④食品別に構成比率（%）を重量（g）に置き換え（表4.12 ①），各食品の重量（g）として栄養素量の計算を実施し，食品別に成分値を算出する（表4.12 ②）.

⑤算出した成分値を食品群別に合計したものをその食品群（魚介類（生））の荷重平均栄養成分値とする（表4.12 ③）.

⑥荷重平均栄養成分値は，食品成分表のエネルギーおよび各栄養素の桁数に合わせ四捨五入する（表4.12 ④）.

　各食品群の荷重平均栄養成分値（表4.12）を一覧にしたものが食品群別荷重平均栄養成分表である．食品群別荷重平均栄養成分表の算出例は表4.10を参照のこと.

表4.12　食品群別荷重平均栄養成分値

食品群 ①	食品番号	食品名	構成比率（%）	重量（g）	エネルギー（kcal）	たんぱく質(アミノ酸組成によるたんぱく質)（g）	脂質(トリアシルグリセロール当量)（g）	カルシウム（mg）	鉄（mg）	ビタミンA(レチノール活性当量)（μg）	ビタミンB₁（mg）	ビタミンB₂（mg）	ビタミンC（mg）	食物繊維総量（g）	食塩相当量② （g）
魚介類 （生）	10003	＜魚類＞（あじ類）まあじ　皮つき　生	51	51	57.1	8.57	1.79	33.7	0.3	3.6	0.066	0.066	Tr	(0.0)	0.15
	10154	＜魚類＞（さば類）まさば　生	32	32	67.5	5.70	4.10	1.9	0.4	11.8	0.067	0.099	0.3	(0.0)	0.10
	10343	＜いか・たこ類＞（いか類）けんさきいか　生	17	17	13.1	(2.16)	0.07	2.0	0.0	1.2	0.002	0.003	0.3	(0.0)	0.09 ③
		合計	100	100	137.7	16.43	5.95	37.6	0.7	16.6	0.135	0.168	0.6	0.0	0.34
		丸め合計			138	16.4	5.9	38	0.7	17	0.14	0.17	1	0.0	0.3 ④

【演習 4-5】荷重平均栄養成分表

ワークシート4.4をもとに肉類の荷重平均栄養成分表をワークシート4.5に作成する.

ワークシート4.5　食品群別荷重平均栄養成分値

食品群	食品番号	食品名	構成比率（%）	重量（g）	エネルギー（kcal）	たんぱく質(アミノ酸組成によるたんぱく質)（g）	脂質(トリアシルグリセロール当量)（g）	カルシウム（mg）	鉄（mg）	ビタミンA(レチノール活性当量)（μg）	ビタミンB₁（mg）	ビタミンB₂（mg）	ビタミンC（mg）	食物繊維総量（g）	食塩相当量（g）
肉類 （生）	11130	＜畜肉類＞ぶた［大型種肉］もも　脂身つき　生													
	11221	＜鳥肉類＞にわとり［若どり・主品目］もも　皮つき　生													
	11019	＜畜肉類＞うし［和牛肉］もも　脂身つき　生													
		合計													
		丸め合計													

〈荷重と加重の違い〉 各食品の重量にウェイト（重み）をつけて求めた平均値を荷重平均（加重平均）という．「荷重平均」と「加重平均」は同義語である．統計用語としては「加重平均」と表現されるが，給食業界では慣例として「荷重平均」を用いることが多い．本書では「荷重平均」を用いる．

4.3 食品構成表の作成

個人や集団に対し実施する栄養アセスメントの結果にもとづき，望ましいエネルギーと栄養素が摂取できるよう，一定期間において「どのような食品や食品群について，どの程度提供し，摂取してもらうとよいか」の目安量を示した表を食品構成表という．つまり，給与栄養目標量を使用食品量で表したものである．

A. 食品構成表作成の意義

給食施設において継続的に食事を提供する場合，習慣的なエネルギーや栄養素摂取についてバランスを検討する必要があるが，同時に一定期間に摂取する食品のバランスも検討することが重要で，その方法として食品構成表の作成がある．

食品構成表を作成することで食品の偏りを防ぎ，その重量を満たすように各献立の使用食品重量を決定することで給与栄養目標量を満たす食事計画が可能となる．また，特定給食施設においては食品構成表の提出を義務づけている自治体が多い．

B. 食品構成（食品群）の分類

食品構成を検討する際，食品を何種類に分類するかを検討するが決まった分類法はない．代表的な栄養成分の種類や特徴により分類する．

日本では地域により食習慣が異なるため，都道府県単位で食品構成（食品群）を分類することになっており，給食施設の所在地により分類方法を確認する必要がある．

本書では「4.2　食品群別荷重平均栄養成分表の作成　A. 食品群〈食品構成の分類例〉」（58 ページ）で一例を示している．

C. 食品構成表の構成要素と作成するための基本条件 (表 4.13)

穀類，動物性食品，植物性食品，油脂類，その他の食品，砂糖類で構成するのが一般的である（表 4.9「食品分類表」参照）．

成人が対象の場合，エネルギー生産栄養素やアミノ酸スコア，脂肪酸などのバランスに配慮するため穀類エネルギー比や動物性たんぱく質比，および食習慣などに配慮し，各食品の使用頻度を検討し 1 日あたりの使用量を決定する．

表 4.13　食品構成表作成の基本条件

たんぱく質	13 ～ 20（%E）：18 ～ 49 歳 14 ～ 20（%E）：50 ～ 64 歳 15 ～ 20（%E）：65 歳～ 動物性たんぱく質比：45%程度
脂質	20 ～ 30（%E）
炭水化物	50 ～ 65（%E） 穀類エネルギー比：50%程度

また，食品群を構成する食品の種類や量は，健康日本 21 や食生活指針などを参考にしつつ対象者の嗜好に配慮し，食事として無理なく摂取できる内容でなければならない．

D. 食品構成表の作成手順例 (1)

以下の作成条件により，表 4.10 の食品群別荷重平均栄養成分表の例をもとに食品構成表を作成する．

〈作成条件〉
①給与栄養目標量（栄養基準）2,000 kcal
　18 食品群　7 日間 21 食（3 食× 7 日＝ 21 食）
②穀類：米（米飯）13 回，パン類 7 回，めん類 1 回

③たんぱく質（昼食・夕食をまず考えて）：肉類 5 回，魚介類 5 回，卵類 5 回，乳類 7 回，乳製品 1 回

④たんぱく質エネルギー比率：13（15）〜 20%E ⇒ 65 〜 100 g

⑤動物性たんぱく質比：45%（たんぱく質 65 〜 100 g）⇒ 29.3 〜 45 g

⑥脂質エネルギー比率：20 〜 30%E ⇒ 44.4 〜 66.6 g

⑦炭水化物エネルギー比率：50 〜 65%E ⇒ 250 〜 325 g

⑧穀類エネルギー比：50% ⇒ 1,000 kcal

a. 穀類の決定 （表 4.14 ①）

穀類エネルギー比：50%　2,000 kcal × 50/100 ＝ 1,000 kcal

パン類 7 回：1 回 120 g（食パン 6 枚切 2 枚）とすると

1 日あたりの分量＝ 120 g × 7 回 /7 日＝ 120 g

表 4.10 よりパン類 100 g あたり 248 kcal　120 g ⇒ 298 kcal

> 全体が 1,000 kcal になるように，回数が少なくて，1 つの単位が決まっているパンやめん類を算出して全体から引いて米で調整する．

表 4.14　食品構成表

食品群	食品名	重量(g)	エネルギー(kcal)	たんぱく質（アミノ酸組成によるたんぱく質）(g)	脂質（トリアシルグリセロール当量）(g)	カルシウム(mg)	鉄(mg)	ビタミンA（レチノール活性当量）(μg)	ビタミンB₁(mg)	ビタミンB₂(mg)	ビタミンC(mg)	食物繊維総量(g)	食塩相当量(g)
穀類	米	200	684	10.6	1.6	10	1.6	0	0.16	0.04	0	1.0	0.0
	パン類	120	298	8.9	4.4	26	0.6	0	0.08	0.06	0	5.0	1.4
	めん類	30	30	0.8	0.1	2	0.1	0	0.01	0.00	0	0.5	0.1
	その他の穀物	5	18	0.5	0.2	1	0.1	0	0.01	0.00	0	0.2	0.0
いも類	いも	50	46	0.9	0.5	3	0.3	0	0.05	0.02	16	0.8	0.0
	いも加工品	5	5	0.0	0.0	2	0.0	0	0.00	0.00	0	0.1	0.0
砂糖および甘味類		18	70	0.0	0.0	0	0.0	0	0.00	0.00	0	0.0	0.0
豆類	大豆製品	45	34	2.8	2.1	40	0.8	0	0.07	0.02	0	0.4	0.0
	大豆・その他の豆類	5	15	0.8	0.3	5	0.2	0	0.01	0.01	0	0.5	0.0
種実類		1	5	0.2	0.5	8	0.1	0	0.01	0.00	0	0.1	0.0
野菜類	緑黄色野菜	120	35	1.6	0.2	59	1.1	397	0.08	0.11	34	2.9	0.0
	その他の野菜	230	58	2.5	0.2	64	0.7	14	0.09	0.07	37	3.9	0.0
	野菜漬物	5	2	0.1	0.0	3	0.1	2	0.00	0.00	0	0.2	0.4
果実類	果実（生）	200	96	1.4	0.4	20	0.4	30	0.08	0.06	42	2.2	0.0
	果実加工品	10	8	0.0	0.0	1	0.0	1	0.00	0.00	1	0.1	0.0
きのこ類		10	3	0.3	0.0	0	0.1	0	0.01	0.02	0	0.5	0.0
藻類		5	2	0.1	0.0	6	0.0	5	0.00	0.01	1	0.2	0.1
魚介類	魚介類（生）	60	83	9.8	3.5	23	0.4	10	0.08	0.10	1	0.0	0.2
	干物・塩蔵・缶詰類	5	12	0.9	0.9	1	0.0	1	0.00	0.01	0	0.0	0.0
	練製品	5	5	0.6	0.0	4	0.0	1	0.00	0.00	0	0.0	0.1
肉類	肉類（生）	60	115	10.1	7.5	2	0.6	10	0.26	0.11	1	0.0	0.1
	肉類加工品	5	12	0.8	0.9	0	0.0	0	0.02	0.01	2	0.0	0.1
卵類		45	64	5.1	4.2	21	0.7	95	0.03	0.17	0	0.0	0.2
乳類	牛乳	200	122	6.0	7.0	220	0.0	76	0.08	0.30	2	0.0	0.2
	乳製品	10	47	4.3	3.1	128	0.0	24	0.01	0.07	0	0.0	0.4
油脂類	植物性	10	89	0.0	9.7	0	0.0	0	0.00	0.00	0	0.0	0.0
	動物性	1	9	0.0	1.0	0	0.0	0	0.00	0.00	0	0.0	0.0
調味料類	食塩	0.5	0	0.0	0.0	0	0.0	0	0.00	0.00	0	0.0	0.5
	しょうゆ	15	10	0.8	0.0	4	0.2	0	0.01	0.02	0	0.0	2.3
	みそ	5	10	0.6	0.3	5	0.2	0	0.00	0.01	0	0.2	0.6
	その他の調味料	10	13	0.1	0.2	1	0.0	1	0.00	0.00	0	0.0	0.1
合　計			1999	70.5	49.0	659	8.3	666	1.17	1.22	135	18.7	6.8
給与目標			2000	70.0	55.0	700	8.0	700	1.20	1.30	100	18.0	7.0

たんぱく質エネルギー比率：14.1%E　　脂質エネルギー比率：22.1%E　　炭水化物エネルギー比率：63.2%E

※炭水化物エネルギー比率は，差引き法（100 −たんぱく質エネルギー比率−脂質エネルギー比率）を用いて計算する．

めん類 1 回： 1 回 200 g（うどん 1 玉）とすると

　　　　　　　1 日あたりの分量 ＝ 200 g × 1 回 /7 日 ≒ 30 g

　　　　　　　表 4.10 よりめん類 100 g あたり 100 kcal　30 g ⇒ 30 kcal

米（米飯）：　表 4.10 より米 100 g あたり 342 kcal

　　　　　　　（1,000 kcal － 298 － 30）/342 kcal × 100 ＝ 196.5 ≒ 200 g

b. 動物性食品の決定 （表 4.14 ②）

肉類 5 回：　　　1 回 80 g とすると　　1 日あたりの分量 ＝ 80 g × 5 回 /7 日 ≒ 60 g

　　　　　　　　表 4.10 より肉類 100 g あたりたんぱく質 16.8 g ⇒ 16.8 × 60/100 ≒ 10.1 g

魚介類 5 回：　　1 回 80 g とすると　　1 日あたりの分量 ＝ 80 g × 5 回 /7 日 ≒ 60 g

　　　　　　　　表 4.10 より魚介類 100 g あたりたんぱく質 16.4 g ⇒ 16.4 × 60/100 ≒ 9.8 g

卵類 5 回：　　　1 回 60 g とすると　　1 日あたりの分量 ＝ 60 g × 5 回 /7 日 ≒ 45 g

　　　　　　　　表 4.10 より卵類 100 g あたりたんぱく質 11.3 g ⇒ 11.3 × 45/100 ≒ 5.1 g

乳類（牛乳）7 回：1 回 200 g とすると　　1 日あたりの分量 ＝ 200 g × 7 回 /7 日 ＝ 200 g

　　　　　　　　表 4.10 より乳類 (牛乳)100 g あたりたんぱく質 3.0 g ⇒ 3.0 × 200/100 ≒ 6.0 g

c. その他の食品 （主に植物性食品）の決定

（1）摂取頻度からの検討 （表 4.14 ③）

大豆製品 3 回：　1 回 100 g とすると　1 日あたりの分量 ＝ 100 g × 3 回 /7 日 ≒ 45 g

　　　　　　　　表 4.10 より大豆製品 100 g あたりたんぱく質 6.2 g ⇒ 6.2 × 45/100 ≒ 2.8 g

いも 4 回：　　　1 回 80 g とすると　　1 日あたりの分量 ＝ 80 g × 4 回 /7 日 ≒ 46g

　　　　　　　　表 4.10 よりいも 100 g あたりたんぱく質 1.8 g ⇒ 1.8 × 46/100 ≒ 0.8 g

みそ 4 回：　　　1 回 10 g とすると　　1 日あたりの分量 ＝ 10 g × 4 回 /7 日 ≒ 5 g

　　　　　　　　表 4.10 よりみそ 100 g あたりたんぱく質 12.2 g ⇒ 12.2 × 5/100 ≒ 0.6 g

野菜漬物 2 回：　1 回 20 g　　1 日あたりの分量 ＝ 20 g × 2 回 /7 日 ≒　6 g

果実加工品 7 回：1 回 10 g　　1 日あたりの分量 ＝ 10 g × 7 回 /7 日 ＝ 10 g

乳製品 1 回：　　1 回 70 g　　1 日あたりの分量 ＝ 70 g × 1 回 /7 日 ＝ 10 g

> **摂取頻度**
> 施設の一定期間（1 週間あるいは 1 か月，1 年間など）の献立表をもとに使用頻度を調査し，算出したもの．

（2）食生活指針などからの検討 （表 4.14 ④）

緑黄色野菜：	1 日 120 g	大豆・その他の豆類：1 日　5 g
その他の野菜：	1 日 230 g	種実類：　　　　　　1 日　1 g
果物：	1 日 200 g	干物・塩蔵・缶詰類：1 日　5 g
きのこ類：	1 日　10 g	練製品：　　　　　　1 日　5 g
藻類：	1 日　5 g	肉類加工品：　　　　1 日　5 g
その他穀類：	1 日　5 g	植物性油脂：　　　　1 日 10 g
いも加工品：	1 日　5 g	動物性油脂：　　　　1 日　1 g
		食塩：　　　　　　　1 日　0.5 g
		しょうゆ：　　　　　1 日 15 g
		その他の調味料：　　1 日 10 g

> ● 野菜 350 g/日　目標：健康日本 21
> ● 果物 200 g：食事バランスガイド 2SV（1SV ＝ 100 g）
> ● きのこ類：藻類，種実類：主にビタミン，ミネラル，食物繊維の供給源であるため，毎日少しずつ提供できるよう数量を検討する．
> ● その他：摂取頻度や地域の食習慣を参考に，施設の状況に応じて決定する．

d. 砂糖および甘味類の決定（表4.14 ⑤）

a～cをもとに食品構成表を作成し，そのエネルギー量の合計と給与栄養目標量（栄養基準）の差により砂糖および甘味類を決定する．

a～cをもとに作成した食品構成表ではエネルギー量 1,928 kcal

給与栄養目標量 2,000 kcal の差は 72 kcal

表4.10 より砂糖および甘味類 100 g あたり 391 kcal

砂糖および甘味類 72 kcal ⇒ 72/391 × 100 ≒ 18 g

【演習4-6】食品構成表

表4.6 における値が 1,600 kcal だった場合，ワークシート4.6 に標準的な食品構成表を考える．

ワークシート4.6　食品構成表（常食）

食品群名		重量 (g)	エネルギー (kcal)	たんぱく質（アミノ酸組成によるたんぱく質）(g)	脂質（トリアシルグリセロール当量）(g)	カルシウム (mg)	鉄 (mg)	ビタミンA（レチノール活性当量）(μg)	ビタミンB$_1$ (mg)	ビタミンB$_2$ (mg)	ビタミンC (mg)	食物繊維総量 (g)	食塩相当量 (g)
穀類	米												
	パン類												
	めん類												
	その他の穀物												
いも類	いも												
	いも加工品												
砂糖および甘味類													
豆類	大豆製品												
	大豆・その他の豆類												
種実類													
野菜類	緑黄色野菜												
	その他の野菜												
	野菜漬物												
果実類	果実（生）												
	果実加工品												
きのこ類													
藻類													
魚介類	魚介類（生）												
	干物・塩蔵・缶詰類												
	練製品												
肉類	肉類（生）												
	肉類加工品												
卵類													
乳類	牛乳												
	乳製品												
油脂類	植物性												
	動物性												
調味料類	食塩												
	しょうゆ												
	みそ												
	その他の調味料												
合計													
給与目標													

E. 食品構成表の作成手順例（2）

　食品構成表は，特定給食施設の対象集団に必要な給与栄養目標量を摂取することを目的として，各食品群から摂取すべき種類と量を示し，献立を立てやすくするために利用するだけではなく，個人の栄養管理を適切に行うため，何をどれだけ食べればよいかの目安を具体的に示す場合にも利用できる．特に糖尿病や腎臓病などではそのコントロールのため，あらかじめ食品群別の食品構成表を作成しておくと対象者の献立作成時の目安となり，栄養食事指導の際にも活用できる．

　食品構成表の作成にあたっては，対象者の給与栄養目標量を満たすことはもちろん，嗜好，家庭環境，経済性などの環境要件を勘案した，より具体的なものにすると献立に活用しやすい．

　個人を対象とした食品構成表の作成手順を表4.15（次ページ）に示す．なお，荷重平均栄養成分表は表4.16（68ページ）を使用する．

①対象者の給与栄養目標量を算出する（エネルギー，たんぱく質，脂質，炭水化物）．

　治療のための食事が必要な場合は，治療方針に沿った必要栄養素等量を目標とする．

　【例】この例はエネルギー1,800 kcal，たんぱく質70 g，脂質50 g，炭水化物270 gと仮定した（表4.15①）．

②まず，穀類の摂取量を決める（表4.15②）．

　一般的な炭水化物エネルギー比率（65%E），穀類エネルギー比（50%E）または治療食の方針をふまえたうえで，個人の嗜好に合わせ，穀類（米，めん類，パン類，その他の穀類）の使用量を決める．

　【例】穀類で摂取するエネルギーは810〜990 kcal，炭水化物としては203〜248 gの範囲になるように穀類（米，めん類，パン類，その他の穀類）の重量を決める．過去の献立をさかのぼって重量を決めることは困難なので，食習慣を大まかにとらえたうえで，より望ましいとり方となるよう考慮し，米180 g，めん類60 g，パン類90 g，その他の穀類5 gとする．荷重平均栄養成分表も対象者独自のものはないので，使用頻度の高いものを抽出して荷重平均栄養成分表を作成するか施設などで使用しているものを使用し，エネルギー量を算出する．エネルギー量の合計が範囲内にあるか確認する．範囲内にあれば，残りのたんぱく質，脂質，炭水化物量を計算する．範囲内になければ再度重量の調整を行う．

③続いて，動物性たんぱく質の摂取量を決める（表4.15③）．

　一般的には動物性たんぱく質比は40〜50%が望ましいことからその範囲で動物性食品（魚介類，肉類，卵類，乳・乳製品類）の使用量を決める．もしくは治療食の方針に沿って決める．

　【例】たんぱく質70 gのうち動物性たんぱく質は28〜35 gの範囲に収まるようにする．これも過去の食習慣を勘案したうえでより望ましいとり方となるよう魚介類70 g，肉類60 g，卵類50 g，牛乳・乳製品200 gとする．荷重平均栄養成分表を使用し各々のたんぱく質量を算出する．各々のたんぱく質量を合計し，動物性たんぱく質で摂取すべき量の範囲内にあるか確認する．範囲内にあれば残りのエネルギー，脂質，炭水化物を計算する．

④次に緑黄色野菜，その他の野菜，果物類，きのこ類，藻類などは食生活指針や食品バランスガイドで示されている量を参考に決め，いも類，種実類は対象者の使用頻度を参考に決める（表4.15④）．これも治療食の場合はその方針により増減する．

　【例】緑黄色野菜150 g，その他の野菜200 g，果物類100 g，きのこ類10 g，藻類5 gとする．荷重平均栄養成分表を用いて各々のエネルギー，たんぱく質，脂質，炭水化物を算出する．

⑤大豆・豆類，大豆製品，みそは，総たんぱく質量から①〜④で算出したたんぱく質量を差し引き，不足する量のたんぱく質量を補う使用量を算出する（表4.15⑤）.

【例】①〜④までのたんぱく質量の合計が59.3 gなので，70 gから59.3 gを差し引いた10.7 gが大豆・豆類，大豆製品，みそに由来するたんぱく質となる．これも食習慣などを勘案して，大豆・豆類5 g，大豆製品60 g，みそ10 gとした．荷重平均栄養成分表でこれらのたんぱく質量を算出する．①〜⑤までの栄養素等量の合計を求める.

⑥油脂類は，脂質50 gから，①〜⑤で求めた脂質量を差し引き，不足する量の脂質量を補う使用量を算出する（表4.15⑥）.　治療食の場合は，治療の方針により増減する.

【例】脂質50 gから39.9 gを差し引くと残りの脂質量は10.1 gとなるが，それに近い値となる油脂量を丸め値で10 gとする.

⑦砂糖および甘味料は，総エネルギー量から①〜⑥で算出したエネルギー量の和を差し引き，不足分のエネルギー量になるよう換算して算出する（表4.15⑦）.

【例】1,800 kcalから1,775 kcalを引くと25 kcalとなる．そのエネルギーを摂取できる砂糖類として丸め値で10 gを算出した.

⑧各項目の合計を算出する．すべての項目で給与栄養目標量となっていることを確認する．各項目10%以上の乖離があればさらに各食品群の数量の調整を行う（表4.15⑧）.

表4.15　食品構成表の作成例

① 給与栄養目標量：1,800 kcal，たんぱく質70 g，脂質50 g，炭水化物270 g

手順	食品群	数量 （g）	エネルギー （kcal）	たんぱく質 （g）	脂質 （g）	炭水化物 （g）
② 穀類エネルギー比 45〜55%	米	180	616	9.5	1.4	149.6
	めん類	60	75	2.3	0.4	16.3
	パン類	90	243	7.0	4.3	44.1
	その他の穀類	5	18	0.5	0.2	3.8
	小計		952	19.3	6.3	213.8
③ 動物性たんぱく質比 40〜50%	魚介類	70	87	12.0	3.3	Tr
	肉類	60	136	9.4	10.1	1.6
	卵類	50	71	5.7	4.7	0.2
	乳・乳製品	200	148	8.0	9.0	8.8
	小計		442	35.1	27.1	10.6
⑤	大豆・豆類	5	17	1.4	0.7	0.9
	大豆製品	60	87	7.1	4.9	1.3
	みそ類	10	18	1.1	0.6	1.9
	小計		122	9.6	6.2	4.1
④	いも類	20	18	0.2	0	4.0
	緑黄色野菜	150	42	2.1	0.2	6.0
	その他の野菜	200	40	1.6	Tr	7.2
	果物類	100	61	0.3	Tr	14.0
	きのこ類	10	3	0.2	Tr	0.2
	藻類	5	9	0.5	0.1	0.7
	小計		173	4.9	0.3	32.1
	ここまでの合計 **⑥**		1,689	68.9	39.9	260.6
	油脂類	10	86	Tr	9.4	0.3
⑧	**⑦** 砂糖類	10	37	Tr	Tr	9.9
	総合計		1,812	68.9	49.3	270.8
⑨	給与栄養目標量		1,800	70	50	270

たんぱく質エネルギー比率（13〜20%E）　　15%E
脂質エネルギー比率（20〜30%E）　　24%E
炭水化物エネルギー比率（50〜65%E）　　61%E（100% − 15% − 24%）

⑨最後にもう一度たんぱく質エネルギー比率，脂質エネルギー比率，炭水化物エネルギー比率が基準範囲に収まっているか確認する（表4.15 ⑨）.

【例】たんぱく質エネルギー比率 15%E，脂質エネルギー比率 24%E，炭水化物エネルギー比率 61%E で基準範囲に収まっている.

表 4.16　荷重平均栄養成分表

食品名	エネルギー (kcal)	たんぱく質 (アミノ酸組成によるたんぱく質) (g)	脂質 (トリアシルグリセロール当量) (g)	炭水化物 (g)	カルシウム (mg)	鉄 (mg)	ビタミン A (レチノール活性当量) (µg)	ビタミン B₁ (mg)	ビタミン B₂ (mg)	ビタミン C (mg)
米	342	5.3	0.8	83.1	5	0.8	0	0.08	0.02	0
めん類	125	3.8	0.6	27.2	8	0.5	0	0.05	0.02	0
パン類	270	7.8	4.8	49.0	30	0.7	Tr	0.09	0.06	Tr
その他の穀類	358	10.2	3.2	75.8	21	0.7	0	0.1	0.03	0
魚介類	124	17.2	4.7	Tr	42	0.9	15	0.11	0.22	Tr
肉類	226	15.7	16.8	2.7	4.3	0.8	17	0.31	0.2	8
卵類	142	11.3	9.3	0.3	46	1.5	210	0.06	0.37	0
乳・乳製品	74	4	4.5	4.4	138	Tr	48	0.03	0.41	Tr
大豆製品	145	11.8	8.2	2.2	139	2.4	0	0.09	0.14	0
大豆・豆類	344	28.3	13.5	17.4	168	6.6	1	0.69	0.23	2
みそ類	180	11.2	5.7	18.7	115	4.2	0	0.03	0.1	0
いも類	92	1.1	0	19.9	17	0.4	Tr	0.08	0.02	17
緑黄色野菜	28	1.4	0.1	4.0	61	1.1	316	0.09	0.11	39
その他の野菜	20	0.8	Tr	3.6	28	Tr	7	0.03	0.01	18
果物類	61	0.3	Tr	14.0	10	0.2	26	0.05	0.02	21
きのこ類	27	1.8	0.2	2.1	Tr	0.6	Tr	0.16	0.18	0
藻類	189	10.7	1.1	14.5	694	4.77	792	0.4	0.86	32
油脂類	859	0.1	93.7	3.1	3	Tr	53	Tr	Tr	0
砂糖類	372	Tr	Tr	99.1	1	Tr	0	0	0	6

5. 献立の立案

　病院や入所施設などでは1日3食の食事を提供するが，学校，事業所や通所施設などでは昼食1食であることが多い．このように各給食施設や弁当給食事業者など，その形態により1日に提供する回数は異なるが，基本的な献立計画の考え方は同じである．

5.1 献立計画の概要

A. 献立の種類と特徴

a. 定食献立（単一献立）

　給与栄養目標量を摂取するための単一の献立のことで，対象者全員が同じ料理を食べるというタイプの献立である．選択の余地がないので，対象者の嗜好を十分考慮し，かつ，栄養素のバランスを整える必要がある．複数献立やカフェテリア献立に比較し，作業の調整がしやすく実施しやすい．

b. 複数献立

　Aランチ，Bランチなど2種類以上の献立を作成し，選択できる形式にしたものである．2種類の栄養量をほぼ同じにして，片方は和風を中心にした献立，もう一方は洋風や中華などもとり入れた献立として提供する場合や，主菜のたんぱく質源を魚か肉料理から選択するなどいろいろな方法がある．複数の一品物（うどん，カレーなど）も選択できるようにすることもある．朝食の献立では，米飯食とパン食を選択する形式もある．

c. カフェテリア献立

　カフェテリア形式は，主食，主菜，副菜，デザート，スープ類などの料理を各々数種類準備し，対象者の好みに応じて自由に選択できる形式である．満足度は高いが，選択の仕方によっては，栄養素のバランスが偏ることもある．望ましい選択方法を示したモデル献立やバランスよく選択するための方法をわかりやすくパネルで表示するなどの工夫が必要である．また，種々の料理をつくらなければならないため，作業人員数の確保や料理の残食対策などが必要となる．

〈**カフェテリアの語源**〉Cafeteria（スペイン語）の語源はコーヒー店の意．転じて客自身が好みの料理を盆にとって支払いをし，自分で食卓に運んで食べるセルフサービスの食堂をさす．第一次世界大戦後のアメリカで広く普及し，日本では大正末期，大阪の南海電気鉄道経営の南海食堂がこの方式をとったのがはじまりとされる［「日本大百科全書」小学館より］．

d．弁当献立

　ランチパック，弁当箱などに入れて，配食する形式の給食に使用する献立である．内容的には定食献立に近いが，調理してから摂食するまでの経過時間が長いため，適温での提供は難しく，安全・衛生，調味の変化なども考慮しなければならない．また，毎日同じ形の容器の限られたスペースに，栄養素のバランスを考えながら，味，彩りなどを工夫する技術が必要である．

Ｂ．献立立案の留意点

　それぞれの給食施設の栄養管理計画や方針に従って，具体的な献立を立案するが，栄養素を充足することのみにとらわれすぎて，対象者の意向を無視したものにならないようにしなければならない．あらかじめ嗜好調査やアンケートなどで嗜好傾向を把握しておくと考えやすい．

　特に日本では食事から季節や行事を感じるなどの文化的要素も大きいため，食材の旬，栄養成分や特性を活かしつつ，色彩，香り，味など五感を活用できるあらゆる要素を考慮して，食欲を引き出し，食べてもらうことが重要である．食欲はあっても形態的に食べられない場合もある．その場合は，食べられる形態を考慮しなければならない．口に入れ食べてもらわなければはじまらない．したがって，献立立案の際には次のことに留意する．

①対象者の給与栄養基準量を満たし，食べやすい形態であること．

②対象者の嗜好を尊重したものであること．

③色彩や味，温度，調理形態などの変化に富んでいること．

④季節感や地域性，行事などを考慮してあること．

⑤家庭的な雰囲気であること．

⑥材料費など予算の枠内に収まること．

⑦食品衛生・食品安全の配慮がなされていること．

⑧職員数，設備などをふまえた調理能力を勘案し，定められた食事時間までに調理ができ，勤務時間内に終了できるものであること．

Ｃ．献立計画の基本的事項

ａ．年間計画

　年間計画は，祝日や施設の記念行事など特別な日の献立について，年度初めに計画し，あらかじめ提供日時や大まかな献立内容を一覧表やカレンダーに記載し目安をつけておく．その時期しかとり入れることのできない季節の食材や料理をあらかじめ決めておくことにより，合理的に食材購入計画を立案することができる．年間計画を立案するときには食品の出回り時期を十分に研究し（付録（168，169ページ）参照），その出回り時期に合わせて行事食・特別食を考慮するほうが，おいしいものをより安価に提供でき，目標も立てやすい（表5.1）．

【演習 5-1】年間行事食

　地域により行事食の内容も異なる．どのようなものがあるかグループで話し合い，ワークシート5.1に書き出す．

表 5.1 行事食・特別食献立例

月	日	行事	献立名
4	第1週	お花見	桜飯，魚の菜種焼き，盛り合わせ，すまし汁，桜餅
	第4週	春名残	米飯，かつおのたたき，椀盛り，木の芽和え，果物（いちご，キウイフルーツ）
5	4日	みどりの日	米飯，ハンバーグ，グリーンサラダ，グリーンスープ
	5日	端午の節句（こどもの日）	くまさんオムライス，卵カップサラダ，コーンスープ，ゼリーアラモード
	10日	病院の日	米飯，エビマヨピザ風，中華サラダ，中華スープ，中華ゴマ団子
6	1日	創立記念日	赤飯，鯛姿焼き，和え物，すまし汁，紅白まんじゅう
	第2週	入梅	米飯，ゆで豚の梅肉ソースかけ，含め煮，梅酢和え，梅酒かん
7	7日	七夕の節句（七夕）	七夕そうめん，あゆの塩焼き，冬瓜のひすい煮，笹もち紫芋餡
	21日	土用丑の日	うな重，梅酢和え，すまし汁，果物（メロン，巨峰）
8	8日	立秋	萩飯，魚のけんちん焼き，和え物，すまし汁，果物（ピオーネ，ハウスみかん）
	15日	お盆	米飯，精進揚げ，椀盛り，寒天寄せ，くずまんじゅう
9	1日	防災の日	おにぎり，関東煮，生姜醤油和え，ビスケット
	9日	重陽の節句	菊ごはん，茶わん蒸し，煮物，菊花和え，果物
	12日	十五夜	栗ごはん，お月見盛り合わせ，まる豆腐椀盛り，和え物，団子
	第3月	敬老の日	赤飯，鯛姿焼き，なます，入めん汁，紅白まんじゅう
10	9日	寒露	五目おこわ，魚の有馬焼，土瓶蒸し，菊花和え，わらい栗
	第3週	秋祭り	祭り寿司，煮物，すまし汁，柿
11	3日	文化の日	ゆかりごはん，魚のゆずみそ焼き，菊花和え，すまし汁，菊もなか
	8日	立冬	かきごはん，魚の塩焼き，がんもどきのあんかけ，柿なます，栗饅頭
12	22日	冬至	米飯，ぶりの幽庵焼き，いとこ煮，ごま和え，漬物
	24日	クリスマスイブ	米飯，ローストチキン，フレンチサラダ，クラムチャウダー，ケーキ
	31日	大晦日	年越しそば，天ぷら盛り合わせ，柚香和え，果物（メロン，オレンジ）
1	1～3日	正月	おせち料理（数の子，田作り，黒豆，くわいにつけ，えびの長老煮など）
	7日	人日の節句（七草）	七草粥，ぶりしゃぶしゃぶ風，煮物，ごまだれ和え
	11日	鏡開き	米飯，魚のねぎみそ焼き，みぞれ和え，ぜんざい，漬物
2	3日	節分	巻き寿司，生姜漬け，赤だし，節分豆
	14日	バレンタインデー	米飯，ビーフシチュー，ハートコロッケ，フレンチサラダ，ハートチョコ
3	3日	上巳の節句（ひな祭）	ちらし寿司，お浸し，はまぐりのうしお汁，雛あられ
	14日	ホワイトデー	米飯，魚のムニエル，ホワイトシチュー，シーザーサラダ，マシュマロ
	20日	春彼岸	米飯，炊き合わせ，酢みそかけ，ごま浸し，ぼたもち

[資料：川崎医科大学附属病院常食献立計画]

ワークシート5.1　年間行事食

地域＿＿＿＿＿＿

月	日	行事	献立名	献立のポイント

b．月間計画・週間計画

　年間計画で行事食などが決定したら，その行事を盛り込んでさらに細かく旬間（上旬，中旬，下旬），月間の献立を作成する．1か月間（または旬間）全体の計画が記入できる献立計画用紙（ワークシート5.2）に，まず，行事がある日を記入し，その他の日はどのような調理スタイルの献立を入れるか和風，洋風，中華などとして多種の料理を織り交ぜ，病院や入所施設の場合は朝・昼・夕に重複しないように計画する（表5.2）．

　1か月または1旬間で調理法を和風，洋風，中華風などと目安をつけたら，次に1週間の計画を立案する．行事食のある日の献立はあらかじめ目安をつけてあるので，それを基本に他の日で，まず，主食を決める．食品構成を参考に，間隔をあけて，パンやめん類の日を決める．次に主菜についてバランスよく変化をつけるために，たんぱく質の多い食品である肉類，魚介類，卵類，大豆および大豆製品を片寄りなく織り込んで計画する．乳・乳製品は主菜とはなりにくいので，副菜で使用する．

　調理法の組み合わせも大切である．調理法には煮る，蒸す，焼く，揚げる，生，真空調理法などさまざまなものがあり，素材を活かせる調理法を選択する．

　調味料の選択も重要である．酸味，甘味，塩味，辛味，旨味などを1食のなかにバランスよく活かすことを考える．同じ種類の素材でも形や調理法や調味法を変えるだけで変化に富んだ献立を考えることができる．

　主食，主菜が決まれば，それに適する副菜や汁物，デザートなどを決める．主食，主菜と相性がよいもので，不足している栄養素を補うようアイデアを駆使して決めていく．

　最近ではたんぱく質源別，調理法別の主菜や副菜を一料理ごとコード化し，コンピュータ上にデータを保存，それをアレンジしながら献立を作成することが多くなっているが，いずれにしろ最初に考えるのは人である．

表5.2　週間献立計画例

<table>
<tr><td colspan="3">献立名</td><td>月</td><td>火</td><td>水</td><td>木</td><td>金</td><td>土</td><td>日</td></tr>
<tr><td rowspan="5">朝食</td><td colspan="2">主食</td><td>ロールパン</td><td>米飯</td><td>食パン</td><td></td><td></td><td></td><td></td></tr>
<tr><td rowspan="2">和・洋・中の別</td><td>主菜たんぱく質</td><td rowspan="2">洋</td><td>卵</td><td rowspan="2">和</td><td>豆</td><td rowspan="2">洋</td><td>魚</td><td></td><td></td><td></td><td></td></tr>
<tr><td>調理法</td><td>焼</td><td>煮</td><td>焼</td><td></td><td></td><td></td><td></td></tr>
<tr><td colspan="2">主菜</td><td>オムレツ，ソテー</td><td>大豆五目煮</td><td>ツナとキャベツの炒め物</td><td></td><td></td><td></td><td></td></tr>
<tr><td colspan="2">副菜</td><td>サラダ</td><td>ごま和え</td><td>サラダ</td><td></td><td></td><td></td><td></td></tr>
<tr><td></td><td colspan="2">汁</td><td>野菜スープ</td><td>みそ汁</td><td>具だくさんスープ</td><td></td><td></td><td></td><td></td></tr>
<tr><td rowspan="6">昼食</td><td colspan="2">主食</td><td>米飯</td><td>米飯</td><td>米飯</td><td></td><td></td><td></td><td></td></tr>
<tr><td rowspan="2">和・洋・中の別</td><td>主菜たんぱく質</td><td rowspan="2">中</td><td>肉</td><td rowspan="2">洋</td><td>魚</td><td rowspan="2">和</td><td>肉</td><td></td><td></td><td></td><td></td></tr>
<tr><td>調理法</td><td>蒸</td><td>焼</td><td>揚</td><td></td><td></td><td></td><td></td></tr>
<tr><td colspan="2">主菜</td><td>シュウマイ</td><td>さけのムニエルレモン添え</td><td>鶏肉の揚げ煮</td><td></td><td></td><td></td><td></td></tr>
<tr><td colspan="2">副菜</td><td>チンゲンサイとかに蒲鉾の炒め物</td><td>きのことベーコンのクリーム煮</td><td>白和え</td><td></td><td></td><td></td><td></td></tr>
<tr><td colspan="2">副々菜</td><td>ナムル</td><td>カリフラワーとにんじんのピクルス</td><td>即席漬け</td><td></td><td></td><td></td><td></td></tr>
<tr><td rowspan="6">夕食</td><td colspan="2">主食</td><td>炊き込みごはん</td><td>米飯</td><td>米飯</td><td></td><td></td><td></td><td></td></tr>
<tr><td rowspan="2">和・洋・中の別</td><td>主菜たんぱく質</td><td rowspan="2">和</td><td>魚</td><td rowspan="2">和</td><td>肉</td><td rowspan="2">中</td><td>卵</td><td></td><td></td><td></td><td></td></tr>
<tr><td>調理法</td><td>揚</td><td>炒</td><td>蒸</td><td></td><td></td><td></td><td></td></tr>
<tr><td colspan="2">主菜</td><td>天ぷら盛り合わせ</td><td>牛肉の野菜ロール巻き</td><td>中華風茶碗蒸し</td><td></td><td></td><td></td><td></td></tr>
<tr><td colspan="2">副菜</td><td>わさび和え</td><td>わかめときゅうりの酢の物</td><td>中華風春雨サラダ</td><td></td><td></td><td></td><td></td></tr>
<tr><td colspan="2">副々菜</td><td>果物</td><td>かぼちゃのあっさり煮</td><td>大学いも</td><td></td><td></td><td></td><td></td></tr>
</table>

（1）立て方

①主食を決める．行事食や白飯以外（めん類など）の日の予定を先に決める．

②主菜のたんぱく質源が1週間のうちで偏りなく摂取できるように割り振る．

③主菜の調理法も変化に富むよう，組み合わせを考える．

④②と③に該当する献立名を入れてみる．その際，同じ味が重ならないよう工夫する．

⑤主菜に合う副菜，副々菜を考えてみる．1食のなかに同じ調理法，同じ味つけばかりにならないように考える．

⑥1週間の献立が決まったら全体を見直し，おおむねよければ細かく1日分の献立（表5.3）を作成する．

【演習 5-2】献立計画

①ワークシート5.2で週間または旬間，月間などの献立分類（和，洋，中）と主菜を考える．

ワークシート5.2　献立計画

日	月	火	水	木	金	土
	1	2	3	4	5	6
7	8	9	10	11	12	13
14	15	16	17	18	19	20
21	22	23	24	25	26	27
28	29	30	31			

②表5.2の残りの空欄を埋める．

5.2 献立作成の実際

A. 献立表の構成

　献立表の書き方には様式や約束事がない．給食管理業務がコンピュータ化されるにともない，献立様式は同じような形式に定まりつつある．使用目的によって，栄養素量を詳細に算出した予定献立表（表5.3），調理室での指示書となる献立表，病院給食の基本献立には治療食の献立表（表7.7（112ページ）参照）がある．しかし，その特性から，次のような項目設定が必要である（表5.3，表5.4）．

①献立の食種
②実施年月日
③3食提供の場合，朝，昼，夕の区分
④予定および実施人数
⑤献立名
⑥食品コード・食品名
⑦1人あたり数量
⑧1人あたり給与栄養量（エネルギー，たんぱく質，脂質，炭水化物，カルシウム，鉄，ビタミンA，ビタミンB$_1$，ビタミンB$_2$，ビタミンC，食物繊維，食塩など）
⑨基準量
⑩純使用量
⑪廃棄率または可食部率
⑫発注量または総使用量
⑬1人あたり価格（食材料費）
⑭備考（指示・連絡事項など）
⑮決済欄

B. 献立作成手順

　旬間献立と週間献立の料理名を決め，3食提供の場合には1日分の予定献立表を作成する（学校給食などは1食）．横書きで記入する．日常食の基本献立は，一汁三菜を基本に，施設の方針に沿って，和・洋・中を基本にアレンジしながら考えると作成しやすい．

　たとえば，カレーライスやかつ丼，うな丼などは，主食と主菜を一皿にした献立で，あと副菜2品と汁ものなどで栄養素のバランスを調整する．それぞれの食品構成から，朝・昼・夕の配分を決めて，3食の栄養量とそれに見合った食品重量を算出する．このとき，1食の色彩バランスや食器の形も重要であるので，実際に盛りつけを想定して具体的に絵に描いて決めるとよい．

表 5.3　予定献立表（栄養成分様式例）

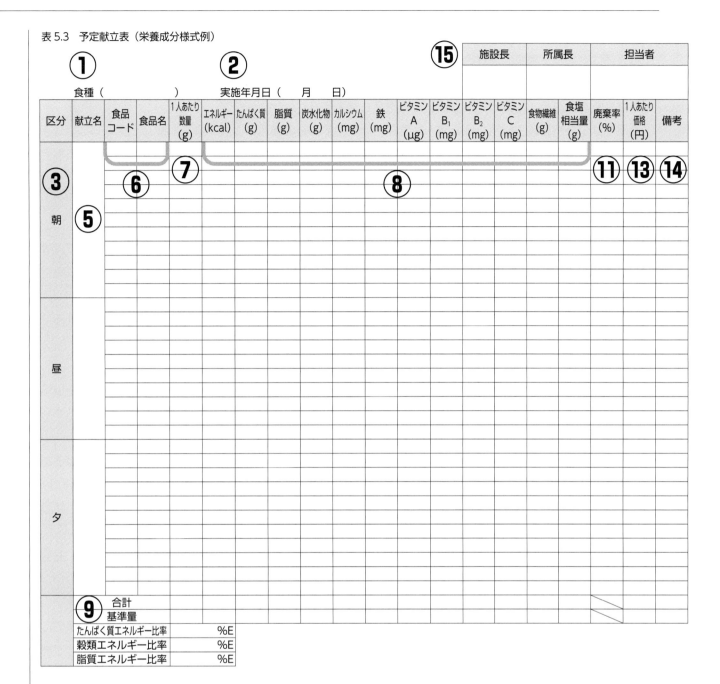

施設長	所属長	担当者

食種（　　　　　）　　実施年月日（　　月　　日）

区分	献立名	食品コード	食品名	1人あたり数量(g)	エネルギー(kcal)	たんぱく質(g)	脂質(g)	炭水化物(g)	カルシウム(mg)	鉄(mg)	ビタミンA(μg)	ビタミンB₁(mg)	ビタミンB₂(mg)	ビタミンC(mg)	食物繊維(g)	食塩相当量(g)	廃棄率(%)	1人あたり価格(円)	備考
朝																			
昼																			
夕																			
合計																			
基準量																			

たんぱく質エネルギー比率	%E
穀類エネルギー比率	%E
脂質エネルギー比率	%E

表 5.4　予定献立表（発注書作成様式例）

施設長	所属長	担当者

食種（　　　　　）
実施年月日（　　月　　日）　予定人数（　　　）人

区分	献立名	食品コード	食品名	1人あたり数量(g)	（　　）人分純使用量	廃棄率(%)	発注量	備考
朝								

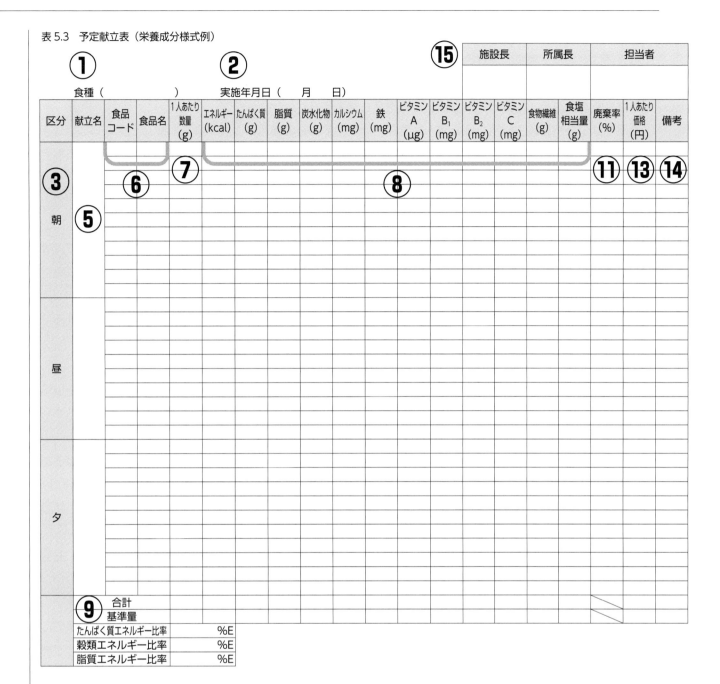

献立表の記入の仕方は以下のとおりである（表5.5）.

①献立名は，朝食，昼食，夕食ごとに主食，主菜，副菜，汁物，デザートの順に記載する．主食，汁物，主菜，副菜，デザートで記載する施設もある．献立名は誰にでもわかりやすい表現を用い，わかりにくいときは注釈を入れる．主菜の付け合わせの料理名も記入する．

②食品名は，各料理の主材料から記載，野菜などは量の多いものあるいは調理順に記載し，調味料は調理手順に従って記入する．肉，魚介類では種類・部位も記載する．冷凍食品，加工食品などを使用する場合は，それも誰が見てもわかるように記載する．

③同じ料理のなかであらかじめ下味をつけるものや別に調理する手順が入るものは，その食材グループごとに（　　）でくくる．

④1人あたり数量は，皮や種を除いた実際に食べることができる量（可食部）である．量は整数で記入する．重量をそのまま記載する場合と30ｇ×2個など重量と個数を限定して記載する場合がある．栄養計算はこの数字を用いて行う．

⑤調味料は，少々または適宜という書き方はせず，使用量を率（パーセント）または重量（g）で記入する．「こしょう」など小数点以下まで記入することもある．

⑥調理に必要なだし汁や水分の量も記載する．

⑦だし汁に使用するかつお節，煮干し，こんぶ，鶏がらなどは水分量に対する割合で記入する．これらは旨味として使用するのみで，それ自体は口に入らないので，栄養計算する場合は浸出液として計算する．しかし，その費用は忘れずに記入し，食材料費に含める．

⑧栄養計算は「日本食品標準成分表」（以下，食品成分表）に基づいたソフトを用いて算出するのが簡単である．栄養計算で算出した数字は，食品成分表の桁数にそろえるよう四捨五入して有効数字とする．

⑨1人あたり数量に予定食数を乗じた量は，純使用量，可食部量，正味量などと表現され，1人あたり数量の次の列に記載する．

⑩廃棄率は，廃棄部分も含んだ食材重量に対する廃棄部分重量の率（パーセント）であり，食品成分表にも記載されているが，季節や調理員の技術によっても異なるので，施設独自のものを作成するのが望ましい．献立表には掲載しない場合もある．

⑪総使用量とは，予定給食数の純使用量を確保するために，食材料の廃棄部分を含めた全体の使用重量のことである．廃棄率を参考に可食部率を算出し計算する．あらかじめ発注換算（庫出し）係数を算出しておき，総使用量に係数を乗じて算出する方法もある．

　　発注換算（庫出し）係数 ＝ 100/（100 －廃棄率）＝ 100/可食部率

⑫使用する食材の1ｇあたりの単価を定期的に算出しておき，それをもとに1日あたりの価格を計算する．1ｇあたりの単価は少数点第二位まで算出しておく．

⑬備考欄には補足したい事項，特別注意を払う事項などを記載する．

〈調味料の役割は味つけのみ？〉 調味料は調理上なくてはならないものであり，単に料理の味つけということだけではない．たとえば塩を加えることで食品の弾力性を増加したり，砂糖を加えることで物性の安定性を図ったり，あるいは酢を加えることで色を鮮やかに保つなどの役割がある．

表 5.5　予定献立記入例

	施設長	所属長	担当者

食種（常食）
実施年月日（　10月　15日）　　予定人数（120）人

区分	献立名	食品名	1人あたり数量 (g)	（120）人分 純使用量	廃棄率（%）	総使用量	備考欄
朝	米飯	精白米	87	10440			
	みそ汁	たまねぎ	15	1800			
		冷）しいたけ	12	1440			
	①	にんじん ②	8 ④	960 ⑨	⑩	⑪	⑬
		青ネギ	5	600		⑦	
		合わせみそ	15	1800			
		だし汁	150	18000			
	納豆	P）納豆	30 × 1P	120P			
		たれ	5 × 1P	120P			
	和え物	こまつな	50	6000			
		なめたけ	10	1200			
		しょうゆ	3	360			
	果物	りんご	50	6000			
	牛乳	牛乳	200 × 1P	120P			
昼	米飯	精白米	87	10440			
	魚の唐揚げ	さば	50 × 1切	120			
	ししとうソテー	しょうゆ	4	480			
		みりん		0			
		おろし生姜	1	120			
		じゃがいもでん粉	7	840			
	③	植物油	7	840			
		ししとう	10 × 2本	240本			
		塩	0.1	12			
		酒 ⑤	2	240			
	卵とじ	凍結全卵	25	3000			
		カット高野豆腐	3	360			
		きくらげ	1	120			
		たまねぎ	20	2400			
		にんじん	9	1080			
		冷）枝豆むき身	4	480			
		上白糖	1.5	180			
		うすくちしょうゆ	4	480			
		ひじき	1	120			
		上白糖	0.2	24			
		しょうゆ	1	120			
		みりん	2	240			
		だし汁 ⑥	10	1200			
	春雨サラダ	はるさめ	6	720			
		きゅうり	15	1800			
		にんじん	10	1200			
		ノンオイルドレッシング	8	960			
		ごま油	1	120			
		酢	1	120			
		うすくちしょうゆ	1	120			
夕							

〈**料理は見て食べて味わうもの．おいしく見える色づかい**〉食事の色と食欲の関係を調査した結果によると，暖色系の色は自律神経を刺激し，消化作用を助ける．一般的な傾向として，食欲をそそる色は，赤・橙・黄・緑であり，逆に食欲を減退させる色は青，紫，灰色があげられている．この色のバランスを考えることも献立の重要な要素である．

C. 献立記入上の注意点

　最近では給食管理ソフトを用いて献立表を作成することが多い．直筆の場合は次の点に注意する．給食管理ソフトを使用する際もわかりやすい表示を心がける．

①黒ボールペンまたはペンを使用する．献立表は公文書と同じであるので鉛筆で記載してはならない．文字は楷書または行書で丁寧に記載する．

②行間を一定間隔開け，余白部分があるように記入する．

③数字は各行とも位どりをそろえて記入する．

④文字や数字の訂正があった場合は，定規を用いて赤ペンまたは赤ボールペンで訂正線を2本引き，上の余白に記載する．その場合，赤の2本線で訂正した箇所に訂正印を押す．

D. 実施献立

　実施献立は，予定献立表に基づいて，決められた日時に実施された献立のことである．変更があった場合は赤字で訂正し，それを実施献立として保管する．最近ではコンピュータ化しており，別に実施献立をつくる施設も多くなっている．実施献立表は，栄養管理報告書を作成するための基礎資料となり，またそれ自体も記録書として保管される．

【演習 5-3】予定献立表

　表5.2で作成した献立のうち1食分を選び，ワークシート5.3に献立名，食品名，数量などを記入する．

ワークシート5.3　　予定献立表

食種（常食）
実施年月日（　　月　　日）　予定人数（120）人

		施設長	所属長	担当者

区分	献立名	食品名	1人あたり数量(g)	(120) 人分純使用量	廃棄率（%）	総使用量	備考欄

5.3 献立の評価

A．評価の意義

　献立評価にあたっては，第一に対象者の特性に応じた献立であり，かつ満足度がどうであったかが重要な鍵となる．ひとりひとり生活環境や食習慣が異なるため，全員一致で満足感が得られることはないと思われるが，提供された食事が適切なものであったかどうかについては常にチェックしておき，よりよい献立づくりに活用しなければならない．

B．評価の方法

　対象者からの評価は，残食率からの評価，アンケートによる嗜好や味・量・温度・彩りなどおいしさに関する評価，モニターの意見などを用いて多角的に評価する．客観的評価として，対象者の身体計測や血液検査の変化などからも評価できる．提供者自らが実施する検食簿の意見も献立デザインを判定する貴重な評価資料である．そのほか業務量や衛生管理の面からの評価も必要である（付表4参照）．

　一方，献立作成者が意図をもって作成した献立が不評であった場合などは，残食率が多いからと献立から除くのではなく，きちんとその意図を説明し，いかに食べてもらうかを工夫することが必要である．

【例】納豆を提供すると残食率が高い　→　納豆の効能を書いたメモを食膳に添えるなど

C．献立への活かし方

　対象者に実施するアンケートや残食調査の結果および提供者側が行う検食の意見などをふまえ，献立検討委員会などで検討したうえで，献立を修正し，再度同メニューを提供・評価し，改善の程度を評価する．これをくり返すことで献立の品質は高まる．いわゆる PDCA（plan，do，check，act）サイクルの活用は献立作成においても活用される．

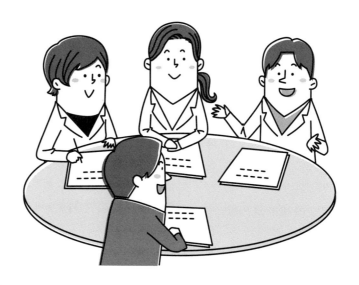

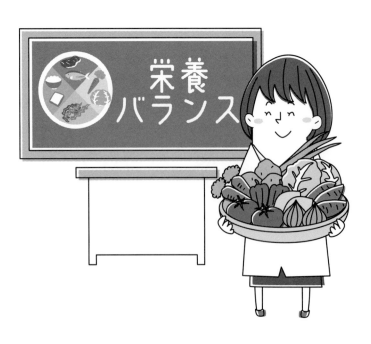

献立作成の実践編
【施設別献立作成】

　実践編では，各施設における給食の特徴と献立作成の流れやしくみ，給食の目的をより明確にする．その目的に沿った献立作成の方法を具体的に学ぶ．

　本編の献立の栄養計算は『日本標準食品成分表 2020 年版（八訂）』を基本とするが，施設によっては 2015 年版（七訂）を使用している場合がある．その場合は該当箇所に「（食品成分表 2015 年版）」と記す．

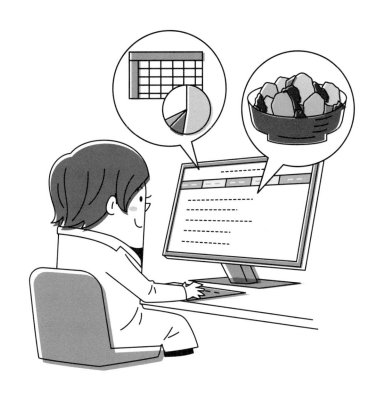

6. 学校給食

日本の学校給食は，1889(明治22)年に，山形県鶴岡町(現在の鶴岡市)の私立忠愛小学校において開始された．当時は，貧しくて，お弁当を持ってこられない子ども(貧困児童)がたくさんいたため，この小学校を創立した僧侶が，おにぎり，焼き魚，漬け物の昼食を出したのが日本で初めての学校給食とされている．

戦後は，1954(昭和29)年に学校給食法が制定され，法的根拠が明確になり，学校給食は，教育活動の一環として位置づけられた．その後，長い間，学校給食法は，そのときどきの状況に対応して，学校給食を制度的に支えてきたが，2008(平成20)年1月の中央教育審議会答申「子どもの心身の健康を守り，安全・安心を確保するために学校全体としての取組を進めるための方策について」を受け，同年6月に大幅に改正された．同法は，翌年4月1日に施行された．

「学校給食法」改正のポイント

学校給食の目的が従来の「食生活の改善」から「学校における食育の推進」へと位置づけられ，栄養教諭が学校給食を活用した食に関する実践的な指導を行うことと明記された．そして，学校給食の目標として「健康の保持増進」「食に関する理解と判断力(望ましい食習慣の形成)」「伝統的な食文化の理解」など7項目が食育の観点から掲げられた．

学校給食は，最も心身の発達が盛んな児童生徒を対象にする．栄養バランスのとれた食事を提供することにより，健康の増進，体位・体力の向上を図ることを第一にめざしている．さらに，学校給食は学級という集団の中で食事をすることから，良好な人間関係を築いていくために必要なコミュニケーション能力を高める場である．食べることを通して，食事のマナーをはじめとして，豊かな人間性や，社交性を育成するという役割も果たしている．

6.1 学校給食の特徴

学校給食の食事内容は，学校給食の目標をふまえたうえで，栄養的にバランスがとれるだけではなく，地場産物，郷土食の導入についても考慮し，衛生的で魅力あるものになるように常に改善に努めることが必要である．また，児童生徒の発達段階に応じて指導するとともに，できる限りひとりひとりの健康状態を把握しながら個に応じた対応を行うことが大切である．そのためには，献立の作成，食材の購入，調理，配分などが適切に行われるように管理する必要がある．

A. PDCA サイクル

　栄養管理を適切に行うためには，PDCA（plan, do, check, act）サイクルで下記のように状況を確認・調整しながら進めていく必要がある（図6.1）.

Plan（計画）・食事計画

①給食摂取基準量の検討
　エネルギー・栄養素の摂取量が適切かどうかを，学校給食摂取基準に基づき，児童生徒の心身の状況や日常の生活習慣，食習慣，身体状況の変化などを十分配慮して決定する.

②食品構成の検討
　地域の食生活の実態や食文化などに配慮しながら，各学校（地域）で食品構成表を作成し，児童生徒の嗜好の偏りをなくし，さまざまな食品を適切に組み合わせて給食内容の充実を図る.

③献立作成
　「生きた教材」として食に関する指導の全体計画などと関連させて，実施計画を作成する.
　③-1　給食費，調理設備，衛生面，調理員の人員体制などを考慮する.
　③-2　地産地消推進の観点から，地場産物の積極的な利用に心がける.
　③-3　郷土食や行事食の活用に心がける.
　③-4　献立作成委員会などで，保護者，教員など関係者からの意見を献立に反映するように努める.

④給食物資の選定
　教育委員会や学校給食協会などに設置された物資選定委員会などにおいて，安全で良質な食材を選定し，購入する.
　地産地消推進の観点からも農産物はできる限り県内・市町村産を購入するように努める.

Do（実施）・給食の提供

⑤調理
　おいしく，安全な給食づくりに努める.
　⑤-1　衛生管理に十分注意する.
　⑤-2　調理員と手順，調理方法の確認（作業動線図，作業工程表の作成）をする.
　⑤-3　適温給食を提供する.
　　摂取基準量に沿って各学年に適量を配食する.

⑥給食の提供
⑦給食時間を中心とした食に関する指導

Check（評価）・事後の評価

⑧喫食状況の把握
　児童生徒の個々の喫食状態などから栄養摂取状況などの実態把握を行い，今後の指導や献立内容の参考とする.
　⑧-1　残食量調査：給食の残量を献立別に計量し，学校全体，学年別，学級別などの傾向を把握する.
　⑧-2　喫食状況調査，嗜好調査，偏食調査などを行う.
　⑧-3　家庭での食生活実態調査：食生活全般をつかむためには，家庭での日常生活の状況や食歴を知ることが重要である.

Act（改善）・評価に基づく改善

⑨反省
　児童生徒の摂食状態を把握し，評価，反省をして今後の給食計画の見直しや次の献立作成，指導に反映する.

図6.1　学校給食のおける PDCA

【演習 6-1】 市区町村における学校給食

ワークシートの 6.1 に市区町村における学校給食の実際について調べる.

ワークシート 6.1　学校給食の実際

_____市・区・町・村の学校給食
給食実施の状況（_____年_____月現在）

		全校数（校）	自校（単独）（校）	共同（センター）（校）
小学校	完全			
	補食			
中学校	完全			
	補食			
	ミルク			
	その他			

献立作成の流れ

献立例添付（1 か月の献立と内容集計）

	米飯	パン	めん	肉料理	魚料理	卵料理	豆腐料理
回数							

B. 学校給食摂取基準

　「学校給食摂取基準」は，厚生労働省が策定した「日本人の食事摂取基準（2020 年版）」を参考とし，その考えをふまえるとともに，厚生労働科学研究費補助金により行われた循環器疾患・糖尿病等生活習慣病対策総合研究事業「食事摂取基準を用いた食生活改善に資するエビデンスの構築に関する研究」およびその調査結果より算出した，小学 3 年生，5 年生，中学 2 年生が昼食である学校給食において摂取することが期待される栄養量などを勘案し，児童または生徒の健康の増進および食育の推進を図るために望ましい栄養量を算出したものである．したがって，「学校給食摂取基準」は児童生徒 1 人 1 回あたりの全国的な平均値を示したものであるから，適用にあたっては，児童生徒の個々の健康状態および生活活動などの実態ならびに地域

の実情などに十分配慮し，弾力的に運用する．

a．学校給食摂取基準（表6.1）

表6.1　児童または生徒1人1回あたりの学校給食摂取基準

区　分	児童（6〜7歳）	児童（8〜9歳）	児童（10〜11歳）	生徒（12〜14歳）
エネルギー（kcal）	530	650	780	830
たんぱく質（g）	学校給食による摂取エネルギー全体の13〜20%E			
脂質（%）	学校給食による摂取エネルギー全体の20〜30%E			
ナトリウム（食塩相当量）（g）	1.5未満	2未満	2未満	2.5未満
カルシウム（mg）	290	350	360	450
マグネシウム（mg）	40	50	70	120
鉄（mg）	2	3	3.5	4.5
ビタミンA（µg）	160	200	240	300
ビタミンB$_1$（mg）	0.3	0.4	0.5	0.5
ビタミンB$_2$（mg）	0.4	0.4	0.5	0.6
ビタミンC（mg）	20	25	30	35
食物繊維（g）	4以上	4.5以上	5以上	7以上

注1　表に掲げるもののほか，次に掲げるものについても示した摂取について配慮すること．
　　　亜鉛：児童（6〜7歳）2mg，児童（8〜9歳）2mg，児童（10〜11歳）2mg，生徒（12〜14歳）3mg
注2　この摂取基準は，全国的な平均値を示したものであるから，適用にあたっては，個々の健康および生活活動などの実態ならびに地域の実情などに十分配慮し，弾力的に運用すること．
注3　献立の作成にあたっては，多様な食品を適切に組み合わせるよう配慮すること．
[文部科学省，学校給食実施基準の一部改正について（2021）]

b．学校給食摂取基準に基づく栄養管理のポイント

①児童生徒の成長，発達を総合的に考える栄養管理

②1回の給食にこだわらず，1週間単位で考える栄養管理

③アレルギーなど個に応じた栄養管理

④家庭との連携・支援の体制を整える（積極的な情報発信）

⑤栄養素の優先順位

　　⑤-1　エネルギー

　　⑤-2　たんぱく質

　　⑤-3　脂質

　　⑤-4　ビタミンA，ビタミンB$_1$，ビタミンB$_2$，ビタミンC，カルシウム，鉄，マグネシウム，食物繊維，ナトリウム，亜鉛

c．学校給食摂取基準についての基本的な考え方

①**エネルギー**　　学校保健統計の性別，年齢別平均身長から標準体重を求める．これをもとに基礎代謝量と食生活実態調査（身体活動レベルなど）から推定エネルギー必要量を算出する．学校給食は1/3を基準値と設定した．

②**たんぱく質**　　カルシウムの供給源として牛乳が供給されていること，主菜の量に配慮する必要があること，児童生徒の嗜好と満足感および食文化に配慮することなどの観点から，PFC（protein-fat-carbohydrate）比率などを考慮して，食事摂取基準の目標量を用いることとし，学校給食による摂取エネルギー全体の13〜20%Eを基準値と設定した．

③**脂　質**　　脂質の過剰摂取は，将来の生活習慣病予防の観点から，日頃の食生活において摂取をできる限

り抑制することが必要である．そのため，食事摂取基準の目標量を用いることとし，学校給食による摂取エネルギー全体の 20 ～ 30%E を基準値と設定した．

④**ナトリウム（食塩相当量）**　目標量の 1/3 未満を基準値と設定した．

⑤**カルシウム**　推奨量の 50%を基準値と設定した．

⑥**マグネシウム**　小学生は推奨量の 1/3 程度，中学生は 40%を基準値と設定した．

⑦**鉄**　家庭はもとより学校給食においても摂取が容易でないことから，推奨量の 40%を基準値と設定した．

⑧**ビタミン類**　ビタミン A，B$_1$，B$_2$ については推奨量の 40%と設定した．ビタミン C は推奨量の 1/3 を基準値と設定した．

⑨**食物繊維**　目標量の 40%以上を基準値と設定した．

⑩**亜　鉛**　推奨量の 1/3 を配慮すべき値と設定した．

〈**PFC 比率とは**〉PFC バランスとも呼び，摂取エネルギーに対するたんぱく質（protein）・脂質（fat）・炭水化物（carbohydrate）の構成比率を表し，おおまかに食事の栄養の質を評価する指標のひとつである．人間にとって不可欠な成分である，たんぱく質，脂質，炭水化物を「エネルギー産生栄養素」と呼び，それぞれの成分から摂取するエネルギーの適正範囲の比率は，成人ではたんぱく質 13 ～ 20%E，脂質 20 ～ 30%E，炭水化物 50 ～ 65%E といわれている．

【演習 6-2】学校給食摂取基準と食事摂取基準

ワークシート 6.2 に学校給食摂取基準と食事摂取基準の値を記入し，設定を確認する．

| ワークシート 6.2 | 学校給食摂取基準と食事摂取基準 |

	児童						生徒	
	6～7 歳		8～9 歳		10～11 歳		12～14 歳	
	学校給食基準	食事摂取基準	学校給食基準	食事摂取基準	学校給食基準	食事摂取基準	学校給食基準	食事摂取基準
エネルギー（kcal）								
たんぱく質（g）								
脂質（%）								
ナトリウム（食塩相当量）（g）								
カルシウム（mg）								
マグネシウム（mg）								
鉄（mg）								
ビタミン A（μg）								
ビタミン B$_1$（mg）								
ビタミン B$_2$（mg）								
ビタミン C（mg）								
食物繊維（g）								
亜鉛（mg）								

6.2 食品構成と食事内容の充実等

A. 食品構成

　食品構成については，「学校給食摂取基準」をふまえ，多様な食品を適切に組み合わせて，児童生徒が各栄養素をバランスよく摂取しつつ，さまざまな食に触れることができるようにすること．また，これらを活用した食に関する指導や食事内容の充実を図ること．なお，多様な食品とは，食品群であれば，たとえば，穀類，野菜類，豆類，果実類，きのこ類，藻類，魚介類，肉類，卵類および乳類などであり，また食品名であれば，たとえば穀類については，精白米，食パン，コッペパン，うどん，中華めんなどである．また，各地域の実情や家庭における食生活の実態把握のうえ，日本型食生活の実践，日本の伝統的な食文化の継承について十分配慮すること．さらに「食事状況調査」の結果によれば，学校給食のない日はカルシウム不足が顕著であり，カルシウム摂取に効果的である牛乳などについての使用に配慮すること．なお，家庭の食事においてカルシウムの摂取が不足している地域にあっては，積極的に牛乳，調理用牛乳，乳製品，小魚などについての使用に配慮すること．

B. 学校給食の食事内容の充実等

（1）学校給食の食事内容については，学校における食育の推進を図る観点から，学級担任や教科担任と栄養教諭等とが連携しつつ，給食時間はもとより，各教科等において，学校給食を活用した食に関する指導を効果的に行えるよう配慮すること．また，食に関する指導の全体計画と各教科等の年間指導計画等とを関連づけながら，指導が行われるよう留意すること．

　①献立に使用する食品や献立のねらいを明確にした献立計画を示すこと．

　②各教科等の食に関する指導と意図的に関連させた献立作成とすること．

　③学校給食に地場産物を使用し，食に関する指導の「生きた教材」として使用することは，児童生徒に地域の自然，文化，産業等に関する理解や生産者の努力，食に関する感謝の念を育むうえで重要であるとともに，地産地消の有効な手段であり，食料の輸送に伴う環境負荷の低減等にも資するものであることから，その積極的な使用に努め，農林漁業体験なども含め，地場産物にかかわる食に関する指導に資するよう配慮すること．

　④日本の伝統的食文化について興味・関心をもって学び，郷土に関心を寄せる心を育むとともに，地域の食文化の継承につながるよう，郷土に伝わる料理を積極的にとり入れ，児童生徒がその歴史，ゆかり，食材などを学ぶとりくみに資するよう配慮すること．また，地域の食文化などを学ぶなかで，世界の多様な食文化等の理解も深めることができるよう配慮すること．

　⑤児童生徒が学校給食を通して，日常または将来の食事づくりにつなげることができるよう，献立名や食品名が明確な献立作成に努めること．

　⑥食物アレルギー等のある児童生徒に対しては，校内において校長，学級担任，栄養教諭，学校栄養職員，養護教諭，学校医などによる指導体制を整備し，保護者や主治医との連携を図りつつ，可能な限り，個々の児童生徒の状況に応じた対応に努めること．なお，実施にあたっては，公益財団法人日本学校保健会でとりまとめられた「学校生活管理指導表（アレルギー疾患用）」および「学校のアレルギー疾患に対する取り組みガイドライン」ならびに文部科学省が作成した「学校給食における食物アレルギー

対応指針」を参考とすること．

（2）献立作成にあたっては，常に食品の組み合わせ，調理方法などの改善を図るとともに，児童生徒の嗜好の偏りをなくすよう配慮すること．

　　①魅力あるおいしい給食となるよう，調理技術の向上に努めること．

　　②食事は調理後できるだけ短時間に適温で提供すること．調理にあたっては，衛生・安全に十分配慮すること．

　　③家庭における日常の食生活の指標になるように配慮すること．

（3）学校給食に使用する食品については「食品衛生法」（昭和22年法律第233号）第11条第1項に基づく食品中の放射性物質の規格基準に適合していること．

（4）食器具については，安全性が確保されたものであること．また，児童生徒の望ましい食習慣の形成に資するため，料理形態に即した食器具の使用に配慮するとともに，食文化の継承や地元で生産される食器具の使用に配慮すること．

（5）喫食の場所については，食事にふさわしいものとなるよう改善，または工夫を行うこと．

（6）給食の時間については，給食の準備から片づけを通して，計画的・継続的に指導することが重要であり，そのための必要となる適切な給食時間を確保すること．

（7）望ましい生活習慣を形成するため，適度な運動，調和のとれた食事，十分な休養・睡眠という生活習慣全体を視野に入れた指導に配慮すること．また，ナトリウム（食塩相当量）の摂取過剰や鉄の摂取不足など，学校給食における対応のみでは限界がある栄養素もあるため，望ましい栄養バランスについて，児童生徒への食に関する指導のみならず，家庭への情報発信を行うことにより，児童生徒の食生活全体の改善を促すことが望まれること．

6.3　献立作成のポイント

　献立作成にあたっては，学校給食摂取基準をふまえながら，食品の組み合わせや衛生管理，調理方法などの改善を図るとともに，児童生徒の嗜好の偏りをなくすよう栄養バランスに配慮することが必要である．また，学校における食育の推進を図る観点から，献立が「生きた教材」として，給食時間はもとより各教科などにおける食に関する指導に学校給食を活用した指導が行えるよう，常に改善・工夫に努めることが大切である．

A．献立作成上の留意点

　献立作成にあたって，一般に学校給食で留意しなければならない要点は，次のとおりである．

a．栄養上の配慮

　児童生徒の発育に必要な栄養素が確保されるよう献立を作成する．

①学校給食摂取基準に基づき，学校給食の標準食品構成表を配慮した献立であること．

②児童生徒の日常の食生活の実態を把握し，家庭の食事に不足しがちな栄養素の摂取を配慮すること．

③栄養摂取量は，1日単位で考えるのではなく1週間の平均で実態に即した摂取量を確保できるように努めること．

b．嗜好上の配慮

　献立を栄養的に配慮しても，児童生徒に受け入れられず，残食になってしまうと意味がない．ただし，嗜好のみに左右され栄養的配慮が軽視されるようなことがあってはならない．そのために，児童生徒の嗜好を調査したうえで，献立に反映させることや児童生徒が楽しく，満足に食べることができるように，食事内容を多様化し，食事に対する関心を高める工夫をすることが大切である．

①嗜好調査や残食調査を随時実施し，献立に配慮すること．

②児童生徒の希望献立などの特別献立や選択献立などをとり入れるように配慮すること．

c．費用面での配慮

　学校給食は，定められた給食費で，栄養摂取量を確保しなければならない．

①学校給食摂取基準をふまえ，物価の変動，地域にあった食事内容の充実などを配慮し，適正な給食費となるように努める．

②食品についての知識や情報，地域の生産状況などを収集し，新鮮で安価な旬の食材を利用する．

d．安全・衛生上の配慮

　学校給食は，次代を担う児童生徒に対して行うものである．そのため，食材の利用にあたっては物資選定委員会などにおいて検討を行うとともに，原材料や加工品については，製造者などが行う微生物および理化学的検査の結果や生産履歴の提出を求め，安全を確認することが必要である．

①常に加工食品の配合（組成）や原材料の原産国，食品添加物などを確認することが必要である．

②施設設備や調理員数，調理時間，食器具などについて十分把握して献立作成にあたることが必要である．

③作業工程や作業動線などに注意し，二次汚染などの危険がない献立作成に努める．

e．地域的な配慮

①地域で生産される農作物や伝統行事，郷土食さらに季節感を積極的に献立にとり入れる．

②地域の食習慣，食生活の実態などと学校給食との関連を考慮し，不足しがちな栄養素を補給し，偏った食生活の改善にも役立つよう配慮する．

f．生きた教材としての献立

　学校における食に関する指導の全体計画や給食時間での指導の計画・内容をよく検討する．また，教科や特別活動での指導や学校行事を関連させた給食年間計画を作成するとともに，日々の献立についても，その「ねらい」を明確にする．さらに，地域の状況などを考慮しながら，児童生徒が地域の産業や食文化への理解を深め，生産者への感謝の心を育むことができるように努める．

g．その他の配慮

　学校給食献立作成委員会などでの意見や児童生徒の日々の給食の摂食状況，残食状況や実施献立の評価，反省を献立に反映させる．

6.4 献立作成管理の流れ

　学校給食の献立作成および決定方法は，市区町村内統一献立であったり各施設の特徴を活かした独自の献立であったり，各自治体によってさまざまである．また，献立の作成も，多くの自治体では1か月単位であるが，地域によっては学期や年間単位で作成するところもある．図6.2では，一般的な献立にともなう流れを示した．

		献立関係	食育資料関係
3か月前	前期	献立案作成（担当栄養士） 献立案検討会議（全栄養士）	
	中期	献立作成委員会	
2か月前	後期	物資選定委員会	
前月	前期 中期		食育推進資料作成（食育だより）
		献立表作成 給食物資発注	給食一口だより，給食だより作成
	後期	調理員研修会（献立説明）	食物アレルギー対応者用資料作成
当月	毎日	調理：調理指導，衛生指導 ・伝票整理（食材） ・衛生管理票などの確認 ・給食数の確認 ・検食（学校長） ・給食指導（学級，個人）	
翌月	前期	実施給食数報告書作成 栄養報告書作成（月報）	
	中期	納入物資請求書作成	

図6.2 学校給食における献立作成にともなう流れ

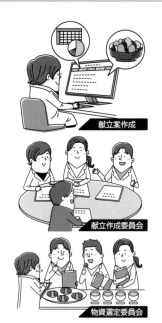

A. 献立作成委員会

　献立作成の留意点を勘案しながら学校栄養士によって作成された献立案を，それぞれの代表者に幅広く意見を求め，学校単位・市区町村単位など地域の実情に即して委員会が設置され，献立を決定する．
　たとえば，市区町村単位の委員会の構成は，

- 教育委員会代表
- 学校医，学校薬剤師代表
- PTA 代表
- 校長代表
- 保健主事代表
- 給食主任
- 共同調理場関係者
- 学校栄養士（栄養教諭，学校栄養職員）
- 調理員代表

などである．

6.5 地産地消食材をとり入れた献立例

　学校給食は，食育推進のための生きた教材として活用するための手立てのひとつとして，学校給食に地場産物の積極的な活用や，地域の郷土食や行事食を提供することをとおして，地域の食文化や伝統に対する児童生徒の理解を深め，食への関心を高めることが必要である．したがって，献立を作成するためには，地場産物を使った料理や郷土食，地域の食生活，地域の産業などについて日頃から理解を深め，工夫された魅力ある献立となるように努めることが大切である．
　表6.2 に示した愛知県の献立例では，愛知県を代表する調味料の赤みそ（八丁みそ：赤褐色の風味豊かなみそであり，旨味が濃厚で食材の臭みを消すため，魚や野菜，肉の煮込みにも適している．また，みそ汁を赤だしと呼んでいる）を使ったみそ煮タイプのみそおでん（地元でとれた食材を極力使用）と地元の食材を使った和え物（乾燥かたくちいわしも季節によっては小女子を使用），そして地元の温州みかん（知多，蒲郡産）にした．

表6.2 小学校献立例（12月・愛知県）

献立名	食品名	県内産	1人あたりの可食量（g）		
			低学年（6〜7歳）	中学年（8〜9歳）	高学年（10〜11歳）
米飯	精白米	*	50	70	90
牛乳	牛乳	*	206	206	206
みそおでん（みそ煮風）	豚肉（肩ロース）	*	12	15	17
	生揚げ	*	12	15	17
	こんにゃく		12	15	17
	うずら卵水煮	*	12	15	17
	さといも	*	25	30	35
	だいこん	*	40	50	60
	白ねぎ	*	8	10	12
	しょうが	*	0.3	0.3	0.3
	三温糖		3.5	4	4.5
	八丁みそ	*	10	12	14
	本みりん		1.5	2	2.3
	清酒		0.8	1	1.2
ほうれん草とじゃこの和え物	ほうれんそう	*	25	30	35
	にんじん	*	8	10	12
	乾燥かたくちいわし		1.8	2	2.3
	上白糖		0.8	1	1.2
	こいくちしょうゆ		2.5	3	3.5
果物	みかん	*	80	80	80
栄養量	エネルギー（kcal）		504	610	709
	たんぱく質（g）		19.0	22.1	24.9
	脂質（g）		14.6	16.2	17.5
	ビタミンB_1（mg）		0.36	0.41	0.46
	ビタミンB_2（mg）		0.50	0.54	0.57
	ビタミンC（mg）		50	55	60
	カルシウム（mg）		369	393	417
	鉄（mg）		2.9	3.6	4.1
	食塩相当量（g）		2.0	2.4	2.7

（食品成分表2015年版）

【演習6-3】特産品と郷土食

地域の特産品と郷土食を調べる.

6.6 食物アレルギーの対応

　各自治体によって対応が異なる. 対応で大切な点は, 全職員への周知徹底と共通理解（特に担任, 養護教諭の協力体制は欠かすことができない）と, 調理従事員への対応の徹底である.

①給食における対応

・詳細な献立表対応：給食の原材料を詳細に記入した献立表（加工食品, 調味料については配合表も必要）を事前に家庭に配布し, 保護者などの指示もしくは児童生徒の判断で原因食物を除外しながら食べる.

・除去食対応：原因食物を除いた給食.

・代替食対応：原因食物を給食から除き, 除かれたことによって不足した栄養素を別の食品を用いて補って提供する（例：牛乳→豆乳, 小麦粉→米粉など）.

・弁当対応：除去食や代替食対応をしているなか, 対応が困難な献立において弁当を持参させる（完全弁当対応および一部弁当対応もありうる）.

・調理にあたっては, コンタミネーションを防ぐための環境（特に調理機器を専用とするなど）の整備が必要である.

②表 6.2 の献立での対応

• 牛乳アレルギー → 牛乳を豆乳に変更

• 卵アレルギー → うずら卵を除去し，他の食材の分量を増やす

③献立作成時の対応例

• 食物アレルギーによるアナフィラキシー対応として，アナフィラキシーを起こしやすい原因食材の使用を避ける（例：そば，落花生など）．

• 軽度の食物アレルギーの児童生徒が安心して食べられる日を設定する（例：主要食材で，いか，えび，乳，卵，小麦などを使用しない献立）．

• 加工品については，乳，卵，小麦などを使用していないものを極力使用する．

【演習6-4】アレルギー対応

ワークシート 6.3 に示した献立について，左欄のアレルゲンがある場合の具体的な対応を記入する．

ワークシート6.3 除去食の対応

アレルゲン	献立名	具体的な対応
卵	かき玉汁（卵）	
	親子煮（卵，鶏肉）	
	八宝菜（いか，えび，豚肉，うずら卵）	
	いか天ぷら（いか，小麦粉，卵）	
	とんかつ（豚肉，小麦粉，卵，パン粉）	
	ちくわチーズつめフライ（ちくわ，チーズ，小麦粉，卵）	
	親子丼（卵，鶏肉）	
牛乳	シチュー（鶏肉，ホワイトルー）	
	さけのチャンチャン焼き（さけ，みそ，バター）	
	スパゲッティ（スパゲッティ，ウインナー，粉チーズ）	
	はんぺんチーズフライ（はんぺん，小麦粉，卵，チーズ）	
小麦	スパゲッティ（スパゲッティ，ウインナー，粉チーズ）	
	マカロニスープ（マカロニ，ベーコン）	
えび	八宝菜（いか，えび，豚肉，うずら卵）	
落花生	ピーナツ和え（落下生）	
アーモンド	チキンアーモンド揚げ（鶏肉，小麦粉，卵，アーモンド）	

6.7 中国料理をとり入れた献立例

表 6.3 に中国料理をとり入れた献立例を示す．献立作成の注意点は次のとおり．

①味つけは，本場の味にこだわらず児童生徒に合わせた味つけにする．

②副食全体のバランスを考え，多くの食品を使用するように組み合わせに注意する．

③調理工程と調理時間に考慮する．

④脂肪のとりすぎに注意する．

表6.3 小学校献立例（中国料理）

献立名	食品名	1人あたりの可食量（g）		
		低学年（6～7歳）	中学年（8～9歳）	高学年（10～11歳）
米飯	精白米	50	70	90
牛乳	牛乳	206	206	206
豆腐の中華煮	豆腐（木綿）	60	70	80
	豚肉（もも肉）	13	15	17
	にんじん	8	10	12
	ねぎ	8	10	12
	たけのこ水煮	13	15	17
	にんにく	0.3	0.3	0.3
	鶏ガラスープ	20	25	30
	清酒	1.3	1.5	1.7
	上白糖	0.7	0.8	1
	こいくちしょうゆ	3.5	4	4.5
	じゃがいもでんぷん粉	0.7	0.8	1
	ごま油	0.3	0.4	0.5
鶏肉の南蛮漬風	鶏肉（もも肉）	30	30	30
	清酒	1	1	1
	しょうが	0.2	0.2	0.2
	じゃがいもでんぷん粉	5	5	5
	揚げ油	4	4	4
	三温糖	2	2	2
	こいくちしょうゆ	3	3	3
	酢	2	2	2
	白ねぎ	5	5	5
	一味唐辛子	0.01	0.01	0.01
中華風春雨サラダ	春雨	3.5	4	4.5
	ロースハム	7	8	10
	きゅうり	8	10	12
	もやし	13	15	17
	上白糖	2	2.5	2.8
	酢	1.7	2	2.3
	こいくちしゅうゆ	3.5	4	4.5
	ごま油	0.5	0.5	0.5
栄養量	エネルギー（kcal）	585	680	762
	たんぱく質（g）	25.0	27.8	30.8
	脂質（g）	22.8	24.0	25.3
	カルシウム（mg）	309	323	336
	ビタミンC（mg）	12	13	15
	食塩相当量（g）	1.9	2.1	2.3

（食品成分表 2015 年版）

【演習 6-5】米飯給食の場合の「おかず」の配食率（換算係数）

　表6.1「学校給食摂取基準」および「日本食品標準成分表 2020 年版（八訂）」より，「おかず」の小学校低学年，中学年，高学年と中学校の配食率（換算係数）を，エネルギーを基準にして導き出し，ワークシート6.4を作成する.

設定：小学校中学年を 100 とした場合

①主食（米飯）の量　（米）

　小学校：低学年 50 g，中学年 70 g，高学年 90 g

　中学校：100 g

②牛乳　小学校，中学校とも 200 mL　1 本

③配食率（換算係数）は整数で，丸めた値で示す.

> **〈配食率とは〉** 調理したものを，料理別の出来上がり総量を把握したうえで，基準量にしたがって適正に配食するための割合.
> 　学校給食では，主食が低学年，中学年，高学年と3段階に分かれており，基準エネルギーを学年ごとに満たすために，副食の量で調整をする.

区　分	小学校			中学校
	低学年	中学年	高学年	
	6～7歳の場合	8～9歳の場合	10～11歳の場合	12～14歳の場合
基準のエネルギー（kcal）	530	650	780	830
主食のエネルギー（kcal）				
牛乳のエネルギー（kcal）				
おかずのエネルギー（kcal）				
配食率（換算係数）		100		

【演習6-6】地域の特産品を使った献立

①演習6-5で算出した配食率（換算係数）を考えて，1日分の献立を作成し，各学年の数量をワークシート6.5に記入する．

ワークシート6.5 各学年における数量

献立名	食品名	1人あたりの可食量（g）		
		低学年（6～7歳）	中学年（8～9歳）	高学年（10～11歳）

栄養量	エネルギー（kcal）			
	たんぱく質（g）			
	脂質（g）			
	カルシウム（mg）			
	ビタミンC（mg）			
	食塩相当量（g）			

②完成図のイラストを描く．

③作成した献立をチェック表（付表4）でチェックし，×の部分の改善献立を作成する．

④改善献立を実際に調理し，写真にとり，さらに改善点を提出する．

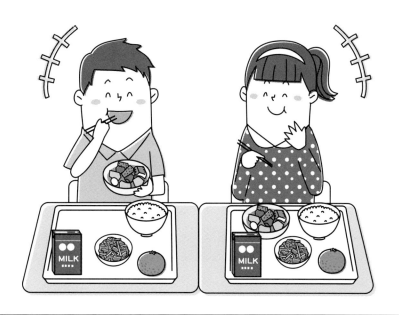

7. 病院給食

病院における食事提供に関しては，健康保険法に根拠づいた，入院時食事療養・入院時生活療養制度が適応となる．そのなかでは「食事は医療の一環として提供されるべきものであり，それぞれ患者の病状に応じて必要とする栄養量が与えられ，食事の質の向上と患者サービスの改善を目指して行われるべきもの」と明示されており，病院給食の位置づけは，"医療の一環"であり"治療の一部"ということになる．

これらの位置づけのもと，病院給食は管理栄養士，医師，看護師，他のメディカルスタッフや事務職員などから構成される栄養管理委員会などにより管理され，実際の運営自体は栄養管理部門が行う．

患者個々に対する食事の指示は，栄養管理委員会などを介して，病院ごとに策定される約束食事箋規約をもとに，医師の食事箋指示により行われることが多い．実際の献立作成に際しては，約束食事箋規約および各病院で作成される各種マニュアルに従う．

7.1 病院給食の特徴

病院において，入院中の傷病者（患者）に提供される食事は，治療の一環として位置づけられ，すべてが治療食として扱われ，大きく一般治療食（一般食）と特別治療食に区分される（図7.1）．

一般治療食は，特別な食事療法を必要としない傷病者（患者）に対して，栄養バランスのとれた食事を提供することから，主に日本人の食事摂取基準が適用されている．一方，特別治療食は，その食事が対象疾患の治療目的に直接結びつく食事になり，医師の食事箋やその疾患に定められた基準（各学会から発表された治療ガイドラインなどの栄養管理指針）に従うことになる．

しかしながら，近年の患者高齢化により，多数の問題を抱える患者が増加している．そのなかでは，"栄養素"，"栄養量"のみならず，"消化性"，"物性（咀嚼・嚥下）"などの複合的な問題への対応を同時に求められるため，前述の区分のみでは対応しきれないことも多い．したがって，画一的ではなく，個別性に配慮した柔軟な対応が求められる．

一般治療食	常食	（ライフステージ別）乳児食，幼児食，学齢期食，成人食，高齢者食，妊産婦食
	軟食（軟菜食）	全粥（全粥菜）
		分粥食（分粥菜食）
	流動食	普通流動食
		高栄養流動食

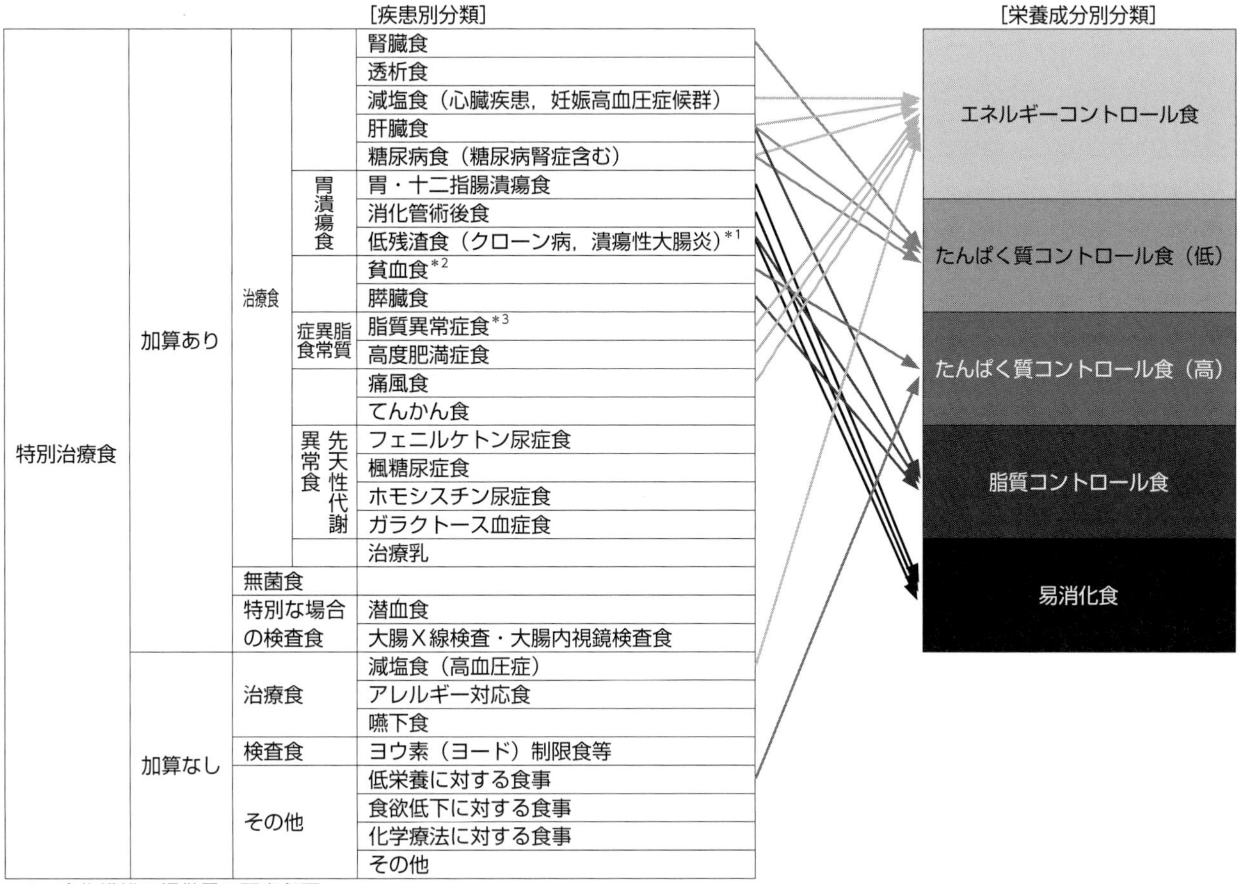

［疾患別分類］　　　　　　　　　　　　　　　　［栄養成分別分類］

特別治療食	加算あり	治療食		腎臓食
				透析食
				減塩食（心臓疾患，妊娠高血圧症候群）
				肝臓食
				糖尿病食（糖尿病腎症含む）
			胃潰瘍食	胃・十二指腸潰瘍食
				消化管術後食
				低残渣食（クローン病，潰瘍性大腸炎）*1
				貧血食*2
				膵臓食
			脂質異常症食	脂質異常症食*3
				高度肥満症食
				痛風食
				てんかん食
			先天性代謝異常食	フェニルケトン尿症食
				楓糖尿症食
				ホモシスチン尿症食
				ガラクトース血症食
				治療乳
		無菌食		
		特別な場合の検査食		潜血食
				大腸X線検査・大腸内視鏡検査食
	加算なし	治療食		減塩食（高血圧症）
				アレルギー対応食
				嚥下食
		検査食		ヨウ素（ヨード）制限食等
		その他		低栄養に対する食事
				食欲低下に対する食事
				化学療法に対する食事
				その他

［栄養成分別分類］

- エネルギーコントロール食
- たんぱく質コントロール食（低）
- たんぱく質コントロール食（高）
- 脂質コントロール食
- 易消化食

＊1　食物繊維の提供量に配慮必要
＊2　鉄の提供量に配慮必要
＊3　コレステロール，飽和脂肪酸，食物繊維の提供量に配慮必要

図7.1　治療食の分類

A. 一般治療食

a. 目　的

　一般治療食は特別な食事療法を必要としない傷病者（患者）に対して患者の栄養状態を良好に維持することを目的に，適正な栄養量を確保し，間接的に疾患の改善に寄与する食事である．食材や食事の物性により，常食，軟食（軟菜食），流動食に区分される．またライフステージに応じて乳児食，幼児食，学齢期食，成人食，高齢者食，妊産婦食に区分される．

b. 各食種の特徴

(1) 常　食

　常食は栄養素的には特別な制約がなく，日常食に近い食事である．エネルギーや栄養素に特別の制限がない患者，軽症あるいは回復期の患者に給与される．健康増進を目的としたバランス食であり，患者の必要とする栄養素を給与し，栄養状態を良好に維持することにより，疾患からの回復を早めることを目的とする．エネル

ギー量以外の栄養素については，年齢，性別，体位，身体活動レベル，病状などによって個々に適正量を考慮することが望ましい．また，各ライフステージに応じて主食や副食の物性への配慮が必要となる．

（2）軟食（軟菜食）

軟食（軟菜食）は消化器系疾患，周術期，食欲不振時，口腔・食道障害，咀嚼能力低下時などに適応される．主に主食の形態が粥であり，提供される食材の消化管への負担程度に応じて区分される．症状に応じ，分粥食（分粥菜食）または全粥食（全粥菜食）とするが，主菜や副菜に使用する食品の種類と量，調理法はそれぞれの段階に対応するものでなければならない．軟食（軟菜食）は水分量が多く，摂取できる栄養素量にも限りがあるので，目標とする栄養量とそれに応じた献立作成への配慮が必要となる．

①主食は精白度の高い米，パン，うどんなどを用いてやわらかく調理する．

②食材料は新鮮なものを選び，消化されやすいように切り方・調理方法を工夫する．

③脂肪含量の比較的少ない食品や，胃内停滞時間の短い食品を選ぶ．

④食材は各段階に応じて，使用部位を工夫し，またきざむ，つぶす，おろす，裏ごすなどにより調整する．

⑤調理法は油の少ない煮物，蒸し物，ゆで物，和え物など和風の料理を主体とし，味つけは薄味とする．

⑥揚げ物や油脂を多く使う料理法は避ける．また，極端に脂質含有量の多い食材の使用は避ける．

⑦食事量が少ない場合はミネラルやビタミンが十分に補給できるよう工夫する．

⑧不溶性食物繊維の多い野菜，刺激の強い野菜，きのこ類，海藻類は避ける．

（3）流動食

食物残渣や機械的刺激が少なく，消化吸収がよい流動状の食物を総称して流動食という．流動食は消化器系疾患，周術期，極度の食欲不振時，咀嚼力低下，口腔障害，咽頭・食道の障害などに適応される．糖質の多い食品を主とした水分の多いもので，水分補給が主な目的となるために栄養的価値は低い．したがって，流動食の提供期間をできる限り短期間とする．また栄養量を確保する目的で栄養補助食品を併用することもある．

①主食はおもゆ，消化・吸収力を考慮し胃腸に負担のかからない糖質の多い食品を中心に，良質のたんぱく質の多い食品（卵，豆腐，牛乳など）を加え，脂質は食品中に含まれるものにとどめる．

②食事回数は1日3～6回とし，1回の量は500～600 mLくらいを目安にする．

【演習7-1】軟食（軟菜食），流動食

病院給食に適していると思われる軟食（軟菜食）と流動食の献立を1食ずつワークシート7.1に調べる．

ワークシート7.1　軟食（軟菜食），流動食

軟食（軟菜食）

料理	食品名	重量（1人分）	作り方

流動食

料理	食品名	重量（1人分）	作り方

c. 栄養基準量の算出

(1) 一般治療食利用者の推定エネルギー必要量の算出法

①成人（18歳以上）の場合

推定エネルギー必要量は，原則として基礎代謝量に対象者の身体活動レベルを考慮して算出する．基礎代謝量は一般治療食患者の性，年齢区分の基礎代謝基準値（kcal/kg体重/日）と参照体重を用いて算出する（表7.1，表7.2）．また，妊娠・授乳婦では，胎児と母体の組織変化に必要な妊娠期別エネルギーや授乳に必要なエネルギー量を加算する．

体重あたりの総エネルギー必要量は，成人ではおおむね 30 ～ 40 kcal/kg 体重/日の範囲にある．

《成人》

推定エネルギー必要量（kcal/日）＝基礎代謝量（kcal/日）× 身体活動レベル

基礎代謝量：基礎代謝基準値（kcal/kg体重/日）× 参照体重（kg）

表7.1　参照体重における基礎代謝量

性別	男性			女性		
年齢 （歳）	基礎代謝基準値 (kcal/kg体重/日)	参照体重 (kg)	基礎代謝量 (kcal/日)	基礎代謝基準値 (kcal/kg体重/日)	参照体重 (kg)	基礎代謝量 (kcal/日)
1～2	61.0	11.5	700	59.7	11.0	660
3～5	54.8	16.5	900	52.2	16.1	840
6～7	44.3	22.2	980	41.9	21.9	920
8～9	40.8	28.0	1,140	38.3	27.4	1,050
10～11	37.4	35.6	1,330	34.8	36.3	1,260
12～14	31.0	49.0	1,520	29.6	47.5	1,410
15～17	27.0	59.7	1,610	25.3	51.9	1,310
18～29	23.7	64.5	1,530	22.1	50.3	1,110
30～49	22.5	68.1	1,530	21.9	53.0	1,160
50～64	21.8	68.0	1,480	20.7	53.8	1,110
65～74	21.6	65.0	1,400	20.7	52.1	1,080
75以上	21.5	59.6	1,280	20.7	48.8	1,010

［日本人の食事摂取基準（2020年版）］

表7.2 年齢階級別にみた身体活動レベルの群分け（男女共通）

身体活動レベル	Ⅰ（低い）	Ⅱ（ふつう）	Ⅲ（高い）
1〜2（歳）	—	1.35	—
3〜5（歳）	—	1.45	—
6〜7（歳）	1.35	1.55	1.75
8〜9（歳）	1.40	1.60	1.80
10〜11（歳）	1.45	1.65	1.85
12〜14（歳）	1.50	1.70	1.90
15〜17（歳）	1.55	1.75	1.95
18〜29（歳）	1.50	1.75	2.00
30〜49（歳）	1.50	1.75	2.00
50〜64（歳）	1.50	1.75	2.00
65〜74（歳）	1.45	1.70	1.95
75以上	1.40	1.65	—

［日本人の食事摂取基準（2020年版）］

②小児（1〜17歳）の場合

小児は食事摂取基準の基礎代謝量（1〜17歳の値）に，身体活動レベルを乗じ，さらに組織増加分のエネルギー蓄積量（表7.3）を加算し算出する．

《小児》
推定エネルギー必要量（kcal/日）
＝基礎代謝量（kcal/日）×身体活動レベル＋エネルギー蓄積量（kcal/日）

表7.3 成長に伴う組織増加分のエネルギー（エネルギー蓄積量）

性別	男児				女児			
年齢等	(A) 参照体重 (kg)	(B) 体重増加量 (kg/年)	組織増加分 (C) エネルギー密度 (kcal/g)	(D) エネルギー蓄積量 (kcal/日)	(A) 参照体重 (kg)	(B) 体重増加量 (kg/年)	組織増加分 (C) エネルギー密度 (kcal/g)	(D) エネルギー蓄積量 (kcal/日)
0〜5（月）	6.3	9.4	4.4	115	5.9	8.4	5.0	115
6〜8（月）	8.4	1.2	1.5	15	7.8	3.7	1.8	20
9〜11（月）	9.1	2.5	2.7	20	8.4	2.4	2.3	15
1〜2（歳）	11.5	2.1	3.5	20	11.0	2.2	2.4	15
3〜5（歳）	16.5	2.1	1.5	10	16.1	2.2	2.0	10
6〜7（歳）	22.2	2.6	2.1	15	21.9	2.5	2.8	20
8〜9（歳）	28.0	3.4	2.5	25	27.4	3.6	3.2	30
10〜11（歳）	35.6	4.6	3.0	40	36.3	4.5	2.6	30
12〜14（歳）	49.0	4.5	1.5	20	47.5	3.0	3.0	25
15〜17（歳）	59.7	2.0	1.9	10	51.9	0.6	4.7	10

体重増加量（B）は，比例配分的な考え方により，参照体重（A）から以下のようにして計算した．
例：9－11か月の女児における体重増加量（kg/年）
$X =$ 〔（9－11か月（10.5か月時）の参照体重）－（6〜8か月（7.5か月時）の参照体重）〕/〔0.875（歳）－0.625（歳）〕＋〔（1〜2歳の参照体重）－（9〜11か月の参照体重）〕/〔2（歳）－0.875（歳）〕
体重増加量＝$X/2$
＝〔（8.4－7.8）/0.25＋（11.0－8.4）/1.125〕/2
≒2.4
組織増加分のエネルギー密度（C）は，アメリカ・カナダの食事摂取基準より計算．
組織増加分のエネルギー蓄積量（D）は，体重増加量（B）と組織増加分のエネルギー密度（C）の積として求めた．
【例】9〜11か月の女児における組織増加分のエネルギー（kcal/日）
＝〔（2.4（kg/年）×1.000/365日）〕×2.3（kcal/g）
＝14.8
≒15

（2）推定エネルギー必要量に基づく給与エネルギー量の設定：施設ごとの食事摂取基準活用方法

①それぞれの施設の一般治療食利用者の年齢構成を調べる．

②年齢構成人数から荷重平均エネルギー量を算出し，それに基づいて給与エネルギー量を設定する．

　成人および高齢者が主である場合，エネルギー別に3～4段階に設定する．さらに，給与エネルギー目標量として想定できる最小値と，最大値を考慮して段階を増やすことで，より個人への対応した栄養量の設定が可能となる．推定エネルギー必要量の±200 kcalの範囲内でエネルギー給与が確保できる設定にすることが一般的である．

（3）一般治療食利用者に対するエネルギー以外の栄養基準量の算出方法

①たんぱく質，脂質，炭水化物の給与栄養目標量

　推定エネルギー必要量をもとに算出する．

　たんぱく質：％エネルギー　13～20％E（高齢者は15～20％E未満）

　脂　　　質：％エネルギー　20～30％E

　炭 水 化 物：％エネルギー　50～65％E

②その他の栄養素

　ビタミン（特にビタミンA，ビタミンB$_1$，ビタミンB$_2$，ビタミンC）は日本人の食事摂取基準の基準値を満たしていること．

　ミネラル（特にカルシウム，鉄）は日本人の食事摂取基準の基準値を満たしていること．

③食　塩　　成人においては，男性では7.5 g未満/日，女性では7.0 g未満/日をめざす．

④食物繊維　　成人においては，男性では21g以上/日，女性では18 g以上/日をめざす．

B. 特別治療食

　食事内容の決定には，疾患の栄養治療の目的・目標を十分把握し，最も適正な治療食を選択する．入院時食事療養（I）における特別治療食は，特別加算食病名の記載により加算対象となる特別食であり，「疾患治療の直接手段として，医師の発行する食事箋に基づいて提供される患者の年齢，病状等に対応した栄養量および内容を有する治療食，無菌食および特別な場合の検査食」である（表7.4）．

　栄養治療は疾病の誘因や原因となった食生活や栄養（代謝）との関係を明らかにして，栄養状態を評価し，適切な栄養補給により栄養代謝を改善させ疾病の治療効果を上げようとするもので，この目的で提供されている食事を特別治療食という．

　特別治療食は疾病ごとに管理する疾患別栄養管理と，食事の栄養組成の特徴をそのまま治療食名とした栄養成分別管理に分かれる．従来より行われていた疾患別栄養管理では，エネルギーを調整した糖尿病食と同じ献立内容のものを糖尿病ではない肥満症の患者に提供する場合は肥満症食として提供することになる．栄養治療としての役割や目的が同じであっても，治療食名が異なるため，別の食事として設定されている．したがって，疾病の種類ごとに治療食が増えることになり対応がますます複雑かつ困難となる．そこで疾病別に栄養治療および食事内容を分析し，特徴を整理し，同じ栄養素量ごとに集約して，疾病単位ではなく栄養成分の観点から特別治療食を分別する栄養成分別管理が試みられるようになった．

表 7.4　特別食加算の対象となる特別治療食（2020 年 4 月〜）

			栄養成分別				
疾患別	腎臓食	心臓疾患，妊娠高血圧症候群などに対して減塩食療法を行う場合も含む　心臓疾患等の減塩食については，食塩相当量が総量（1 日量）6 g 未満の減塩食をいう．ただし，妊娠高血圧症候群の減塩食の場合は，日本高血圧学会，日本妊娠高血圧学会等の基準に準じる		たんぱく質コントロール食（低）			
	肝臓食	肝庇護食，肝炎食，肝硬変食，閉鎖性黄疸食（胆石症および胆嚢炎による閉鎖性黄疸の場合も含む）	エネルギーコントロール食	たんぱく質コントロール食（低）		脂質コントロール食	
	糖尿病食		エネルギーコントロール食	たんぱく質コントロール食（低）			
	胃潰瘍食	十二指腸潰瘍も含む　侵襲の大きな消化管手術の術後において胃潰瘍食に準ずる食事を提供する場合も含む（流動食除く）　クローン病，潰瘍性大腸炎等により腸管の機能が低下している患者に対する低残渣食も含む					易消化食
	貧血食	血中ヘモグロビン濃度が 10 g /dL 以下であり，その原因が鉄分の欠乏に由来する患者			たんぱく質コントロール食（高）		
	膵臓食					脂質コントロール食	
	脂質異常症食	空腹時定常状態における LDL- コレステロール値が 140 mg/dL 以上である者または HDL- コレステロール値が 40 mg/dL 未満である者もしくは中性脂肪値が 150 mg/dL 以上である者　高度肥満症（肥満度が＋ 70% 以上または BMI が 35 以上）に対して食事療法を行う場合も含む	エネルギーコントロール食				
	痛風食		エネルギーコントロール食				
	てんかん食	難治性てんかん（外傷性のものを含む．）の患者に対し，グルコースに代わりケトン体を熱量源として供給することを目的に炭水化物量の制限および脂質量の増加が厳格に行われた治療食．グルコーストランスポーター 1 欠損症またはミトコンドリア脳筋症の患者に対する場合も含む					
	先天性代謝異常食	フェニルケトン尿症食，楓糖尿症食，ホモシスチン尿症食，ガラクトース血症食					
	治療乳	いわゆる乳児栄養障害（離乳を終わらない者の栄養障害）に対する直接調製する治療乳をいい，治療乳既製品（プレミルク等）を用いる場合および添加含水炭素の選定使用等は含まない					
	無菌食	無菌治療室管理加算を算定している患者					
	特別な場合の検査食	潜血食　大腸 X 線検査・大腸内視鏡検査のために特に残渣の少ない調理済食品を使用した場合を含む．ただし，外来患者に提供した場合は，保険給付の対象外である．					

7.2 食品構成表の作成上のポイント

　病院ごとに算出した栄養基準量を目標として食品構成表を作成する．

　食品構成表は，給食施設における給与栄養目標量に対する献立を容易に作成するために，食品群ごとの目安となる使用量に置き換えて示したもの（1 人 1 日または 1 食あたり）である．この食品構成表を食品の組み

合わせなどに活用することにより，献立作成を効率よく進めることができる．

特定給食施設では，各監督官庁への給食の実施報告（栄養報告）を行う義務があるため，必ず作成する．報告書に合わせた食品群別で作成すると効率的である．

A. 食品構成表の作成

食品構成表の作成手順は 62 ページ参照．

B. 食品構成表の作成例

一般治療食（常食）のエネルギー1,800 kcal（たんぱく質 70 g，脂質 50 g）の食品構成を表 7.5 に示す．

表 7.5　常食の食品構成例（エネルギー 1,800kcal，たんぱく質 70g，脂質 50g）

食品群	食品名	重量 (g)	エネルギー (kcal)	たんぱく質 (g)	脂質 (g)
穀類	米	170	581	9.0	1.4
	パン	85	211	6.3	3.1
	麺類	13	13	0.4	0.1
	その他の穀類	4	15	0.4	0.2
いも類	いも類	50	46	0.9	0.5
	いも類加工品	5	5	0.0	0.0
砂糖および甘味類		10	39	0.0	0.0
豆類	大豆製品	55	42	3.4	2.6
	大豆・その他の豆腐	5	15	0.8	0.3
種実類		1	5	0.2	0.5
野菜類	緑黄色野菜類	150	44	2.0	0.3
	その他の野菜類	200	50	2.2	0.2
	野菜漬物	5	2	0.1	0.0
果実類	果実（生）	100	48	0.7	0.2
	果実加工品	10	8	0.0	0.0
きのこ類		15	4	0.4	0.0
藻類		3	1	0.1	0.0
魚介類	魚介類（生）	65	90	10.7	3.8
	干物・塩蔵・缶詰	4	10	0.7	0.7
	練製品	4	4	0.5	0.0
肉類	肉類（生）	60	115	10.1	7.5
	肉類加工品	5	12	0.8	0.9
卵類		35	50	4.0	3.3
乳類	牛乳類	200	122	6.0	7.0
	乳類加工品類	20	94	8.7	6.1
油脂類	植物性	8	71	0.0	7.8
	動物性	5	44	0.0	4.9
調味料類	食塩	1	0	0.0	0.0
	しょうゆ	16	11	0.9	0.0
	みそ	10	20	1.2	0.6
	その他の調味料	15	20	0.1	0.3
合計			1,790	70.3	52.2

たんぱく質エネルギー比率 16%E，動物性たんぱく質比 59%，脂質エネルギー比率 26%E，穀類エネルギー比 46%

【演習 7-2】　特別治療食への展開

表 7.5 の食品構成を常食として，1,800 kcal でたんぱく質 40 g の食品構成をつくる．なお，荷重平均栄養成分表は表 4.10（59 ページ）を使用する．

C. 代替え食品

　献立内容に特別に変更をともなう場合は食品構成表を献立作成の目安として使用し，エネルギー・栄養素は使用食品ごとに計算して数値を修正しなければならない．食品の交換は原則的には同一食品群内で行うが，群を越える場合には，たとえばたんぱく質源となる食品では食品構成表に設定された食品のたんぱく質とほぼ同量になるようにする．また，魚から肉，肉から魚へ変更することにより栄養素，動物性たんぱく質比，脂質などに誤差が生じないようにする（図7.2）．

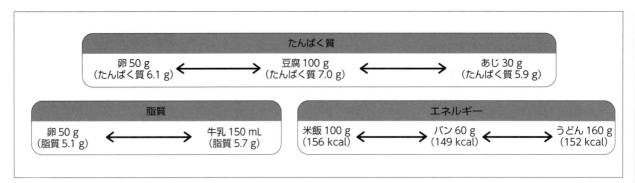

図7.2　食品交換例

【演習7-3】食品交換

①とり皮なし60 gのたんぱく質と交換できる食品を調べる．
②スパゲッティ100 gのエネルギーと交換できる食品を調べる．

7.3 ｜ 献立作成のポイント

　医療施設では，施設ごとに食種が約束食事箋に基づき設定されている．献立は，この約束食事箋に基づき作成されるが，提供方式，患者サービス，食材料費，調理機器能力，衛生面，作業人員数，作業時間などを考慮しなければならない．献立作成は1週間，2週間，4週間など一定の単位で計画的に事前に作成される．
　基本となる献立作成には，常食を用いることが多かったが，近年の高齢化にともない，対象患者の年齢構成や施設における診療科構成を考慮し，入院患者が最も多い食事を基本食とみなし，献立の展開を行うほうがより効率的である．

A. 献立作成の条件

①給与栄養目標量を充足させる．しかし，給与栄養目標量は常時一致させにくいので，5〜10%程度の日差を目安に10日間または1週間単位の平均値で適正量になるように計画する（特別治療食は±5%程度の日差）．また治療食の栄養素に関しては1食や1日単位での上限・下限が設けられているものもあり，それらに関しては絶対値を順守する．

②朝，昼，夕の栄養素の配分を適正にして，できるだけ均等にする．

③食事形態や食事回数が個々の傷病者の病態や病状に適合している．

④料理の組み合わせの変化と調和をはかる．

⑤喫食者の食欲，嗜好を考慮する．

⑥調理条件を十分に考慮する．

⑦衛生上安全である．

⑧1週間または1か月の予算内で柔軟に対応する．

⑨保有食器の種類によって，盛りつけ効果を考える．

⑩料理担当者の能力および人数を考慮する．

⑪料理時間の配分を考える．

⑫適温給食ができるかを考える．

⑬設備，調理機器の稼働状況を把握しておく．

⑭検食結果を反映させる．

⑮嗜好調査結果を反映させる．

B. 食品の選択

①多種類，多品目の食品を使用することが望ましい．

②食品は新鮮で旬のものを用い，調理済み食品や半調理食品を用いる場合は，成分組成が不明なものは避ける．

③エネルギー調整食品，たんぱく質調整食品などを利用する場合はその調理性，適応範囲をよく理解しておくこと．

C. 献立作成の実際 (図7.3)

①主食を決める：炭水化物が多くエネルギー源となるもの．

②主菜を決める：たんぱく質，脂質の給源となる．
主菜は主材料に原則として動物性食品を配分し，当該食の前後にはできるだけ同一食品，同一調理方法を避ける．主菜は皿の大きさ，料理に見合った分量，切り方などに注意する．

③副菜を決める：副菜は，主菜によってその内容を決める．できるかぎり調理法，材料，また見た目が同じような形態のものを避ける．分量は一般に少量にして1〜2品にする．ビタミン・ミネラル・食物繊維の給源として，主菜に不足しがちな栄養素の調整をはかる．

④汁物を決める：1日1回を基本とする．汁物は主菜，副菜の調和を考えて選ぶ．

⑤香の物は献立の組み合わせによってつけるが，頻度は少なくする．

⑥デザートは必要に応じてつける．デザートはエネルギー・栄養素量の調整・補正や食事の豊かさ，食事感を満足させる効果がある．

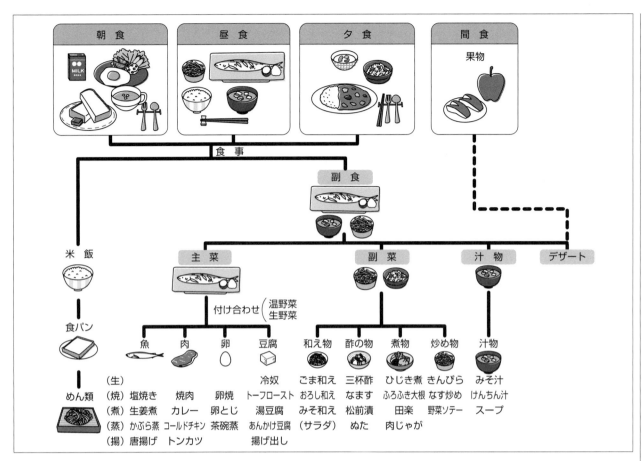

図 7.3　献立の立て方・考え方・ポイント

D.　料理の組み合わせ例

①主菜 1，副菜 2，汁 1（香の物 1）

②主菜 1，副菜 1，汁 1（デザート）

③主菜 1，副菜 2（香の物 1）

④主菜 1，副菜 1（デザート）

　①〜④の選択は，食事の種類，献立の内容，調理能力，食器保有数など現状に合わせる．果物は 1 日に 1〜2 種加えるとよい．

E.　記載項目

　病院給食の献立表は，その用途などにより多少の違いはあるが，次のような項目が記載される（表 5.3（75 ページ）参照）．

①献立表の名称

②食事の種類（病院給食の場合）

③実施月日と曜日

④作成栄養士および上司決済捺印欄

⑤予定給食数および実施給食数

⑥食事区分

⑦献立名（料理名）

⑧食品材料名

⑨１人あたり食品材料可食部量

⑩１人あたり栄養素等量（エネルギー・たんぱく質・脂質・その他，必要に応じる）

⑪給食食品材料可食部量（⑨×予定給食数）

⑫廃棄率（施設独自の廃棄率を納入業者との契約内容により決める）

⑬給食食品材料素材量（総使用予定食品材料重量）

7.4 　献立作成時の考え方・各治療食のポイント

A. 献立作成手順

a. 主食を決める

①パン，米飯，めんから選択する．ただし治療食の場合，めん類は塩分コントロールの観点から提供が難しくなる場合も多い．

②朝・昼・夕の３食がほぼ等分化できるよう配分する（特に血糖管理およびエネルギー管理が必要な疾患の場合）．

③主食を決め，その料理方法を決める．ただし治療食の場合，混ぜごはんや丼物は，栄養量のコントロールの観点から提供が難しくなる場合も多い．

【例】米　飯　　　：米飯，炊き込みごはん，赤飯など

　　　丼もの　　　：親子丼，かつ丼，うな丼など

　　　ごはんもの：ちらし寿司，カレーライス，チャーハンなど

　　　調理パン　　：サンドウィッチ，ホットドッグなど

　　　めん類　　　：きつねうどん，ざるそば，焼きそば，ミートスパゲッティなど

b. 主菜を決める

①魚類，肉類，卵，大豆製品から選択する．

②たんぱく質を主に供給する食品であり，朝・昼・夕のいずれの食事にも用いるよう配分する．

③腎臓病，肝硬変（非代償期）などたんぱく質コントロールが必要な疾患の場合は，朝・昼・夕の３食がほぼ等分化できるよう配分する．

④原則は魚類，肉類，卵・大豆製品を１日で網羅すべきであるが，料理により偏りを生じる可能性も高く，３日間，最大でも１週間単位では，魚類，肉類，卵・大豆製品がほぼ等分化して利用できているよう考慮して献立を作成する（表7.6）．

表7.6　主菜の例（1日の使用可能量が魚類 60 g，肉類 60 g，卵 50 g，豆腐 70 g の場合）

	魚類		肉類		卵		大豆製品	
1 日目	蒸し魚	100 g	和え物	30 g	オムレツ	100 g	みそ汁　油揚	5 g
2 日目	酢の物	20 g	焼肉	100 g	スープ	25 g	揚げ出し豆腐	100 g
3 日目	唐揚げ	60 g	野菜炒め	50 g	茶碗蒸し	25 g	冷奴	100 g
計		180 g		180 g		150 g		205 g

⑤主菜を決め，調理方法（焼，煮，蒸，揚）を選択する．

　ただし，主食で飯以外を選択した場合は，それに準じる．

⑥調理方法に応じて，野菜，海藻，きのこ類，こんにゃく，いも類，豆類を組み合わせる．次に油脂類，調味料（砂糖，みりん，みそ，ケチャップソース）を1日の食品構成表の使用可能量に応じて適宜用いる．

c．副菜（和え物，煮物，サラダ，炒め物，酢の物，汁物など）を決める

①主体は野菜類，海藻類，きのこ類とする．

②副菜は原則2品作成するが，aの主食で混ぜごはんや丼物，めん類を用いた場合は，1品で対応することも可能である．

③副菜2品のうち1品を汁物とする場合は，1日の食塩配分を考慮する．

　基本的に食塩制限が必要な場合，汁物は多くても1日1回以内の使用にとどめる．

④副菜はaの主食，bの主菜に用いられず，1日の食品構成表の使用可能量が残っている食材を活用して作成する．

d．乳製品と果実類

①1日の献立に応じて食事および間食に用いる．

②牛乳および乳製品はカルシウムの主要な給源であり，提供に配慮する．

【演習7-4】　常食の献立

　表7.5または演習7-2で作成した食品構成表から，昼食の常食1食の献立をワークシート7.2につくる．

ワークシート7.2　病院給食の常食

料理名	食品名	重量（1人分）	作り方

B．献立作成上の注意点

a．疾患別栄養管理

①原則はエネルギー，たんぱく質，脂質，炭水化物，ビタミン・ミネラル，食塩などの配分が朝：昼：夕＝1：1：1となるように，毎食の献立を作成し管理する．

②治療に必要な栄養成分を考慮する．

【例】糖尿病食：エネルギー，糖質量は体重，血糖値などを考慮した指示量にコントロールする．

　　　腎臓病食：たんぱく質，塩分，カリウム，リンなどは病期に応じて増減を図る．

　　　膵臓病食：脂質は病期に応じて増減を図る．

　　　胃切除食：分食を実施し，エネルギー，たんぱく質，ビタミン，ミネラルの確保を図る．

③個々人の噛む力，飲み込む力，食べ方，おなかの調子に合わせた食事形態を決定する．

［例］常食：制限なく普通に喫食できる患者が対象．

軟食（軟菜食）：かたいものが食べづらい患者が対象

きざみ食：咀嚼障害，通過障害のある患者が対象

嚥下食：摂食嚥下障害がある患者が対象

④アレルギーや服薬，宗教などによる禁忌食品を考慮する．

【例】鶏肉禁：子どもの頃から鶏肉は食べていない人など．

そば禁：そばアレルギーの場合，そばと同じ作業レーンで作成された他の麺も禁忌となる（そば粉が混入している可能性があるため）．

ビタミンK禁：ワルファリンカリウム（ワーファリン）服用中の患者は，納豆（ビタミンK_2含有食品の過剰摂取は，ワーファリンの薬理作用である血液凝固阻害効果を減弱させる），生わかめ，アボカド（K_1含有食品も薬理作用を減弱させる），緑黄食野菜，クロレラ（ビタミンKにより薬効が低減するおそれがある）などを避ける．

グレープフルーツ禁：カルシウム拮抗薬服用中の患者は相互作用防止のためグレープフルーツ関連食品は避ける．

イスラム教の豚肉禁など：各種宗教の戒律により，摂取を禁じられているものがある．

⑤食欲がなく，摂取量が必要栄養量を下回り，栄養障害のリスクがある場合は，個々人の希望の食品の提供や，提供する食事自体の量の調整を行い，栄養摂取量を確保する．

【例】食事自体をハーフ食で対応する．

デザート類：アイスクリーム，プリン，果物

清涼飲料：果汁，乳飲料，カフェイン飲料

副菜なしで食べられる形態：めん類，雑炊，お茶漬け，寿司，丼物

手軽に口にできる料理：おにぎり，サンドウィッチ，お好み焼き，ホットケーキ

冷たく口当たりのよい料理：酢の物，冷奴，玉子豆腐

b. 栄養成分別管理

（1）エネルギーコントロール食

①主な適応疾患・適応症状

糖尿病，肥満症，高血圧症，心疾患，脂質異常性，痛風，慢性肝炎，甲状腺機能亢進症，脂肪肝，肝硬変代償期，授乳食，妊娠高血圧症候群

②食事内容設定上の要点

- 高齢者の多い施設では基本を軟食（軟菜食）とする．
- 食塩制限を必要とする患者に適応させるには，食塩含有量の多い食品（加工品・塩蔵食品など）や汁物利用は控えるか，食塩含有量の少ない食品と交換が容易となるよう献立作成時に配慮する．

②-1 食事回数

原則は1日3回食

疾患治療の必要性に応じて分食実施

- インスリン注射使用による低血糖発作予防
- 血糖コントロール不良改善
- 減量

- 身体的理由により経口摂取時間が極端に延長（眼の手術後，利き腕使用困難，喫食時の体位がとれない）

②-2 献立作成上の要点

- 3食のエネルギー量と糖質量，1食あたりのエネルギー比率は，変動を少なくする.
- 分食は食事の一部であり，果物，乳製品に偏らず，できる限り食事らしく主食・副食の形をととのえるように考慮する.
- 低エネルギー食は，エネルギーの低い食品を活用（野菜類，海藻，きのこ，こんにゃく），食品選択，盛りつけを工夫する.

②-3 栄養基準作成上の目安

エネルギー	80 kcal（糖尿病食品交換表に基づく），100 kcal，200 kcal きざみ
たんぱく質	1.0 g / kg 体重/日以上（13 ～ 20%E/ 総エネルギー量）
脂質	20 ～ 25%E/総エネルギー量
	飽和脂肪酸 7%以下/総エネルギー量
	脂質異常症の場合，コレステロールに配慮が必要.
炭水化物	50 ～ 60%E/総エネルギー量
食塩	6.0 ～ 7.5 g 未満
食物繊維	20 g 以上

(2) たんぱく質コントロール食

①主な適応疾患・適応症状

低たんぱく質コントロール食（たんぱく質制限食）：腎疾患，糖尿病腎症，肝硬変非代償期，肝不全

高たんぱく質コントロール食（たんぱく質強化食）：貧血食，痩せ，低栄養，サルコペニア，フレイル

②食事内容設定上の要点

- 高齢者の多い施設では基本を軟食（軟菜食）とする.
- 食塩制限を必要とする場合は，食塩含有量の多い加工食品や汁物を控えた内容にしておくと用途が広がる.
- リン・カリウム制限を必要とする場合は，腎臓病特殊食品の活用も検討する.
- たんぱく質制限の場合は，体たんぱく質の分解を防止するためにも十分なエネルギーを確保する.
- ビタミン D，カルシウムの強化にも配慮する.

②-1 食事回数

- 栄養療法的な見地では1日3回食で，主にたんぱく質は3食等分化する.
- エネルギー不足を補うために間食を組み入れた場合は，4 ～ 6 回食とする.

②-2 献立作成上の要点

- 低たんぱく質の場合は，少量のたんぱく質でボリューム感のあるメニューを工夫し，献立がパターン化しないよう十分配慮する.

②-3 栄養基準作成上の要点

エネルギー	25～35 kcal/kg 体重/日
たんぱく質の区分	5 ～ 10 g きざみ
脂質	20 ～ 25%E/総エネルギー量
食塩	6 g 未満：高たんぱく質コントロール食では制限なし
水分	原則制限なし

(3) 脂質コントロール食

①主な適応疾患・適応症状

膵疾患，胆嚢炎，胆石症，閉塞性黄疸がある場合，クローン病，潰瘍性大腸炎

②食事内容設定上の要点

- 膵疾患では，増悪期から回復期に用いる場合が多いため軟食（軟菜食）への対応も必要とされる．
- 膵疾患で耐糖能異常がある場合は，炭水化物の種類や1日のエネルギー配分を配慮する．

②-1 食事回数

原則は1日3回食　主に脂質は3食等分化する．

耐糖能異常がある場合は，必要に応じて4～5回食とする．

②-2 献立作成上の要点

- 調理方法が限られ，メニューが単調になりやすいため，香味野菜などで味に変化をつける工夫をする．
- 脂質含有量の少ない食品の食感は，パサパサとしたものが多いため調理方法は注意を払い，保水性に富む，食べやすい献立作成を心がける．
- エネルギー確保のためには，甘いものが多くなりやすい．デザート感覚は好まない患者も多く，できる限り副食形態に近い献立とする．

②-3 栄養基準作成上の要点

脂質の区分	10gきざみ

流動食，三分粥食（三分粥菜食）の時期は，食事のみでの栄養量確保は難しく，その点を考慮する．

たんぱく質	1.0g/kg体重/日以上
脂質	10～30g/日
炭水化物	50～65%E/総エネルギー量

耐糖能異常がある患者には，単純糖質を減らし，複合糖質主体とする．

電解質	制限なし
食物繊維	クローン病，潰瘍性大腸炎に提供する場合，配慮が必要．

C. 献立展開例

表7.7に示した常食から特別食の献立作成（展開）のポイントは次のとおりである（図7.4）．

①の常食の献立とはバランス食としての意味合いが強く，栄養学的に精度管理されることが重要であり，日常生活のモデル献立として教材的な価値をもっている．常食の目的としては，健康保持・増進，栄養状態の改善，糖尿病，脂質異常症，高血圧症などの生活習慣病予防であり，量・質のバランスがとれた食事であることが望ましい．

常食から②のエネルギーコントロール食を考える場合，P：F：Cの比率を壊すことなく，特にたんぱく質の大幅な低下は避けるべきである．糖質を低下させるためには，主食であるパン，米飯の量を適度に減らす必要がある．また，脂肪を減らすためには，トーストのバターをやめ，低エネルギーのジャムなどに置き換えることも検討できる．脂肪量の多い，豚ロース肉を鶏のささみ肉に変えることも，脂肪を減らすことになるが，100gあたりのたんぱく質量の多いささみを使用することで，エネルギー量の大幅な低下を防ぐことになる．食塩に配慮が必要な場合は汁物を他の献立に変更するなどで対応可能である．

③のたんぱく質コントロール食は常食から特別食への展開で最も難しい．たんぱく質の多い食品の量が少なくなることで，食事の満足度が低下し，エネルギー不足をカバーするために，脂肪量と砂糖などの甘味料

表7.7 献立展開例（常食を特別治療食にアレンジする例1）

	常食	エネルギーコントロール食 （エネルギー 1,200 kcal）	たんぱく質コントロール食 （たんぱく質 40 g）	脂質コントロール食 （脂質 30 g）
朝食	■パン 　食パン　①　90 g 　バター　7 g ■卵とじ 　鶏卵　50 g 　たまねぎ　50 g 　にんじん　10 g 　グリンピース　5 g 　上白糖　3 g 　食塩　0.7 g ■果物 　バナナ　100 g ■牛乳 　普通牛乳（200ml）　1 本	■パン 　食パン　②　40 g 　バター　7 g ■卵とじ 　鶏卵　50 g 　たまねぎ　50 g 　にんじん　10 g 　グリンピース　5 g 　上白糖　3 g 　食塩　0.7 g ■果物 　バナナ　100 g ■牛乳 　普通牛乳（200ml）　1 本	■パン 　食パン　③　80 g 　いちごジャム　15 g ■マヨネーズサラダ 　かぼちゃ　60 g 　にんじん　10 g 　マヨネーズ　20 g ■果物 　白桃缶　100 g ■オレンジジュース 　オレンジジュース　200 g	■パン 　食パン　90 g 　いちごジャム　15 g ■卵とじ　④ 　鶏卵　50 g 　たまねぎ　50 g 　にんじん　10 g 　グリンピース　5 g 　上白糖　3 g 　食塩　0.7 g ■果物 　バナナ　100 g ■低脂肪乳 　低脂肪乳（200ml）　1 本
昼食	■米飯 　米飯　200 g ■豚肉の生姜焼き 　豚ロース　80 g 　たまねぎ　40 g 　しょうが　5 g 　みりん　3 g 　調合油　3 g 　こいくちしょうゆ　9 g 　キャベツ　40 g 　パセリ　1 g ■酢の物 　もやし　30 g 　きゅうり　30 g 　春雨　10 g 　砂糖　3 g 　穀物酢　8 g 　うすくちしょうゆ　1 g 　ごま油　0.5 g ■味噌汁 　絹ごし豆腐　50 g 　ねぎ　5 g 　みそ　12 g	■米飯 　米飯　100 g ■ささみの照り焼き 　ささみ　60 g 　たまねぎ　40 g 　みりん　3 g 　調合油　3 g 　こいくちしょうゆ　7 g 　キャベツ　40 g 　パセリ　1 g ■酢の物 　もやし　30 g 　きゅうり　30 g 　春雨　10 g 　砂糖　3 g 　穀物酢　8 g 　うすくちしょうゆ　1 g 　ごま油　0.5 g ■味噌汁 　絹ごし豆腐　50 g 　ねぎ　5 g 　みそ　12 g	■米飯 　米飯　180 g ■豚肉の生姜焼き 　豚ロース　40 g 　たまねぎ　40 g 　しょうが　5 g 　みりん　3 g 　調合油　3 g 　こいくちしょうゆ　5 g 　キャベツ　40 g 　パセリ　1 g ■酢の物 　もやし　30 g 　きゅうり　30 g 　春雨　10 g 　砂糖　3 g 　穀物酢　8 g 　うすくちしょうゆ　1 g 　ごま油　0.5 g ■なすの炒め物 　なす　70 g 　ねぎ　10 g 　みりん　5 g 　調合油　10 g 　こいくちしょうゆ　6 g	■米飯 　米飯　200 g ■ささみの照り焼き 　ささみ　60 g 　たまねぎ　40 g 　みりん　3 g 　調合油　3 g 　こいくちしょうゆ　7 g 　キャベツ　40 g 　パセリ　1 g ■酢の物 　もやし　30 g 　きゅうり　30 g 　春雨　10 g 　砂糖　3 g 　穀物酢　8 g 　うすくちしょうゆ　1 g 　ごま油　0.5 g ■味噌汁 　絹ごし豆腐　50 g 　ねぎ　5 g 　みそ　12 g
夕食	■米飯 　米飯　200 g ■鮭のホイル焼き 　ぎんざけ　70 g 　しめじ　10 g 　生しいたけ　5 g 　ブロッコリー　30 g 　レモン　5 g 　白ワイン　5 g 　食塩　0.2 g 　こしょう　0.02 g 　こいくちしょうゆ　5 g 　じゃがいも　80 g ■こんにゃくとししとうの煮物 　板こんにゃく　70 g 　ししとう　30 g 　砂糖　2 g 　こいくちしょうゆ　5 g 　かつお・削り節　0.5 g 　かつおだし　40 g ■ほうれん草のお浸し 　ほうれんそう　60 g 　こいくちしょうゆ　6 g	■米飯 　米飯　100 g ■鮭のホイル焼き 　ぎんざけ　70 g 　しめじ　10 g 　生しいたけ　5 g 　ブロッコリー　30 g 　レモン　5 g 　白ワイン　5 g 　食塩　0.2 g 　こしょう　0.02 g 　こいくちしょうゆ　5 g 　じゃがいも　80 g ■こんにゃくとししとうの煮物 　板こんにゃく　70 g 　ししとう　30 g 　砂糖　2 g 　こいくちしょうゆ　5 g 　かつお・削り節　0.5 g 　かつおだし　40 g ■ほうれん草のお浸し 　ほうれんそう　60 g 　こいくちしょうゆ　6 g	■米飯 　米飯　180 g ■鮭のホイル焼き 　ぎんざけ　40 g 　しめじ　15 g 　生しいたけ　5 g 　ブロッコリー　40 g 　レモン　5 g 　白ワイン　5 g 　食塩　0.2 g 　こしょう　0.02 g 　こいくちしょうゆ　5 g 　じゃがいも　80 g 　バター　15 g ■こんにゃくとししとうの煮物 　板こんにゃく　70 g 　ししとう　30 g 　砂糖　2 g 　こいくちしょうゆ　5 g 　かつお・削り節　0.5 g 　かつおだし　40 g ■ほうれん草のお浸し 　ほうれんそう　60 g 　こいくちしょうゆ　6 g	■米飯 　米飯　200 g ■鮭のホイル焼き 　ぎんざけ　70 g 　しめじ　10 g 　生しいたけ　5 g 　ブロッコリー　30 g 　レモン　5 g 　白ワイン　5 g 　食塩　0.2 g 　こしょう　0.02 g 　こいくちしょうゆ　5 g 　じゃがいも　80 g ■こんにゃくとししとうの煮物 　板こんにゃく　70 g 　ししとう　30 g 　砂糖　2 g 　こいくちしょうゆ　5 g 　かつお・削り節　0.5 g 　かつおだし　40 g ■ほうれん草のお浸し 　ほうれんそう　60 g 　こいくちしょうゆ　6 g
エネルギー	1,765 kcal	1,191 kcal	1,762 kcal	1,558 kcal
たんぱく質	70.4 g	60.7 g	40.0 g	67 g
脂質	53 g	36 g	58 g	28 g
炭水化物	269 g	171 g	273 g	277 g
食塩	7.5 g	6.9 g	5.4 g	7.0 g

が多くなる．朝食では，卵とじからかぼちゃのマヨネーズサラダに変更することで，たんぱく質量を下げ，大幅なエネルギーアップが可能となる．さらに牛乳からジュースに変えることでエネルギーを上げて，たんぱく質量を下げることができる．しかし，乳製品を減量することによりカルシウムの不足を生む場合があるので，適宜栄養補助食品の使用などを考慮する．また，豚ロース肉を40gに，ぎんざけを40gにすることで，たんぱく質量を下げることができる．ホイル焼きなどはバターを追加することで，エネルギーアップが期待できる．たんぱく質の多い食品の量が少なくなったメニューについては，野菜などでカバーする必要がある．注意すべきことはエネルギーを高めるために，食べておいしくない量の油と砂糖の使用は控えることである．

　④の脂質コントロール食への展開は，たんぱく質の多い食品の選択と，脂肪を使ったメニューの検討になり，朝食のトーストのバターはジャムに変更する．牛乳は低脂肪乳に変更する．豚ロース肉は，脂質の少ない鶏のささみ肉に変更する．さらに制限が必要な場合は，ぎんざけを脂の少ない白身魚（たら，メルルーサなど）に変更することを検討する．脂肪が少なくたんぱく質が多い食品をバランスよく選択すれば，たんぱく質を低下させずに，脂肪を低下させることができる．食欲が低下している患者が多いので，エネルギーは患者の食欲の状態に合わせてアップするとよい．食塩に配慮が必要な場合は汁物を他の献立に変更するなどで対応可能である．

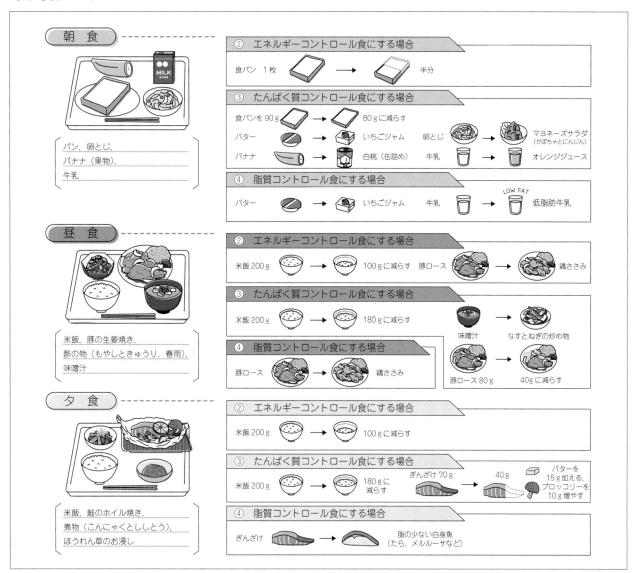

図7.4　表7.7の常食から特別食における献立作成のポイント

【演習 7-5】 献立の展開

①ワークシート 7.3 の常食をエネルギーコントロール食，たんぱく質コントロール食，脂質コントロール食に展開した献立表を作成する．

②作成した献立をチェック表（付表 4）でチェックし，×の部分の改善献立を作成する．

ワークシート 7.3　献立展開例（常食を特別治療食にアレンジする）

令和　　　年　　　月　　　日 献立表

	常食		エネルギーコントロール食 （エネルギー 1,200 kcal）	たんぱく質コントロール食 （たんぱく質 40 g）	脂質コントロール食 （脂質 30 g）
朝食	■米飯 　米飯	200 g			
	■味噌汁 　さといも	15 g			
	だいこん	15 g			
	にんじん	5 g			
	青ねぎ	5 g			
	みそ	12 g			
	■卵とじ 　鶏卵	30 g			
	たまねぎ	45 g			
	生しいたけ	15 g			
	グリンピース	5 g			
	砂糖	1.5 g			
	こいくちしょうゆ	3 g			
	■サラダ 　サニーレタス	40 g			
	きゅうり	10 g			
	マヨネーズ	6 g			
	■牛乳 　普通牛乳（200ml）	1 本			
昼食	■米飯 　米飯	200 g			
	■炊き合わせ 　えび	20 g			
	油揚げ	10 g			
	さやいんげん	5 g			
	にんじん	5 g			
	ごぼう	5 g			
	やまのいも	50 g			
	昆布巻	3 g			
	さやえんどう	6 g			
	砂糖	3 g			
	こいくちしょうゆ	6 g			
	■キムチ炒め 　豚肉	40 g			
	はくさい	45 g			
	だいこん	20 g			
	にんにくの芽	5 g			
	キムチ	20 g			
	ごま油	2 g			
	こいくちしょうゆ	2 g			
	■ポン酢和え 　ほうれんそう	60 g			
	にんじん	5 g			
	ポン酢	7 g			

			kcal	kcal	kcal
夕食	■米飯				
	米飯	200 g			
	■カレーライス				
	牛肉	70 g			
	じゃがいも	30 g			
	たまねぎ	30 g			
	にんじん	15 g			
	カレー粉	0.1 g			
	バナナ	1.5 g			
	りんご	1.5 g			
	はちみつ	0.3 g			
	にんにく	0.3 g			
	ワイン（赤）	3 g			
	バター	1 g			
	調合油	1 g			
	カレールウ	20 g			
	■コールスローサラダ				
	ロースハム	10 g			
	キャベツ	45 g			
	きゅうり	15 g			
	コーン	10 g			
	フレンチドレッシング	8 g			
	■フルーツヨーグルト				
	ヨーグルト	50 g			
	みかん缶	15 g			
	黄桃缶	15 g			
	パイン缶	15 g			
エネルギー		1,819 kcal	kcal	kcal	kcal
たんぱく質		68.3 g	g	g	g
脂質		44 g	g	g	g
炭水化物		306 g	g	g	g
食塩		7.5 g	g	g	g

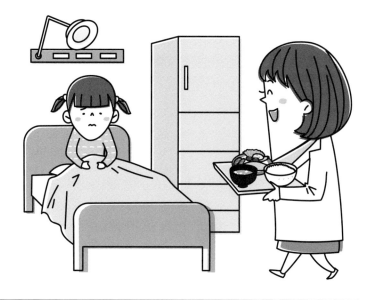

8. 事業所給食

8.1 事業所給食の特徴

A. 事業所給食の概要

　生産性の向上および福利厚生を目的としてはじまった事業所給食は，勤労者が長年にわたり利用するため今日では適切に栄養管理された食事の提供により，心身の健康の保持・増進を図ること，生活習慣病を予防することがその目的に加えられている．食事の提供を通して行われる栄養情報の伝達は，健康教育の一環として効果的であり，勤労者の健康に配慮したメニューの必要性も増してきている．

　月曜日〜金曜日の週5日で昼食1食の提供が主流である．しかし，24時間操業のシフトワークなどの事業所においては2食以上の場合が多く，寄宿舎における朝夕食提供も含めると常時提供する例もある．

　対象者は10歳代後半から60歳前後の健康な勤労者である．技術革新（IT）による産業のシステムコンピュータ化が招いている勤労者のエネルギー消費量低下や不規則不適切な食習慣，企業をとりまく厳しい社会経済状況などにともない生活習慣病のリスクを有する者，心身の健康上に問題を抱える者が増加している．

　これまで男性と女性の仕事内容が異なることが多かったが，近年その区別は少なくなり，身体活動レベルの男女差は小さくなっている．また，事務系と生産ラインの対象者にも，差がなくなりつつある．

　勤労者すべてが給食を利用するのではなく，嗜好や価格，弁当持参などの理由で利用しない者もいる．最近では大都市のオフィス街を中心とした事業所のいわゆる社員食堂において，利用率向上を狙い，健康志向の定食メニューや，健康重視の栄養バランスのよいメニューが求められる傾向にある．

　サービス方式は定食だけではなく，カフェテリア方式のセルフサービスが主流である．高い割合で給食の外部委託化が進んでいる．

B. 献立形態

　定食方式（単一定食，複数定食，定食とめん類などの混合），カフェテリア方式，弁当給食がある．

a. 定食方式

　定食方式は，主食，主菜，副菜2品，汁物といった一汁三菜を中心とした献立のものが多く，栄養バランスや調理効率がよく，仕入れの量や値段，提供価格などが手頃であるものとして，提供されることが多い．対象者のエネルギー必要量に差が大きい場合には，単一定食では主食の盛りつけ方で食事のエネルギー

摂取量や栄養素量を調整する．対象者のエネルギー消費量に合わせた，複数の定食が望ましい．

b．カフェテリア方式

カフェテリア方式は，対象者が主食，主菜，副菜，デザートなどをそれぞれ何種類かのなかから選択し，1食分の献立を自ら組み立てる方式である．利用者が必要量や嗜好に応じて量を調整して盛りつけする方式もみられる．主に大都市の社員食堂に展開されている．

カフェテリア方式は，個人のエネルギー必要量や栄養素量に合わせた食事の選択を可能にし，さらに嗜好に合わせた食事選択の楽しみを献立に加味している．選択する楽しみが利用率向上に結びつくと考えられているが，対象者が自身のエネルギー必要量，栄養素量などの情報をもっている必要がある．またサンプルケースなどに，標準的な料理の組み合わせ例を示し，そのエネルギー量，栄養素量などの情報を対象者に伝達する必要がある．会計時のレシートなどに選択した食事のエネルギー量，栄養素量などの情報が表示される方式もある．

c．弁当給食（配食）

弁当給食は，決まった弁当箱に料理が詰め合わされて提供され，多数の事業所に配送される方式である．企業や協同組合方式，そのほかの運営による給食センターなどが個人宅配なども含めて実施している．工場やオフィスに直接配食される利点があるが，献立の立案の点からは，①適温給食が難しい，②冷ましてから詰め，③冷めた状態で喫食する，④詰め合わせから喫食までの時間が長い，⑤容器が限定されていることなど制約が多い．提供側では，価格別とエネルギー別など2〜3種類のなかから選択が可能となるように献立が準備されることが多いが，1種類での契約となり，対象者が選択できないことも多い．工夫点として米飯，みそ汁の対面サービスの付加や，適温配送・保温設備の設置などもとりくまれている．

社員食堂のなかには，提供時間帯の混雑緩和や献立に変化をもたせる，また会議向けの利便性から，松花堂弁当，季節弁当などを提供するところもある．

8.2 | 食品構成表の作成上のポイント

A．対象者の把握から給与栄養目標量設定，食品構成表作成まで

身体状況や身体活動レベルなどにより対象者を把握し，日本人の食事摂取基準を基に給与栄養目標量を設定する．給与栄養目標量設定の基本的情報としての，対象者の年齢・性別・職種（身体活動レベル設定の情報として），身体活動レベル別人数，事業所の健康管理上の課題，国民健康・栄養調査結果から指摘される働き盛り年代の健康・食生活の課題，地域の健康・食生活の課題を考慮する．

①性別，年齢階層別，身体活動レベルの人員構成表を作成する．

②対象者の推定エネルギー必要量と，1食分のエネルギー必要量（昼食で1日分の35%が一般的）の分布を確認する．

③荷重平均値，最頻値を確認する．

④給食施設の条件とも照らし合わせて，単一の献立を提供するか複数の献立を提供するかを決める．

⑤定食の単一献立提供の場合や，事業所単位で1種類（日替わり）の弁当を契約している場合は，1種類の給与栄養目標量を設定し，主食の盛りつけ量で給与エネルギー，栄養素量の調整をする．複数定食やカフェテリ方式の場合は，複数の給与栄養目標量を設定する．それぞれの給与栄養目標量に対応する食品構成

表を作成する.

B. 食品群別の食品選択と使用量

穀　類　　主食の米飯とめん類（乾物としての重量）と，副食の材料となるパスタ，小麦粉，パン粉など，穀類エネルギー比50%程度となるように主食の量を設定する．米飯の量で，個人のエネルギー必要量，栄養素量に対応する.

いも類　　いも類はエネルギーの供給源として，また食物繊維やビタミンＣの豊富な食材として重要である．カフェテリア方式では1週間で1〜2回，弁当給食では比較的少量を3〜4回使用する.

砂糖類　　副食の調味に使用するほか，デザートの材料として使用する．業務による心身の疲れを癒やすデザート類は，女性に好まれるが，糖質の偏りを考えながら他の栄養素を適正に摂取する.

肉類，魚介類，卵類，豆・豆製品類　　肉類中心のたんぱく質源料理と，魚介類中心のたんぱく質源料理や，卵類，豆・豆製品の提供回数により，これらの食品群の重量配分が変わる．健康の維持増進，生活習慣病予防を考慮し，一部の食品群に偏らないようにする．弁当給食では比較的少量の肉類，魚介類，豆・豆製品または卵類を組み合わせて用いる.

緑黄色野菜類，その他の野菜類　　健康日本21の目標値である1日350gの摂取を基準とする．3食のうちの1食分としては100〜150gが目安となる．野菜類は，食物繊維，ビタミン，ミネラルの豊富な供給源だけでなく，料理の彩り，料理の嵩，食感の変化を料理に加味するうえで重要となる.

乳，乳製品類　　牛乳とヨーグルト，チーズは，デザートに使用されることも多く，たんぱく質，カルシウムの供給源である．一部の栄養素だけを補足すると栄養素がアンバランスとなるので，注意が必要である．西洋風の料理への使用回数を増やすと，同時に油脂の量が増加する．エネルギーの摂取量と，油脂の使用過剰に注意する.

油脂類　　油脂は，料理の旨味やコクを高めるはたらきがあり，しかも，脂溶性ビタミンの吸収を助ける．1gあたりのエネルギーが高いので適正なエネルギー摂取量の範囲内で使用する必要がある．おいしい料理は，油脂の使用量が過剰になる傾向があるが，油脂の多用は健康上好ましくないので，同じ料理名でも調理方法を工夫し，油脂の使いすぎを避ける.

8.3 | 食品構成表の例

A. 対象者の人員構成

　表8.1に示した例で事業所給食の対象者を性別，身体活動レベル別，年齢階層別人員構成から，それぞれの推定エネルギー必要量を日本人の食事摂取基準を基に算定する．さらに，推定エネルギー必要量の低値から高値へと並べ替えをし，昼食の給与エネルギー量（推定エネルギー必要量の35%）の分布を確認する（表8.2）．例では対象者が600〜900kcalに分布している．最頻値，荷重平均値は800kcalである.

表 8.1 事業所給食人員構成表（例）

性別	身体活動レベル	年齢 （歳）	人員構成 （人）	推定エネルギー必要量 （丸め値）（kcal/日）
男性	低い （1.5）	18～29歳	83	2,300
		30～49歳	90	2,300
		50～64歳	50	2,200
	普通 （1.75）	18～29歳	35	2,650
		30～49歳	35	2,700
		50～64歳	80	2,600
女性	低い （1.5）	18～29歳	40	1,700
		30～49歳	30	1,750
		50～64歳	35	1,650
	普通 （1.75）	18～29歳	20	2,000
		30～49歳	20	2,050
		50～64歳	20	1,950
合計			538	

表 8.2 事業所給食 1 食あたりエネルギー必要量と対象人員確認（例）

推定エネルギー 必要量（丸め値） （kcal/日）	昼食 （kcal/日）	丸め値 * （kcal/日）	対象人数 （人）	対象人数×丸め値 （kcal）	丸め値 ** （kcal/日）	対象人数 （人）
1,650	578	600	35	21,000	600	105
1,700	595	600	40	24,000		
1,750	613	600	30	18,000		
1,950	683	700	20	14,000	700	60
2,000	700	700	20	14,000		
2,050	718	700	20	14,000		
2,200	770	750	50	37,500	800	223
2,300	805	800	173	138,400		
2,600	910	900	80	72,000	900	150
2,650	928	950	70	66,500		
2,700	945					
合計			538	419,400		538
昼食エネルギー荷重平均値			780（≒ 800）			
最頻値					800 kcal	223人

＊丸め値：50 kcal 単位　　＊＊丸め値：100 kcal 単位

B. カフェテリア方式の給与栄養目標量

　組み合わせにより 600, 800, 900 kcal の 3 種類の給与栄養目標量を設定する.

　栄養素はたんぱく質, 脂質, 炭水化物, カルシウム, 鉄, ビタミン A, ビタミン B$_1$, ビタミン B$_2$, ビタミン C, 食物繊維, 食塩量を設定した. 日本人の食事摂取基準を基本とし, たんぱく質エネルギー比率は目標量の 13 ～ 20%E, 脂質エネルギー比率は目標量の 20 ～ 30%E, 炭水化物エネルギー比率は目標量の 50 ～ 65%E とした. その他の栄養素はエネルギーに対応する年齢階層の男性または女性の推奨量とした. 鉄分は女性の推奨量を採用する. カルシウムは昼食で無理なく摂取できる量とした. 食塩相当量は事業所給食を無理なく提供できる量とした（表 8.3）.

C. 弁当給食の給与栄養目標量

　例示の事業所に 1 種類の弁当を配送するものとして, 荷重平均値, 最頻値である 800 kcal をエネルギー必要量とし, 栄養素量を設定した（表 8.4）.

表 8.3 カフェテリア方式の給与栄養目標量例

栄養素	600 kcal 組み合わせ	800 kcal 組み合わせ	900 kcal 組み合わせ
エネルギー	600 kcal	800 kcal	900 kcal
たんぱく質目標量	13 〜 20%E		
たんぱく質	20 〜 30 g	26 〜 40 g	29 〜 45 g
脂質目標量	20 〜 30%E		
脂質	13 〜 20 g	18 〜 27 g	20 〜 30 g
飽和脂肪酸	7 %E 未満		
炭水化物目標量	50 〜 65%E		
炭水化物	75 〜 98 g	100 〜 130 g	113 〜 146 g
食物繊維	7.0 g 以上		8.0 g 以上
カルシウム	200 mg 以上	230 mg 以上	260 mg 以上
鉄	3.7 mg 前後		
ビタミン A	230 μg 前後		300 μg 前後
ビタミン B$_1$	0.32 mg 前後	0.43 mg 前後	0.49 mg 前後
ビタミン B$_2$	0.36 mg 前後	0.48 mg 前後	0.54 mg 前後
ビタミン C	35 mg 以上		
食塩相当量	3.0 g 未満	3.5 g 未満	

表 8.4 弁当給食の給与栄養目標量例

栄養素	栄養素量または目標量
エネルギー	800 kcal
たんぱく質目標量	13 〜 20%E
たんぱく質	26 〜 40 g
脂質目標量	20 〜 30%E
脂質	18 〜 26 g
飽和脂肪酸	7 %E 未満
炭水化物目標量	50 〜 65%E
炭水化物	100 〜 130 g
食物繊維	7.0 g 以上
カルシウム	210 mg 以上
鉄	3.7 mg 前後
ビタミン A	230 μg 前後
ビタミン B$_1$	0.43 mg 前後
ビタミン B$_2$	0.48 mg 前後
ビタミン C	35 mg 以上
食塩相当量	3.5 g 未満

D. カフェテリア方式の食品構成表の例 (表 8.5)

穀 類 主食のほかに副食に使う小麦粉も付加した. 主食の米飯の盛りつけ量を 3 段階設定する. 900 kcal のとき米飯大盛りに精白米 115 g, 800 kcal のとき中盛りに 105 g, 600 kcal のとき小盛りに 75 g とした.

いも類 主菜や副菜の材料として生のいもを週 1 回使用するものとした.

肉類, 魚介類, 卵類, 豆・豆製品類 各組み合わせの主菜のたんぱく質源として, 週 1 〜 2 回肉類, 1 〜 2 回魚介類, そして 1 回卵類または豆・豆製品類を使用するものとした.

緑黄色野菜, その他野菜 毎回食品構成重量をめざして使用する.

種実類, 海藻類 週 1 回以上使用するものとした.

果 物 40 kcal 程度を週 2 〜 3 回使用するものとした.

E. 弁当給食食品構成表の例 (表 8.6)

穀 類 米飯に精白米 110 g 使用するものとした.

表 8.5　カフェテリア方式の食品構成表の例

		600 kcal	800 kcal	900 kcal
食品群重量（g）	穀類	75	105	115
	いも類	18	25	30
	砂糖類	6	8	10
	豆，豆製品類	25	25	28
	種実類	2	2	2
	緑黄色野菜	80	80	80
	その他野菜	110	110	120
	果物	40	40	40
	きのこ類	15	15	15
	藻類	2	2	2
	魚介類	25	40	33
	肉類	25	40	33
	卵類	18	18	25
	乳，乳製品類	15	15	15
	油脂類	4	8	11
	調味料	15	20	20
食品構成表エネルギーおよび栄養素量	エネルギー（kcal）	630	850	916
	たんぱく質（g）	25.5	33.3	32.8
	脂質（g）	17.6	25.5	27.9
	炭水化物（g）	91.2	118.5	129.9
	食物繊維（g）	8.2	8.6	9.1
	カルシウム（mg）	223	235	244
	鉄（mg）	4.3	4.9	5.1
	ビタミンA（μg）	247	253	264
	ビタミンB$_1$（mg）	0.42	0.53	0.51
	ビタミンB$_2$（mg）	0.40	0.46	0.48
	ビタミンC（mg）	65	68	70
	食塩相当量（g）	2.4	3.5	3.3
栄養比率	たんぱく質エネルギー比率（%E）	16.2	15.1	14.3
	脂質エネルギー比率（%E）	25.2	27.0	27.4
	炭水化物エネルギー比率（%E）	57.9	57.1	56.7
	穀類エネルギー比率（%）	42.4	44.1	44.6
	動物性たんぱく質比率（%）	48.7	54.2	49.6

（食品成分表2015年版）

表 8.6　弁当給食の食品構成表の例

食品群	重量（g）	食品構成表エネルギーおよび栄養素量	
穀類	110	エネルギー（kcal）	825
いも類	25	たんぱく質（g）	30.8
砂糖類	8	脂質（g）	23.1
豆，豆製品類	15	炭水化物（g）	120.8
種実類	2	食物繊維（g）	9.0
緑黄色野菜	80	カルシウム（mg）	223
その他野菜	110	鉄（mg）	5.4
果物	30	ビタミンA（μg）	239
きのこ類	8	ビタミンB$_1$（mg）	0.51
藻類	5	ビタミンB$_2$（mg）	0.40
魚介類	40	ビタミンC（mg）	66
肉類	40	食塩相当量（g）	3.4
卵類	10	栄養比率	
乳，乳製品類	5	たんぱく質エネルギー比率（%E）	14.9
油脂類	8	脂質エネルギー比率（%E）	25.2
調味料	20	炭水化物エネルギー比率（%E）	58.6
		穀類エネルギー比（%E）	47.5
		動物性たんぱく質比（%）	53.7

（食品成分表 2015 年版）

8.4 | 献立作成のポイント

a. 定食，カフェテリア方式

　食品衛生に配慮し，厨房の規模や能力にもよるが，調理機器の重複使用を避ける．定食方式はもとより，カフェテリア方式で1食として組み合わせたときに，調理方法や使用食品が重複することを避ける．主菜に使用するたんぱく質の多い食品群や味つけ，テクスチャーも1食のなかで偏らないように配慮する．また，料理様式を工夫して，季節感や食文化に配慮し，行事食を盛り込むなどの工夫も必要である．

　食育と健康を考えた献立の提供をするために，定食はできるだけ複数とし，少なくとも1種類はその配慮が明確にわかるようにする．また1週間程度の健康フェアとして献立を強調するなど，対象者が利用する機会を増やすことで，栄養教育情報も効果的に伝わる．

b. 弁当給食

　食品衛生上の安全と予算を守ることはもとより，対象者が弁当の種類を選択できない場合があるので，対象者のあらゆる年代，性別，職種を考慮した内容となるよう，1食分の弁当にさまざまな食材，味，さっぱり感やこってり感，調理方法などを盛り込む．

　あらかじめ4〜6つに仕切られている容器を使用するのが一般的であり，ホイルケースやプラスチックカップなども利用するため，仕切りの数以上の料理の種類が必要となる．通常の料理の量より容量は少なく，半分から1/3，1/4の量を献立に使用する．冷めた状態で食べることが通例であり，冷めて味が落ちない料理を選ぶ．また，調理後喫食までの間に，料理から水分が出て味がぼやけることのないように，和えものならば下ゆでや塩もみの後脱水してから和える，水分の出ない材料を選ぶ，水分を吸収する食品を合わせて使うなどの工夫を必要とする．配送に時間を要することもあり，調理の時間短縮のために，しばしば冷凍加工食品が主菜材料として使われるが，他の食材料と合わせて上手に用いる．

8.5 | カフェテリア方式社員食堂の1週間の昼食献立例

a. 献立設定

　料理の選択によっては600〜900 kcalのエネルギー必要量に対応できるように設定する．950 kcalの者には，900 kcalの組み合わせと主食の盛りつけ量を増やすことにより対応する（表8.7）．

b. 料理の設定と組み合わせ方（表8.8）

　日替わり料理の主菜としてたんぱく質源が異なり，エネルギー，栄養素量の比較的高い料理と中程度の料理，低い料理の3品を設定する．副菜には，いも，根菜，海藻を使用した主に煮物・炒め物の料理，和え物，サラダの合計3品を決める．汁物を和風とその他の2品，フルーツ・デザートが2品（果物とデザート各1品）を設定する．主食の米飯・パンを盛りつけ量で調整する．献立に変化をつけるために，主食と主菜が融合した料理（バラエティ）を決める．

　利用者が栄養必要量に応じて，主食と主菜，副菜，汁物，デザートと果物から1品ずつ（バラエティと副菜，デザート・フルーツから1品ずつ，またはバラエティと副菜と汁物，デザート・フルーツから1品ずつ）選択し，1食の献立とする．

表 8.7　カフェテリア方式を含む社員食堂・料理提供の概要例

主食	米飯特大盛り	精白米 120 g 昼食のエネルギー必要量 950 kcal ～の人向け	430 kcal，たんぱく質 7.3 g
	米飯大盛り	精白米 105 g 昼食のエネルギー必要量 900 kcal の人向け	376 kcal，たんぱく質 6.4 g
	米飯中盛り	精白米 95 g 昼食のエネルギー必要量 800 kcal の人向け	340 kcal，たんぱく質 5.8 g
	米飯小盛り	精白米 75 g 昼食のエネルギー必要量 600 kcal の人向け	269 kcal，たんぱく質 4.6 g
	パン 3 個盛り	バターロール 3 個（90 g）（種類をとりそろえたり日替わりのことも）	284 kcal，たんぱく質 9.1 g
	パン 2 個盛り	バターロール 2 個（60 g）（種類をとりそろえたり日替わりのことも）	190 kcal，たんぱく質 6.1 g
	めん類ほか定番	中華めん，みそラーメン，塩タンメン，かけうどん，鶏南蛮そば，鶏南蛮うどん，卵とじそば，卵とじうどん，カレーライス，おにぎり，ゆで卵，納豆，冷奴　など	単品でも組み合わせてもよい
副食	主菜A	主菜（たんぱく質源として肉類，魚介類，卵類，豆・豆製品類をとり混ぜて）1 日 3 種類～	300 kcal 前後，たんぱく質 30 g 前後
	主菜B		250 kcal 前後，たんぱく質 30 g 前後
	主菜C		200 kcal 前後，たんぱく質 30 g 前後
	バラエティ	主食と主菜を兼ねた料理	550 ～ 750 kcal
	副菜A	副菜（炒め物）	100 kcal 前後
	副菜B	副菜（和え物，お浸し）	50 kcal 前後
	副菜C	副菜（サラダ）	50 kcal 前後
	汁物A	和風汁物	50 kcal 前後
	汁物B	スープ（洋風，中華風など）	100 kcal 前後
	フルーツ・デザート	デザート	100 kcal 前後
		果物	40 kcal 前後

表 8.8　カフェテリア方式社員食堂 10 月第 1 週目の献立例（日替わり料理）

	10月1日（月）	10月2日（火）	10月3日（水）	10月4日（木）	10月5日（金）
主菜A	厚揚げと豚肉のさっぱり煮	鶏唐揚げきのこ南蛮ソース	あっさり肉じゃが	すき焼き煮	いわしのオーブン焼き
食材料 (g)	生揚げ 80 豚・ばら 15 豚・もも 35 キャベツ 50 ししとうがらし 15 調合油 3 かつお・昆布だし 50 こいくちしょうゆ 8 みりん 8	若鶏・もも 90 しょうが 1 こいくちしょうゆ 3 清酒 2.5 じゃがいもでん粉 9 調合油 4 しめじ 5 えのきたけ 10 生しいたけ 5 マッシュルーム 5 葉ねぎ 10 中華だし 20 とうがらし 0.05 上白糖 1 ごま油 1 穀物酢 6 こいくちしょうゆ 6 じゃがいもでん粉 1	和牛・ばら 30 和牛・もも 30 じゃがいも 80 にんじん 40 しらたき 50 たまねぎ 25 かつおだし 120 上白糖 2 こいくちしょうゆ 8 清酒 5 みりん 2	和牛・もも 70 焼き豆腐 70 しらたき 30 にんじん 20 はくさい 80 葉ねぎ 30 乾ししいたけ 1 くろあわびたけ 20 しゅんぎく 30 上白糖 2 こいくちしょうゆ 10 清酒 3 みりん 2 調合油 2	まいわし 75 オリーブ油 2 パン粉 5 パセリ 2 ナチュラルチーズ・パルメザン 4 にんにく 1 オリーブ油 6 ズッキーニ 40 オリーブ油 2 トマト 20 じゃがいも 30 食塩 0.3 こしょう 0.03 レモン 5
栄養量	エネルギー (kcal) 312 たんぱく質 (g) 19.6 脂質 (g) 21.1 食塩相当量 (g) 1.3	エネルギー (kcal) 295 たんぱく質 (g) 17.2 脂質 (g) 18.0 食塩相当量 (g) 1.5	エネルギー (kcal) 346 たんぱく質 (g) 12.1 脂質 (g) 20.8 食塩相当量 (g) 1.4	エネルギー (kcal) 326 たんぱく質 (g) 22.7 脂質 (g) 19.5 食塩相当量 (g) 1.6	エネルギー (kcal) 292 たんぱく質 (g) 18.2 脂質 (g) 18.2 食塩相当量 (g) 0.7
主菜B	秋刀魚塩焼き大	タラといんげん豆のスープ煮	麻婆豆腐	かつお生姜焼き	レバーと野菜のプルコギ風
食材料 (g)	さんま 100 食塩 1 だいこん 70 しょうが 7 すだち 10 くり 15 こいくちしょうゆ 5	いんげんまめ 50 まだら・塩 60 たまねぎ 35 セロリー 10 じゃがいも 50 にんじん 5 固形コンソメ 0.5 水 100 食塩 0.5 こしょう 0.02 パセリ 0.3 オリーブ油 1	豚・ひき肉 30 木綿豆腐 120 たけのこ・水煮缶詰 20 にんにく 10 根深ねぎ 10 乾ししいたけ 1 しょうが 1 にんにく 1 調合油 3 米みそ・赤色辛みそ 8 こいくちしょうゆ 2 トウバンジャン 2 清酒 5 さんしょう 0.5 かき油 3 上白糖 3 ごま油 1 グリーンピース 5 中華だし 180 じゃがいもでん粉 3	かつお 80 しょうが 2 こいくちしょうゆ 5 清酒 5 調合油 5 かぼちゃ（西洋） 20 調合油 3 しょうが-甘酢漬 10	鶏・肝臓 30 若鶏・むね 50 こいくちしょうゆ 7 上白糖 4 米みそ・赤色辛みそ 6 にんにく 2 トウバンジャン 1 じゃがいもでん粉 2 ごま油 2 たまねぎ 50 にんじん 25 キャベツ 100 調合油 6
栄養量	エネルギー (kcal) 374 たんぱく質 (g) 19.1 脂質 (g) 25.8 食塩相当量 (g) 2.1	エネルギー (kcal) 175 たんぱく質 (g) 14.6 脂質 (g) 1.7 食塩相当量 (g) 1.4	エネルギー (kcal) 270 たんぱく質 (g) 17.2 脂質 (g) 14.7 食塩相当量 (g) 2.0	エネルギー (kcal) 206 たんぱく質 (g) 20.8 脂質 (g) 9.6 食塩相当量 (g) 1.1	エネルギー (kcal) 271 たんぱく質 (g) 19.8 脂質 (g) 12.5 食塩相当量 (g) 2.1

(表 8.8 つづき)

主菜C

	牛レバーのカレー風味揚げ		芙蓉蟹ミニ		アジのソテートマトソース		肉団子野菜あんかけ		豆腐の五目あんかけ	
食材料 (g)	牛・肝臓	75	鶏卵	90	あじ・まあじ	70	鶏・ひき肉	75	木綿豆腐	100
	じゃがいもでん粉	6	ずわいがに・水煮缶詰	15	食塩	0.5	根深ねぎ	20	若鶏・もも	20
	にんにく	1	かに風味かまぼこ	15	こしょう	0.03	しょうが	2	たまねぎ	20
	しょうが	1	たけのこ・水煮缶詰	20	薄力粉	5	こいくちしょうゆ	3	にんじん	10
	カレー粉	1	乾ししいたけ	1	オリーブ油	4	こしょう	0.02	たけのこ・水煮缶詰	20
	上白糖	2	根深ねぎ	30	トマト・缶詰・ホール	40	薄力粉	3	生しいたけ	5
	こいくちしょうゆ	9	食塩	0.3	たまねぎ	10	水	5	糸みつば	2
	清酒	3	こしょう	0.03	にんにく	1	調合油	1.5	きくらげ - 乾	1
	調合油	6	上白糖	4	オリーブ油	2	きょうな	40	調合油	4
	レタス	30	こいくちしょうゆ	2	食塩	0.5	りょくとうもやし	20	かつお・昆布だし	50
	ミニトマト	10	穀物酢	6	こしょう	0.03	たけのこ・水煮缶詰	10	食塩	0.5
	きゅうり	25	中華だし	20	バジル	1	乾ししいたけ	1	こいくちしょうゆ	4
			グリーンピース	5			ごま油	1	みりん	5
			じゃがいもでん粉	1			かつおだし	100	じゃがいもでん粉	2
							清酒	3		
							こいくちしょうゆ	4		
							じゃがいもでん粉	2		
							水	2		
栄養量	エネルギー (kcal)	207	エネルギー (kcal)	240	エネルギー (kcal)	175	エネルギー (kcal)	214	エネルギー (kcal)	189
	たんぱく質 (g)	16.2	たんぱく質 (g)	17.2	たんぱく質 (g)	14.7	たんぱく質 (g)	16.3	たんぱく質 (g)	11.4
	脂質 (g)	9.0	脂質 (g)	13.6	脂質 (g)	9.3	脂質 (g)	11.7	脂質 (g)	11.1
	食塩相当量 (g)	1.4	食塩相当量 (g)	1.6	食塩相当量 (g)	1.2	食塩相当量 (g)	1.2	食塩相当量 (g)	1.3

バラエティ

	親子丼		五目あんかけ焼きそば		ほうれん草とひよこ豆のキーマカレー		スパゲッティミートソース		きのことむきえびのかき揚げ丼	
食材料 (g)	米・精白米	100	蒸し中華めん	180	米・精白米	90	マカロニ・スパゲッティ	100	米・精白米	80
	若鶏・もも	70	調合油	6	ひよこまめ - ゆで	50	オリーブ油	3	たまねぎ	30
	たまねぎ	60	清酒	5	牛・ひき肉	60	牛・ひき肉	60	にんじん	8
	鶏卵	80	食塩	0.7	たまねぎ	25	にんにく	1	こねぎ	5
	かつお・昆布だし	80	こしょう	0.1	ほうれんそう	40	たまねぎ	60	ひらたけ・エリンギ	20
	上白糖	3	豚・ばら	10	にんにく	2	セロリー	10	しばえび	30
	こいくちしょうゆ	10	豚・もも	10	とうがらし	0.1	マッシュルーム	10	薄力粉	30
	みりん	5	しばえび	30	調合油	10	オリーブ油	3	鶏卵	12
	焼きのり	0.3	はくさい	80	カレー粉	5	薄力粉	1	水	35
			たけのこ・水煮缶詰	20	トマト加工品・ピューレ	30	ぶどう酒・赤	10	調合油（吸油）	28
			赤ピーマン	5	食塩	1	トマト・缶詰・ホール	30	かつお・昆布だし	28
			青ピーマン	5	ウスターソース	2	ケチャップ	15	みりん	15
			きくらげ - 乾	1	固形コンソメ	1	ウスターソース	5	上白糖	2
			調合油	3	水		食塩	0.8	こいくちしょうゆ	15
			中華だし	30	こしょう		こしょう	0.03		
			顆粒中華だし	0.5			ナチュラルチーズ・パルメザン	5		
			食塩	0.8						
			こしょう	0.03						
			かき油	0.5						
			じゃがいもでん粉	2						
			こねぎ	5						
栄養量	エネルギー (kcal)	677	エネルギー (kcal)	559	エネルギー (kcal)	725	エネルギー (kcal)	689	エネルギー (kcal)	772
	たんぱく質 (g)	29.3	たんぱく質 (g)	20.4	たんぱく質 (g)	23.2	たんぱく質 (g)	26.3	たんぱく質 (g)	16.8
	脂質 (g)	19.2	脂質 (g)	16.9	脂質 (g)	25.7	脂質 (g)	22.3	脂質 (g)	30.7
	食塩相当量 (g)	2.0	食塩相当量 (g)	3.0	食塩相当量 (g)	1.7	食塩相当量 (g)	2.0	食塩相当量 (g)	2.4

副菜A

	さつまいものレモン煮		みそ田楽		精進揚げ（春菊）		ひじき炒め煮		せん切り長芋のわさび酢醤油かけ	
食材料 (g)	さつまいも	60	だいこん	50	しゅんぎく	25	ひじき・干しひじき	10	やまのいも・ながいも	60
	上白糖	5	板こんにゃく	30	薄力粉	6	にんじん	10	穀物酢	6
	食塩	0.1	焼き豆腐	40	鶏卵	3	油揚げ	15	かつおだし	6
	レモン	3	かつお・昆布だし	50	調合油（吸油）	6	調合油	3	こいくちしょうゆ	3
			上白糖	4	こいくちしょうゆ	3	上白糖	3	焼きのり	0.3
			米みそ・淡色辛みそ	8			こいくちしょうゆ	5	わさび・練り	2
			みりん	1			みりん	1		
			からし・粉	0.5			かつお・昆布だし	10		
							さやえんどう	5		
栄養量	エネルギー (kcal)	100	エネルギー (kcal)	82	エネルギー (kcal)	89	エネルギー (kcal)	118	エネルギー (kcal)	45
	たんぱく質 (g)	0.7	たんぱく質 (g)	4.7	たんぱく質 (g)	1.7	たんぱく質 (g)	5.1	たんぱく質 (g)	1.7
	脂質 (g)	0.1	脂質 (g)	2.9	脂質 (g)	6.5	脂質 (g)	7.5	脂質 (g)	0.4
	食塩相当量 (g)	0.1	食塩相当量 (g)	1.0	食塩相当量 (g)	0.5	食塩相当量 (g)	1.1	食塩相当量 (g)	0.6

副菜B

	水菜のお浸し		ブロッコリーのじゃこ和え		なめこのおろし和え		きゅうりとラディッシュの和えもの		小松菜の生姜和え	
食材料 (g)	きょうな	70	ブロッコリー	60	だいこん	80	きゅうり	50	こまつな	60
	こいくちしょうゆ	3	いわし・しらす干し	10	なめこ	10	はつか大根	10	しょうが	1
	かつおだし	5	あまのり・焼きのり	0.5	上白糖	1	食塩	0.6	こいくちしょうゆ	3
	さくらえび	2	ごま油	2	こいくちしょうゆ	2	しょうが	0.3	かつおだし	5
	ごま	1	食塩	0.3	穀物酢	5	とうがらし	0.03		
					清酒	2	穀物酢	6		
					きく・菊のり	2	上白糖	1		
					穀物酢	1	ごま油	1		
							食塩	0.3		
栄養量	エネルギー (kcal)	31	エネルギー (kcal)	60	エネルギー (kcal)	29	エネルギー (kcal)	23	エネルギー (kcal)	10
	たんぱく質 (g)	3.3	たんぱく質 (g)	6.8	たんぱく質 (g)	0.9	たんぱく質 (g)	0.6	たんぱく質 (g)	1.1
	脂質 (g)	0.7	脂質 (g)	5.3	脂質 (g)	0.1	脂質 (g)	1.1	脂質 (g)	0.1
	食塩相当量 (g)	0.6	食塩相当量 (g)	0.7	食塩相当量 (g)	0.3	食塩相当量 (g)	0.9	食塩相当量 (g)	0.4

副菜C

	コールスローサラダ		盛り合わせサラダ		蒸し野菜のサラダ		きのこのサラダ		大根と水菜とちりめんじゃこのサラダ	
食材料 (g)	キャベツ	70	トマト	50	カリフラワー	40	生しいたけ	20	だいこん	35
	にんじん	7	レタス	25	さやいんげん	20	ひらたけ・エリンギ	20	きょうな	20
	青ピーマン	7	きゅうり	25	オクラ	15	しめじ	20	いわし・しらす干し	10
	赤たまねぎ	5	ナチュラルチーズ・カテージ	20	レタス	30	まいたけ	20	焼きのり	0.2
	フレンチドレッシング	10	豚・ハム・ロース	20	ヨーグルト・全脂無糖	10	マッシュルーム・水煮缶詰	10	こいくちしょうゆ	1
			サウザンアイランドドレッシング	10	調合油	2	有塩バター	3	フレンチドレッシング	10
					食塩	0.3	食塩	0.5		
					穀物酢	1	こしょう	0.03		
					こしょう・混合, 粉	0.02	たまねぎ	20		
							赤ピーマン - 生	5		
							サニーレタス	30		
							フレンチドレッシング	10		
栄養量	エネルギー (kcal)	63	エネルギー (kcal)	118	エネルギー (kcal)	48	エネルギー (kcal)	93.4	エネルギー (kcal)	73
	たんぱく質 (g)	1.1	たんぱく質 (g)	6.8	たんぱく質 (g)	2.4	たんぱく質 (g)	3.6	たんぱく質 (g)	4.8
	脂質 (g)	4.4	脂質 (g)	7.9	脂質 (g)	2.4	脂質 (g)	7.2	脂質 (g)	4.6
	食塩相当量 (g)	0.8	食塩相当量 (g)	1.1	食塩相当量 (g)	0.3	食塩相当量 (g)	0.9	食塩相当量 (g)	1.1

汁物A

	豆腐とわかめのみそ汁		白菜とさやいんげんと油揚げのみそ汁		あさり汁		はんぺんのすまし汁		かき玉汁	
食材料 (g)	木綿豆腐	30	はくさい	20	あさり	20	はんぺん	20	たまねぎ	15
	乾燥わかめ	1	さやいんげん	10	水	150	糸みつば	2	にんじん	3
	煮干しだし	150	油揚げ	5	米みそ・赤色辛みそ	6	生しいたけ	10	昆布だし	150
	米みそ・淡色辛みそ	3	煮干しだし	150			かつお・昆布だし	150	清酒	1
	米みそ・赤色辛みそ	3	米みそ・淡色辛みそ	3			食塩	0.5	食塩	0.7
			米みそ・赤色辛みそ	3			うすくちしょうゆ	1	うすくちしょうゆ	0.7
							清酒	1	じゃがいもでん粉	1.5
									水	1.5
									鶏卵	20
									糸みつば	1
栄養量	エネルギー (kcal)	36	エネルギー (kcal)	39	エネルギー (kcal)	17	エネルギー (kcal)	26	エネルギー (kcal)	49
	たんぱく質 (g)	3.0	たんぱく質 (g)	2.4	たんぱく質 (g)	2.0	たんぱく質 (g)	2.8	たんぱく質 (g)	2.8
	脂質 (g)	1.8	脂質 (g)	2.3	脂質 (g)	0.4	脂質 (g)	0.2	脂質 (g)	2.1
	食塩相当量 (g)	1.1	食塩相当量 (g)	0.9	食塩相当量 (g)	1.2	食塩相当量 (g)	1.1	食塩相当量 (g)	1.1

汁物B

	コーンスープ		春雨スープ		じゃがいものスープ		わかめスープ		キャベツとベーコンのスープ	
食材料 (g)	たまねぎ	20	はるさめ	5	じゃがいも	40	乾燥わかめ	1	キャベツ	30
	調合油	1	にんじん	5	たまねぎ	15	根深ねぎ	10	たまねぎ	10
	スイートコーン・缶詰, クリームスタイル	60	たけのこ・水煮缶詰	10	有塩バター	3	糸みつば	1	豚・ベーコン	5
	普通牛乳	40	さやえんどう	5	固形コンソメ	0.7	顆粒中華だし	0.5	水	150
	水	40	乾ししいたけ	1	ナチュラルチーズ・パルメザン	3	いわし・しらす干し	10	固形コンソメ	1
	食塩	0.3	中華だし	150	水	150	水	150	食塩	0.5
	固形コンソメ	1	食塩	1	食塩	0.4	食塩	0.2	こしょう	0.02
	こしょう	0.02	こしょう	0.02	こしょう	0.02	こいくちしょうゆ	0.3		
	クリーム, 乳脂肪	3	ごま油	0.5	クリーム, 乳脂肪	10	清酒	2		
	じゃがいもでん粉	1	清酒	1	パセリ	0.3	ごま	1		
栄養量	エネルギー (kcal)	113	エネルギー (kcal)	35	エネルギー (kcal)	118	エネルギー (kcal)	25	エネルギー (kcal)	33
	たんぱく質 (g)	2.7	たんぱく質 (g)	1.9	たんぱく質 (g)	2.4	たんぱく質 (g)	2.9	たんぱく質 (g)	1.2
	脂質 (g)	4.2	脂質 (g)	0.6	脂質 (g)	7.9	脂質 (g)	0.7	脂質 (g)	2.1
	食塩相当量 (g)	1.2	食塩相当量 (g)	1.2	食塩相当量 (g)	0.9	食塩相当量 (g)	1.1	食塩相当量 (g)	1.0

デザート

	ヨーグルト (ブルーベリー)		プリン		杏仁風寒天		小倉白玉		ブラマンジェ	
食材料 (g)	ヨーグルト・全脂無糖	100	鶏卵	20	角寒天	0.7	あずき・乾	20	普通牛乳	80
	ブルーベリー・ジャム	7	上白糖	10	上白糖	40	上白糖	20	とうもろこしでん粉	7
	ミント	少々	普通牛乳	55	上白糖	8	白玉粉 (もち米製品)	20	水	15
			バニラエッセンス	少々	アーモンドエッセンス	少々	水	20	上白糖	7
			無塩バター	2	温州みかん・缶詰	15			もも・缶詰	30
			上白糖	7	メロン	20			ぶどう酒・白	5
			水	4	上白糖	8			ミント	少々
			水	1.5	水	40				
					レモン	0.8				
栄養量	エネルギー (kcal)	75	エネルギー (kcal)	148	エネルギー (kcal)	108	エネルギー (kcal)	218	エネルギー (kcal)	134
	たんぱく質 (g)	3.6	たんぱく質 (g)	4.3	たんぱく質 (g)	1.6	たんぱく質 (g)	5.3	たんぱく質 (g)	2.8
	脂質 (g)	3.0	脂質 (g)	5.8	脂質 (g)	1.6	脂質 (g)	0.6	脂質 (g)	3.1
	食塩相当量 (g)	0.1	食塩相当量 (g)	0.1	食塩相当量 (g)	0.0	食塩相当量 (g)	0.0	食塩相当量 (g)	0.1

果物

	柿小2分の1個		グレープフルーツ4分の1個		ぶどう		パインアップル		バナナ	
食材料 (g)	かき	70	グレープフルーツ	80	ぶどう	70	パインアップル	80	バナナ	90
栄養量	エネルギー (kcal)	42	エネルギー (kcal)	30	エネルギー (kcal)	41	エネルギー (kcal)	42	エネルギー (kcal)	77
	たんぱく質 (g)	0.3	たんぱく質 (g)	0.7	たんぱく質 (g)	0.3	たんぱく質 (g)	0.5	たんぱく質 (g)	1.0
	脂質 (g)	0.1	脂質 (g)	0.1	脂質 (g)	0.1	脂質 (g)	0.1	脂質 (g)	0.2
	食塩相当量 (g)	0	食塩相当量 (g)	0.0	食塩相当量 (g)	0.0	食塩相当量 (g)	0.0	食塩相当量 (g)	0

（食品成分表 2015 年版）

c. 献立の確認

　1回分4通りの組み合わせのエネルギー・栄養素量の合計と使用食品の食品群別集計，1週間分のエネルギー・栄養素量合計の平均値，食品群別使用量と1週間の栄養比率平均値を表8.9に示した.

表 8.9　カフェテリア方式社員食堂 10 月第 1 週目献立組み合わせ例

		10月1日（月）	10月2日（火）	10月3日（水）	10月4日（木）	10月5日（金）		平均食品群別使用量(g)		週間献立栄養比率	
組み合わせ①		米飯大盛り 厚揚げと豚肉のさっぱり煮 さつまいものレモン煮 コーンスープ 果物（柿小 2 分の 1 個）	米飯大盛り 鶏唐揚げと南蛮ソース みそ田楽 白菜とさやいんげんと油揚げのみそ汁 プリン	米飯大盛り あっさり肉じゃが 精進揚げ（春菊） あさり汁 杏仁風寒天	米飯大盛り すき焼き煮 きゅうりとラディシュの和えもの はんぺんのすまし汁 小倉白玉	米飯大盛り いわしのオーブン焼き 大根と水菜とちりめんじゃこのサラダ キャベツとベーコンのスープ ブラマンジェ	①週間 平均値	①		①	
								穀類	111.2		
								いも類	59.6		
								糖類	15		
								種実類			
エネルギー・栄養素量	エネルギー (kcal)	943	943	936	969	909	940	緑黄色野菜	48.8	たんぱく質エネルギー比率	13.6%E
	たんぱく質 (g)	29.7	35.3	23.8	37.9	33.4	32.0	その他野菜	96.4	脂質エネルギー比率	26.5%E
	脂質 (g)	26.5	30.0	30.1	22.4	29.3	27.7	果物	28.8	炭水化物エネルギー比率	59.9%E
	炭水化物 (g)	141.8	128.2	136.8	150.5	122.3	135.9	きのこ類	11.2	穀類エネルギー比	42.4%
	食物繊維 (g)	6.4	5.3	6.3	23.8	4.3	9.2	藻類	0.18	動物性たんぱく質比	51.3%
	カルシウム (mg)	306	250	174	264	341	267	豆類	43		
	鉄 (mg)	4.4	4.2	4.6	5.8	3.9	4.6	魚介類	25		
	ビタミンA (μg)	67	123	400	314	137	208	肉類	55		
	ビタミンB₁ (mg)	0.69	0.39	0.31	0.42	0.30	0.42	卵類	4.6		
	ビタミンB₂ (mg)	0.32	0.48	0.36	0.43	0.57	0.43	乳類	44.4		
	ビタミンC (mg)	101	33	46	45	58	57	油脂類	6		
	食塩相当量 (g)	2.6	2.8	3.1	3.6	3.0	3.2	調味料類	23.7		
組み合わせ②		米飯中盛り 秋刀魚塩焼き大 コールスローサラダ 豆腐とわかめのみそ汁 果物（柿小 2 分の 1 個）	米飯中盛り タラといんげん豆のスープ煮 盛り合わせサラダ 白菜とさやいんげんと油揚げのみそ汁 プリン	米飯中盛り 麻婆豆腐 なめこのおろし和え あさり汁 杏仁風寒天	米飯中盛り かつお生姜焼き ひじき炒め煮 はんぺんのすまし汁 果物（パインアップル）	米飯中盛り レバーと野菜のプルコギ風 小松菜の生姜和え かき玉汁 ブラマンジェ	②週間 平均値	②		②	
								穀類	95		
								いも類	12.7		
								糖類	8.8		
								種実類	3.2		
エネルギー・栄養素量	エネルギー (kcal)	854	820	748	732	805	792	緑黄色野菜	43.1	たんぱく質エネルギー比率	15.9%E
	たんぱく質 (g)	29.3	34.0	27.0	35.0	32.3	31.5	その他野菜	113.2	脂質エネルギー比率	24.1%E
	脂質 (g)	32.9	18.5	17.5	18.2	18.7	21.2	果物	45.2	炭水化物エネルギー比率	60.0%E
	炭水化物 (g)	105.8	126.5	116.4	105.4	123.1	115.5	きのこ類	4.2	穀類エネルギー比	42.9%
	食物繊維 (g)	5.5	10.6	4.6	8.6	6.0	7.0	藻類	2.3	動物性たんぱく質比	55.4%
	カルシウム (mg)	139	205	216	190	291	208	豆類	48		
	鉄 (mg)	3.5	3.6	4.2	9.3	6.8	5.0	魚介類	52		
	ビタミンA (μg)	101	155	100	197	4632	1037	肉類	30		
	ビタミンB₁ (mg)	0.22	0.54	0.74	0.31	0.42	0.45	卵類	8		
	ビタミンB₂ (mg)	0.39	0.49	0.36	0.30	0.98	1.00	乳類	39		
	ビタミンC (mg)	96	49	12	41	81	56	油脂類	4.1		
	食塩相当量 (g)	4.0	3.5	3.5	3.4	3.7	3.6	調味料類	24.0		
組み合わせ③		米飯小盛り 牛レバーのカレー風味揚げ 水菜のお浸し 豆腐とわかめのみそ汁 ヨーグルト（ブルーベリー）	米飯小盛り 芙蓉蟹ミニ ブロッコリーのじゃこ和え 春雨スープ 果物（グレープフルーツ4分の1個）	米飯小盛り アジのソテー　トマトソース 蒸し野菜のサラダ じゃがいものスープ 果物（ぶどう）	米飯小盛り 肉団子野菜あんかけ きのこのサラダ わかめスープ 果物（パインアップル）	米飯小盛り 豆腐の五目あんかけ せん切り野菜のわさび酢醤油和え かき玉汁 果物（バナナ）	③週間 平均値	③		③	
								穀類	76.6		
								いも類	23.5		
								糖類	2.6		
								種実類	0.4		
エネルギー・栄養素量	エネルギー (kcal)	617	634	651	642	629	635	緑黄色野菜	64.1	たんぱく質エネルギー比率	17.1%E
	たんぱく質 (g)	30.7	31.2	24.4	27.3	21.4	27.0	その他野菜	66.6	脂質エネルギー比率	24.9%E
	脂質 (g)	15.1	17.6	20.4	20.3	14.5	18.0	果物	64	炭水化物エネルギー比率	58.0%E
	炭水化物 (g)	86.2	86.6	90.5	89.1	101.5	91.0	きのこ類	19.8	穀類エネルギー比	43.2%
	食物繊維 (g)	4.8	6.9	5.1	9.0	4.3	6.0	藻類	0.8	動物性たんぱく質比	40.4%
	カルシウム (mg)	395	208	163	188	143	219	豆類	26		
	鉄 (mg)	6.5	3.7	2.1	3.6	2.9	4.0	魚介類	24.4		
	ビタミンA (μg)	963	289	118	162	147	336	肉類	34		
	ビタミンB₁ (mg)	0.41	0.60	0.33	0.42	0.30	0	卵類	25		
	ビタミンB₂ (mg)	2.59	0.72	0.28	0.51	0.27	1.00	乳類	24.6		
	ビタミンC (mg)	71	116	59	71	22	68	油脂類	6.4		
	食塩相当量 (g)	3.2	3.4	2.4	3.2	3.0	3.0	調味料類	16.6		
組み合わせ （バラエティ）		親子丼 水菜のおひたし 豆腐とわかめのみそ汁 ヨーグルト（ブルーベリー）	五目あんかけ焼きそば 白菜とさやいんげんと 油揚げのみそ汁 プリン	ほうれん草とひよこ豆 のキーマカレー 蒸し野菜サラダ 果物（ぶどう）	スパゲッティミートソース きゅうりとラディッシュの和えもの 果物（パインアップル）	きのことむきえびのかき揚げ丼 小松菜の生姜和え かき玉汁 果物（バナナ）	バラエティ週間平均値	バラエティ		バラエティ	
								穀類	116.2		
								いも類	0.7		
								糖類	6.0		
								種実類	0.4		
エネルギー・栄養素量	エネルギー (kcal)	817	745	815	754	909	808	緑黄色野菜	61.4	たんぱく質エネルギー比率	14.0%E
	たんぱく質 (g)	39.3	27.1	25.9	27.4	21.7	28.3	その他野菜	90.9	脂質エネルギー比率	29.9%E
	脂質 (g)	24.6	25.1	28.2	23.5	33.0	26.9	果物	48	炭水化物エネルギー比率	57.0%E
	炭水化物 (g)	103.6	98.5	112.0	102.0	126.1	108.4	きのこ類	17.0	穀類エネルギー比	44.1%
	食物繊維 (g)	4.8	6.7	13.4	6.4	5.1	7.3	藻類	0.26	動物性たんぱく質比	55.4%
	カルシウム (mg)	434	195	149	137	180	219	豆類	0		
	鉄 (mg)	5.2	2.6	6.1	3.7	4.2	4.4	魚介類	6.4		
	ビタミンA (μg)	272	97	197	60	298	185	肉類	58		
	ビタミンB₁ (mg)	0.38	0.31	0.40	0.39	0.28	0.35	卵類	10.4		
	ビタミンB₂ (mg)	0.79	0.33	0.40	0.30	0.39	0.44	乳類	34.6		
	ビタミンC (mg)	48	35	59	47	45	47	油脂類	16.8		
	食塩相当量 (g)	3.8	4.2	3.8	2.9	3.9	3.7	調味料類	3.4		

（食品成分表 2015 年版）

8.6 弁当給食の献立例

　主食と副食7品目の献立1週間分とエネルギー，栄養素量，食品群別使用量の1回分合計値と1週間分平均値，1週間分栄養比率の例を表8.10に示した．

表8.10　弁当給食献立例表

月曜日献立

月曜日献立	材料	重量 (g)
米飯	精白米	105
コロッケ	牛・ひき肉	20
	じゃがいも	40
	たまねぎ	8
	食塩	0.2
	こしょう	0.03
	薄力粉	5
	鶏卵	10
	パン粉	6
	揚げ油	5
千切りキャベツ	キャベツ	40
ソース (ミニパック)	中濃ソース	5
ボイルホタテ	ほたてがい水煮	40
のみそ田楽	赤色辛みそ	4
	上白糖	2
	いりごま	2
ひじきと生	ほしひじき	2
揚げ梅ドレ	生揚げ	30
ッシングサ	梅干し果肉	2
ラダ	こいくちしょうゆ	3
	穀物酢	2
	ごま油	1
ピーマンの	ピーマン	50
オイスター	サラダ油	1
ソース炒め	かき油	2
	上白糖	1
	こいくちしょうゆ	3
	日本酒	3
にんじんの	にんじん	40
くるみ和え	くるみ	5
	上白糖	1
	こいくちしょうゆ	1.5
パインの	パイン缶詰	40
カテージチーズ和え	カテージチーズ	15

エネルギー	824 kcal
たんぱく質	29.4 g
脂質	23.6 g
食塩相当量	3.4 g

火曜日献立

火曜日献立	材料	重量 (g)
米飯	精白米	105
鮭の焼きつけ付け汁	しろさけ (切り身)	60
	食塩	0.2
	万能ねぎ	2
	しょうが	1
	こいくちしょうゆ	3
	清酒	5
ししとう油炒め	ししとうがらし	12
	サラダ油	0.3
マカロニとひき肉カレー炒め	マカロニ	15
	豚・ひき肉	10
	たまねぎ	20
	さやいんげん	20
	にんにく	0.5
	カレー粉	0.4
	サラダ油	3
	食塩	0.8
	こしょう	0.02
煮しめ	がんもどき	30
	板こんにゃく	30
	さといも・冷凍	15
	たけのこ水煮缶詰	15
	にんじん	15
	昆布	5
	かつお・昆布だし	50
	こいくちしょうゆ	3
	みりん	3
だいこんとみかん缶の酢の物	だいこん	20
	みかん缶詰	20
	穀物酢	5
	上白糖	3
	食塩	0.2
チンゲン菜のナムル	チンゲンサイ	50
	にんにく	0.5
	いりごま	1.2
	食塩	0.4
	ごま油	1
かぼちゃのチーズ焼き	西洋かぼちゃ	30
	ピザ用チーズ	10

エネルギー	821 kcal
たんぱく質	34.9 g
脂質	19.5 g
食塩相当量	3.4 g

水曜日献立

水曜日献立	材料	重量 (g)
米飯	精白米	105
鶏唐揚げ	若鶏・もも肉	60
	しょうが	1
	上白糖	1
	こいくちしょうゆ	3
	じゃがいもでん粉	3
	清酒	2
	揚げ油 (吸油)	4
ソース (ミニパック)	中濃ソース	5
千切り野菜	キャベツ	35
	赤ピーマン	2
	青ピーマン	2
果物	ぶどう (マスカット)	20
えびとセロリの中華風サラダ	小えび	30
	酒・塩	少々
	セロリー	30
	きゅうり	30
	ごま油	0.4
	上白糖	0.4
	食塩	0.6
	穀物酢	2
厚焼き卵	鶏卵	60
	かつおだし	10
	上白糖	3
	食塩	0.8
	こいくちしょうゆ	1
	サラダ油	1
	しそ・葉 (1枚)	1
ほうれん草のソテー	ほうれんそう	60
	ロースハム	5
	サラダ油	0.5
	バター	1
たけのこのおかか煮	たけのこ水煮缶詰	50
	かつおだし	50
	うすくちしょうゆ	3
	清酒	5
	かつお・削り節	1
煮豆	いんげん豆	3
	上白糖	3
	食塩	0.05

エネルギー	812 kcal
たんぱく質	36.0 g
脂質	23.8 g
食塩相当量	3.6 g

木曜日献立

木曜日献立	材料	重量 (g)
米飯	精白米	105
ちくわの磯辺揚げ	焼き竹輪	40
	焼き海苔	0.3
	薄力粉	5
	鶏卵	12
	揚げ油 (吸油)	5
生野菜	キャベツ	30
	パセリ	1
	ミニトマト	10
ウサギりんご	りんご	30
豚肉とたけのことうすら卵の中華風煮物	豚・もも肉	30
	じゃがいもでん粉	2
	たけのこ・水煮缶詰	20
	うずら卵・水煮缶詰	20
	しょうが	1.5
	かき油	3
	こいくちしょうゆ	1
	清酒	1
	こしょう	0.03
まいたけのバター炒め	まいたけ	25
	バター	1
	こいくちしょうゆ	0.5
かぼちゃのいとこ煮	西洋かぼちゃ	50
	かつお・昆布だし	50
	あずき・乾	8
	車糖・上白糖	4
	食塩	0.2
	こいくちしょうゆ	1
糸昆布の煮物	きざみ昆布	8
	ちりめんじゃこ	10
	さんしょう・粉	0.05
	かつお・昆布だし	40
	こいくちしょうゆ	3
	上白糖	0.8
もやしの酢の物	りょくとうもやし	40
	ごま油	0.3
	穀物酢	2.5
	うすくちしょうゆ	0.4
	トウバンジャン	0.3

エネルギー	801 kcal
たんぱく質	31.9 g
脂質	17.1 g
食塩相当量	4.0 g

金曜日献立

金曜日献立	材料	重量 (g)
米飯	精白米	105
豚の生姜焼き	豚・ロース肉	60
	しょうが	1.5
	上白糖	2.5
	こいくちしょうゆ	5
	清酒	4
	サラダ油	2
千切りキャベツ	キャベツ	30
	レッドキャベツ	3
果物	グレープフルーツ	40
さつまいもといかの煮物	するめいか	20
	さつまいも	40
	サラダ油	1
	かつお・昆布だし	40
	万能ねぎ	10
	上白糖	1
	こいくちしょうゆ	3
	みりん	2
	清酒	3
ゆで金時豆とダイスチーズのサラダ	金時豆・水煮缶詰	20
	セロリー	10
	きゅうり	20
	ショルダーハム	8
	ダイスカットチーズ	5
	サラダ油	2
	食塩	0.2
	穀物酢	3
	粒入りマスタード	1
ちぎりこんにゃくのおかか煮	板こんにゃく	30
	ごま油	1
	かつおだし	30
	清酒	3
	上白糖	3
	こいくちしょうゆ	4
	かつお・削り節	1
	一味とうがらし	0.2
ほうれん草とわかめのわさび醤油和え	ほうれんそう	40
	塩蔵わかめ・塩抜き	10
	こいくちしょうゆ	2
	練りわさび	2
	かつおだし	1

エネルギー	855 kcal
たんぱく質	32.0 g
脂質	23.9 g
食塩相当量	3.3 g

期間（週間）エネルギーおよび栄養素量平均値	
エネルギー	826 kcal
たんぱく質	32.8 g
脂質	21.6 g
炭水化物	120.8 g
食物繊維	7.8 g
カルシウム	222 mg
鉄	4.7 mg
ビタミンA	316 μg
ビタミンB$_1$	0.48 mg
ビタミンB$_2$	0.44 mg
ビタミンC	56 mg
食塩相当量	3.5 g

期間（週間）献立食品群別集計	
穀類	111 g
いも類	32 g
糖類	5.18 g
種実類	1.6 g
緑黄色野菜	79 g
その他野菜	79.1 g
果物	30.4 g
きのこ類	5 g
藻類	5.1 g
豆類	18.2 g
魚介類	40.4 g
肉類	38.5 g
卵類	20.4 g
乳類	5 g
油脂	6.1 g
調味料	24.3 g

期間（週間）献立栄養比率	
たんぱく質エネルギー比率	15.9%E
脂質エネルギー比率	23.5%E
炭水化物エネルギー比率	58.5%E
穀類エネルギー比	47.3%
動物性たんぱく質比	56.3%

（食品成分表 2015 年版）

【演習8-1】カフェテリア方式の献立

①カフェテリア方式の日替わり主食と日替わり料理を下記の条件を参考に考える．グループワークで作業を行う．カードまたは糊付きメモ用紙を図8.1のようにつくる．料理の区分ごとに色分けする．

条件（参考）

主食盛りつけ4種類	米飯特大盛り	250 g	430 kcal	たんぱく質	7.3 g → 米 120 g
	米飯大盛り	220 g	376 kcal	たんぱく質	6.4 g → 米 105 g
	米飯中盛り	200 g	340 kcal	たんぱく質	5.8 g → 米 95 g
	米飯小盛り	160 g	269 kcal	たんぱく質	4.6 g → 米 75 g

主菜　　　3種類　肉料理，魚料理，卵料理，豆・豆製品料理をとり混ぜる．
　　　　　　　　200～300 kcal，たんぱく質15～20 g，食塩2.0 g

副菜　和え物・お浸し，藻類やいも類を使った料理，サラダを1種類ずつ
　　　　　　　　100 kcal以内，食塩1.0 g

汁物　　　2種類　和風，洋風・中華風

デザート　1種類　100～200 kcal

フルーツ　1種類　50 kcal前後

曜日　火	（赤）
料理区分　主菜　たんぱく質源　肉類	
料理名　　鶏唐揚げきのこ南蛮ソース	
エネルギー　　282 kcal	
たんぱく質　　16.3 g	
食塩相当量　　1.4 g	
調理方法　　揚げる	

曜日　　火	（緑）
料理区分　副菜　（サラダ）	
料理名　　コールスローサラダ	
エネルギー　　63 kcal	
たんぱく質　　0.6 g	
食塩相当量　　0.3 g	

図8.1　カード，糊付きメモ用紙（例示）

②月～金の料理を記したメモ用紙を並べる．1回のうちに調理機器の重複がないか，1回のうちに調理方法の偏りがないか，週のうちにたんぱく質源食品の使用の偏り，調理方法の偏りがないかを確認する．いも類，種実類，藻類，きのこ類，乳・乳製品など，毎回使用するわけではないが，各組み合わせで週のうちに1度以上使われているか，食品衛生上の問題がないか確認する．

③主食，主菜，副菜，汁物，フルーツまたはデザートを組み合わせて600 kcal，800 kcal，900 kcalとなる献立をつくる．エネルギー，たんぱく質，食塩を献立ごとに計算し，給与栄養目標量に照らし合わせる．組み合わせごとに大きな逸脱があるときは，別な回の料理と入れ替えをしてみる．料理の食品の使用部位・種類や使用量の修正が必要なこともある．献立が定まったら，各献立に使用されている食品の食品群別集計，エネルギーと栄養素量を合計する．

④1週間のエネルギー摂取量，栄養素量，食品群別使用量，各栄養素のエネルギー比率の平均値を算出する．

【演習 8-2】弁当給食の献立

ワークシート 8.1 を活用し，献立を考える．

①弁当箱の仕切りの数を決め（4〜6個），イラストを描く．

②昼食の弁当として，18〜29歳，身体活動レベル 1.75 を対象として，主食と 2〜4 種類の主菜，2〜4 種類の副菜を決める．果物は主菜の付け合わせとしても用いる．

③味つけ，テクスチャーの偏り，さっぱり感こってり感などのバラエティ，調理の複雑さ，調理機器の重複など，さらに食品衛生上の問題を確認する．

④ 1 回分の使用食品の食品群別集計，エネルギー，栄養素量を合計する．

ワークシート 8.1　弁当給食

弁当箱

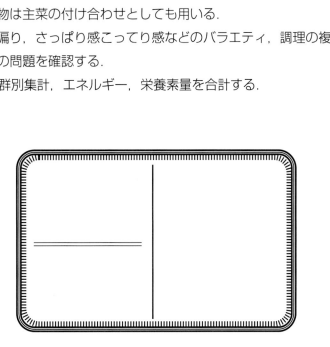

対象者 _____，季節 _____，地域 _____

料理名	食品名	重量（1人分）	作り方

味つけについて

食品群別集計

エネルギー（kcal）	たんぱく質（g）			

【演習 8-3】ランチのアピール

　事業所給食の昼食として，定食を 1 つ考え，その特徴をアピールする A4 用紙 1 枚程度の大きさの媒体をワークシート 8.2 に作成する（タテ・ヨコは自由）．

ワークシート 8.2　ランチのアピール

対象者 ＿＿＿＿＿＿＿＿＿＿＿＿＿＿＿＿＿，季節 ＿＿＿＿＿＿＿＿＿＿＿＿＿＿＿，地域 ＿＿＿＿＿＿＿＿＿＿＿＿＿＿＿

【演習 8-4】献立のチェックと改善

①作成した献立をチェック表（付表 4）でチェックし，× の部分の改善献立を作成する．
②改善献立を実際に調理し，完成品を写真にとり，さらに改善点を提出する．

Column

「健康な食事・食環境」認証制度について

　自分で調理し食事をつくる機会が減り，中食や外食の利用が進行中である．多様な食品や食事スタイルが選択可能となった一方で，バランスのとれた食事をとることが難しくなりつつある．

　生活習慣病予防や健康増進の観点から，「生活習慣病予防その他の健康増進を目的として提供する食事の目安」が平成27年（2016年）9月厚生労働省から発出している．

　これを受けて，「健康な食事・食環境」認証制度が平成29年（2018年）4月から開始している．外食や事業所給食分野において，健康に役に立つ食事を，健康的な環境において，継続的に提供している飲食店や事業所を認証する制度である．

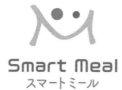

　食や健康にかかわる12団体（2022年9月現在）で構成される「健康な食事・食環境」コンソーシアムが認証を行っている．「健康な食事」（通称：スマートミール）とは健康に役立つ可能性のある栄養バランスのとれた食事のことである．健康的な環境とは，栄養情報提供や受動喫煙にとりくんでいる空間のことである．

　認証されると，「健康な食事・食環境」のマークを使って，メニューやPOPなどで認証を受けた施設であることをアピールできる．

「スマートミール　Smart　Meal」の基準

1	エネルギー量：1食あたり450〜650 kcal 未満（通称「ちゃんと」）と620〜850 kcal（通称「しっかり」）の2段階とする．
2	料理の組み合わせの目安は①「主食」＋「主菜」＋「副菜」パターン，②「主食＋副食（主菜＋副菜）」の2パターンを基本とする．
3	PFC バランスが食事摂取基準2020年版に示された，18歳以上のエネルギー産生栄養バランス（たんぱく質13〜20％E，脂質20〜30％E，炭水化物50〜65％E）の範囲内に入ることとする．
4	野菜等（野菜・きのこ・海藻・いも類）の重量：140 g 以上とする．
5	食塩相当量：「ちゃんと」3.0 g 未満，「しっかり」3.5 g 未満とする．
6	牛乳・乳製品，果物は，基準を設定しないが，適宜とり入れることが望ましい．
7	特定の保健や用途に資することを目的とした食品や素材を使用しないこと．

「1食あたりの提供エネルギー量（2段階）による分類」や「健康な食事・食環境」認証基準等詳細はサイト（http：//smartmeal.jp）に掲載．

9. 介護老人福祉施設給食

高齢者施設には医療系と福祉系がある．福祉系の施設に，介護老人福祉施設がある．身体上または精神上の障害があるために常時介護が必要で，居宅での介護が困難な 65 歳以上の人が対象となる．介護保険法では"介護老人福祉施設"であり，老人福祉法では"特別養護老人ホーム"と呼ばれる．施設の食事提供は入所者の生活の質（QOL）の向上に重要である．

9.1 | 介護老人福祉施設給食の特徴

対象者は常時介護が必要な人である．身体的機能低下が著しく，手・指の機能低下や嚥下困難，認知症，寝たきりなどの運動不足による食欲低下などが原因となり低栄養に陥りやすい．また高齢者は長年にわたる食生活習慣，嗜好があり，食事への配慮が必要である．入所者ひとりひとりの身体状況，嗜好が異なっているため，QOL 向上をめざした個人対応が基本であり，献立はきめ細かい対応が望まれる．医師，看護師，介護福祉士，言語聴覚士，管理栄養士・栄養士などの多職種のスタッフが協働して，入所者ごとの栄養ケア・マネジメント計画を立てる．給食施設では，多くの個人対応食を提供するために，作業工程が煩雑にならないように工夫することが不可欠となる．

A. 高齢者（入所者）の特性

①咀嚼能力が低下　→　かたいものが食べられない

②嚥下能力が低下　→　飲み込みができない．誤嚥しやすい

③唾液の分泌が減少　→　食べ物が飲み込みにくい

④味覚が鈍化　→　味がわかりにくく，おいしく食べられない

⑤視力の低下により食べ物の認識力が低下　→　食事内容がわかりにくい

⑥消化吸収機能が低下　→　下痢をしやすい

⑦腸の動きが悪くなる　→　便秘しやすい

⑧手，指の機能が低下　→　食べ物を口に運べない

⑨運動不足，寝たきり　→　食欲低下

⑩認知症　→　食欲低下，喫食量の減少

B. 給与栄養目標量の算定

a. 推定エネルギー必要量（EER）の算定

（1）身体活動レベル（PAL）の設定

高齢者は，70歳以上の場合，身体活動レベル（PAL）1.45（低い）〜 1.95（高い）のいずれかを用いて推定エネルギー必要量（EER）を算出するが，介護老人福祉施設の入所者のPALは，原則として病院のPALを用いる．

- ベッドで横になっている時間の多い人：基礎代謝量の約1.2倍
- ベッドで起き上がる，ベッド周辺を移動する時間が多い人，リハビリテーションを実施：基礎代謝量の約1.3倍
- ベッド周辺にとどまらず，施設内を移動できる人：基礎代謝量の約1.4倍

（2）標準体重を計算する

- 標準体重はBMI 22を用いて算出する．

    標準体重 = 身長（m）^{2} × 22

    ≪計算例≫　表9.1の例を示す．

    No.1の標準体重：1.48 × 1.48 × 22 = 48 kg

    No.2の標準体重：1.57 × 1.57 × 22 = 54 kg

表9.1　入所者の推定エネルギー必要量の算出表（例示）

No.	性別	年齢（歳）	身長（cm）	標準体重（kg）	病院の身体活動レベル（PAL）	推定エネルギー必要量（EER）（kcal/日）	
						計算値	丸め値
1	女	93	148	48	1.3	1,292	1,300
2	男	68	157	54	1.3	1,516	1,500
3	女	88	150		1.4		
4	女	93	145		1.2		
5	女	95	140		1.3		
〜							
74	女	102	136		1.2		
75	女	88	150		1.4		
76	女	96	138		1.2		
77	男	85	156		1.4		
78	男	75	162		1.2		
平均		87	148	48	1.3	1,360	1,350

丸め値は50 kcal単位

（3）推定エネルギー必要量（EER）の算出

推定エネルギー必要量 = 基礎代謝基準値 × 標準体重 × 身体活動レベル

- 基礎代謝基準値（日本人の食事摂取基準2020年版，kcal/kg体重/日）は，男性65 〜 74歳 21.6，75歳以上 21.5，女性65歳以上 20.7を用いる．
- 低栄養予防・回復のために，現体重ではなく標準体重よりEERを求める．

    ≪計算例≫　表9.1の例を示す．

    No.1のEER：20.7 × 48 × 1.3 = 1,292 kcal

    No.2のEER：21.6 × 54 × 1.3 = 1,516 kcal

表 9.1 の No.3 ～ 78 までの対象者の標準体重と推定エネルギー必要量（EER）を計算する.

（4）給与エネルギー目標量の設定

EER の分布状況から 1 日あたりの誤差範囲が ± 200 kcal になるように集約し，給与エネルギー目標量を設定する. 1 ～ 2 段階くらいで，施設の入所者，設備，人員の状況により調整する.

≪例示≫　表 9.1 の例を示す.

給与エネルギー目標量Ⅰ　1,200 kcal

給与エネルギー目標量Ⅱ　1,400 kcal

ⅠとⅡは主食により対応が可能で，Ⅰを粥食，Ⅱを米飯とする. 献立は 1 種類で対応が可能となる.

ｂ．エネルギー産生栄養素を算定

（1）たんぱく質の算出

a-（4）で求めた給与エネルギー目標量の 15 ～ 20％（17.5％程度）のエネルギー量をたんぱく質として設定する.

≪計算例≫

表 9.1 の例で給与エネルギー目標量Ⅰ　1,200 kcal の場合を示す.

たんぱく質量（15%）：1,200 kcal × 0.15 ÷ 4 kcal = 45 g

（20%）：1,200 kcal × 0.20 ÷ 4 kcal = 60 g

（17.5%）：1,200 kcal × 0.175 ÷ 4 kcal = 52.5 g ≒ 55 g

よって，45 ～ 60 g（55 g）

標準体重を用いて推奨量を算出し推奨量以上であることを確認する.

推奨量（RDA）（g/日）= 0.73（日常食の体重あたりのたんぱく質維持必要量（g/kg））× 標準体重（kg）× 1.25

No.1 の RDA = 0.73 × 48（kg）× 1.25 = 43.8 ≒ 45

45 g/日となるので 45 ～ 60 g の範囲である.

（2）脂質の算出

a-（4）で求めた給与エネルギー目標量の 20 ～ 30％程度のエネルギー量を脂質として設定する. 設定数値は切りのよい丸め値にする.

給与エネルギー目標量Ⅰ　1,200 kcal の場合

脂質量（20%）：1,200 kcal × 0.20 ÷ 9 kcal ≒ 27 g　→　丸め値 25 g

（30%）：1,200 kcal × 0.30 ÷ 9 kcal ≒ 40 g　→　丸め値 40 g

（3）炭水化物の算出

a-（4）で求めた給与エネルギー目標量の 50 ～ 65％未満程度のエネルギー量を炭水化物として設定する.

【演習 9-2】たんぱく質，脂質，炭水化物の算出

表 9.1 の例における給与エネルギー目標量Ⅱ 1,400 kcal の場合のたんぱく質，脂質，炭水化物を計算し，表 9.2 を埋める.

表 9.2　表 9.1 の例の給与目標

No.	給与エネルギー目標量 (kcal)	たんぱく質 (g)	脂質 (g)	炭水化物 (g)
I	1,200	45 〜 60	25 〜 40	150 〜 200
II	1,400	〜	〜	〜

(4) その他の栄養素の算出

　ビタミン,ミネラルは,できる限り推奨量(RDA)をめざすが,推定平均必要量(EAR)から耐用上限量(UL)の範囲とする.食塩は生活習慣病予防を目的に 6.5 〜 7.5 g 未満をめざす.摂取量の低下に配慮し設定する.食物繊維は 17 〜 20 g 以上をめざす.

c. 朝,昼,夕食,間食の配分

- 朝食:昼食:夕食= 2:3:3 とする.
- 間食は入所者の喫食状況から 100 kcal くらいを設定する.

≪エネルギー量の配分計算≫

　朝食 =（1 日の給与エネルギー目標量（kcal/日）− 間食（100 kcal））× 0.30

　昼食・夕食 =（1 日の給与エネルギー目標量（kcal/日）− 間食（100 kcal））× 0.35

9.2 食品構成表の作成上のポイント

　栄養管理計画によって設定された給与栄養目標量を充足させ,栄養素をバランスよくとるためには,献立作成時に食品の使用量が必要となる.給与目標量に基づき食品群別荷重平均成分表を用いて食品構成表を作成する.毎日の給食で食品構成表の量を満たすことは,献立作成上,困難であり,1 週間の平均で満たすようにする.

　また,数か月の栄養出納表の実績から検討を行い実態に合った構成表にする.

9.3 食品構成表の例

　表 9.3 に表 9.1 の例における常食 1,400 kcal の食品構成表を示した.

　高齢者は一般的に食事摂取量が少ないため,食品のみでは不足栄養素が出てくる可能性が高い.ビタミン B_1,食物繊維など不足するものは栄養補助食品などで充足させる.嚥下対応食については飲み込みやすくするために水分を多く含み,常食より栄養密度が低くなるため,濃厚流動食,栄養補助食品などで補うことが必要である.常食を基本にして他の食種に変更する.たとえば,

- 軟食（粥食）1,200 kcal:米飯 120 g → 粥 150 g
- デイサービス,配食サービス食 1,600 kcal:めし 120 g → 150 g ＋肉または魚 20 g の副菜 1 品追加などである.

表 9.3　表 9.1 の例における常食（入所者対象）食品構成表：1,400 kcal

食品群	食品名	純使用量 (g)	エネルギー (kcal)	たんぱく質 (g)	脂質 (g)	カルシウム (mg)
穀類	米	150	513	9.2	1.4	8
いも類	いも類	40	36	0.6	0.1	9
砂糖類	砂糖	10	39	0.0	0.0	0
豆類	大豆製品	50	64	5.3	4.4	76
	その他の豆類	5	15	1.0	0.1	4
種実類	種実類	1	6	0.2	0.6	1
野菜類	緑黄色野菜	120	35	2.0	0.2	41
	その他の野菜	230	83	4.4	1.4	76
果実類	果実類	100	58	0.8	0.2	15
海藻類	海藻類	6	12	1.2	0.1	21
魚介類	魚介類	50	72	10.2	3.7	15
肉類	肉類	40	62	8.2	3.4	2
卵類	卵類	30	43	3.7	3.1	14
乳類	乳類	200	122	6.6	7.6	220
油脂類	油脂類	10	89	0.0	10.0	0
調味料	みそ	9	16	1.1	0.5	9
	その他調味料	30	20	0.3	1.5	3
菓子類	（プリン）	100	116	5.7	5.5	81
合計			1,401	60.5	43.8	595

米 50 g は軟飯 120 g くらい，大豆製品 50 g は木綿豆腐 100 g くらい

9.4　献立作成のポイント

A. 特　徴

　栄養の充足と嗜好を考えて楽しみのある食事づくりが望まれている．また身体的機能低下に対する配慮は重要である．介護老人福祉施設の食事の半数以上は咀嚼・嚥下困難に対応した形態別の食事である．機能低下は個人差があるので，入所者の状態を正確に把握し，入所者に応じた食形態を決定し献立作成を行う必要がある．

B. 常食（一般食）のポイント

①和食を好む傾向にある．マンネリ化を防ぐため洋食や中国料理を効果的に入れる．

②魚介類を好む傾向にある．肉類は高齢者の好みにあった調理で工夫をする．

③かたい食材は多量に使用しない．料理はやわらかくする．

④切り方を工夫する．喫食者の食べやすい大きさ，形にする（細かすぎても摘めない）．

⑤飲み込みやすくするため汁物をつける（できれば毎食）．

⑥季節感を出す．旬の食材を使用し，季節の料理を入れる．

⑦郷土料理を入れる．懐かしい味つけや料理を心がける．

⑧行事食を入れる．お誕生会，祝日など食事会で他の入所者との交流ができる．

⑨料理の彩りを大切にする．1 食分としてトレーにセットした状態を考える．視力が衰えているので，赤色は見やすく重要である．

⑩少量で品数が多いほうが好まれる.

⑪食器の工夫と料理との調和を考える.

⑫予算を守る.

⑬予定調理時間内にできる献立にする.

⑭食品衛生上の安全性を考える（夏場は刺身，白和え，ポテトサラダは控える）.

C. 献立の種類

　高齢者施設では，低栄養状態の者，咀嚼・嚥下困難のある者，疾病を有する者などに対して食事形態（やわらかさ）の工夫（形態別調整食）をしたり，疾病治療のための治療食（療養食）を提供する（図9.1）.

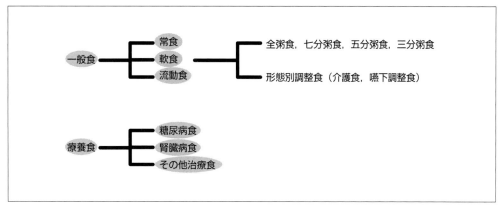

図9.1　高齢者施設給食における献立の種類

D. 形態別調整食（介護食，嚥下調整食）

　形態別調整食（介護食，嚥下調整食）には食べる機能により，段階的に食事が分かれている（表9.4）.施設によりいろいろな呼び方や段階があり，形態別調整食の献立の基準は，施設により差がある.各施設では，多職種の担当者と協議し，喫食者ひとりひとりにあった食事形態を決定している.また，嚥下訓練食の各食種の献立作成や調理の際は，食事形態（やわらかさ）の基準として嚥下食ピラミッド（補遺（172ページ））に準じて分類する必要がある.

　飲み込みやすい食品と調理方法としては次のものがある.

- プリン，ヨーグルト，ゼリー
- 絹ごし豆腐，かぼちゃ，じゃがいも，さといも，さつまいも，ブロッコリー，とうがん
- ポタージュ，シチュー，ポテトサラダ，白和え，肉団子，ハンバーグ
- あん，ソースをかける

　嚥下調整食の作成時に注意する食品を表9.5に，またゲル化剤ととろみ調整食品を表9.6と表9.7に示す.

表 9.4　食事形態例（各施設ごとの基準がある）

食事名		形状・特色
嚥下調整食	ゼリー食	咀嚼に関連する能力のいずれも要さず，スプーンですくった時点で適切な食塊になっている．なめらかなゼリー状の食品
	なめらか食・ミキサー食	舌である程度押しつぶし可能で，スプーンですくって，口腔内の簡単な操作で食塊状になるもの
	ソフト食	歯がなくても舌で押しつぶし可能で，食塊形成が容易であり，咽頭通過時にばらけやすさがないもの
	軟食（介護食）	歯茎で噛めるかたさ．咀嚼・嚥下機能の軽度低下のある人に提供．かたすぎず，ばらけにくく，貼りつきにくい食事．きざんだり，とろみをつけることもある

嚥下調整食	軟食（介護食）	一口きざみ	1.5 cm 角程度にカット
		きざみ	みじん切り
		とろみ	増粘剤を用いて液体にとろみをつける．きざみ食をばらけにくく，咽頭通過できるように用いる．使用濃度を誤ると逆効果
常食			入れ歯で噛めるかたさ

[日本摂食嚥下リハビリテーション学会，嚥下調整食学会分類 2021 参照]

表 9.5　嚥下調整食の作成時に注意する食品

誤嚥しやすい食品形態	食品例	調理の工夫
液状	水，お茶，すまし汁，みそ汁	増粘剤でとろみをつける
繊維質状	ごぼう，たけのこ，もやし，長ねぎ	1 口大に，やわらかく煮る，繊維を断つように切る
	青菜類	1cm 位に短く切りやわらかく煮て白和えなどにする
	なす	皮をむく
	トマト	湯むきする．プチトマトは禁止
	きのこ	えのきだけのみは短く切って汁物に可能
	パイナップル，りんご，柑橘類の房	缶詰を使用する．りんごはコンポートにする
パサパサしたもの	食パン	フレンチトースト，パン粥
	カステラ	ジャムや生クリームをつける
	ゆで卵，いり卵	卵とじ，卵豆腐
	焼き魚	煮魚，蒸し魚
かまぼこ状	かまぼこ，ちくわ，こんにゃく	使用禁止
口腔内に付着しやすいもの	のり	のり佃煮
	わかめ	ミキサー食にすると粘りが出て飲み込みやすい
	ひじき	白和えの和え衣に入れる
	きゅうり，レタス	ポテトサラダなどに入れる
	餅	ながいも餅，こしあん（粒あん禁止）
酸味が強いもの	梅干し，酢の物	砂糖を多めにして酸味をやわらげる
パラパラとまとまりにくいもの	めん類	短く切っても食べにくい．そうめんゼリー寄せなどにする
かたい肉類	牛・豚肉のもも肉	牛・豚肉はロースまたはばら肉，ひき肉
	鶏ささみ，胸肉	ひき肉

表 9.6　ゲル化剤の種類と特徴
• ゲル化剤により味に変化があるので，出来上がりの味を確認する．

商品名	発売元	濃度	特徴
ソフティア G ゼリー食用	ニュートリー（株）	0.7 ～ 1.5%	75℃以上に加熱，常温で固まる
スベラカーゼ	（株）フードケア	1.0 ～ 2.0%	70℃以上に加熱，常温で固まる．でんぷん食のべたつき感が少ない．あらゆる食品に使える
スベラカーゼ Lite	（株）フードケア	1.0 ～ 2.0%	スベラカーゼと使い方は同じ ゆっくり固まるので，型抜きがきれいにできる
あっという間ゼリー	日清オイリオグループ（株）	3.0 ～ 4.0%	加熱冷却が不要なので温かいお茶や炭酸ゼリーがつくれる
ミキサーゲル	（株）宮源	0.6 ～ 1.5%	加熱，冷却なしで撹拌のみでゲル化可能
イナアガー L	伊那食品工業	2.5% 前後	80℃以上に加熱，常温で固まる．やわらかなゼリーがつくれる．透明感があり，口当たりがよくおいしい

表 9.7　市販されているとろみ調整食品の種類と特徴

- とろみ調整食品は，第一世代（でんぷん系），第二世代（グァーガム系），第三世代（キサンタンガム）と改良が進んでいる．現在は第三世代が主流である．第一，第二世代を施設によっては使用しているので，現在も販売しているものを記載した．
- とろみ調整食品を加えることで，味が変わるものがあるので注意をする．

分類	特徴		商品名	発売元
でんぷん系	エネルギー源	添加量が多い 唾液で粘度が下がる	トロメリン顆粒	ニュートリー（株）
グァーガム系	少量でとろみがつく	風味やや悪い 粘度の発現が遅い	トロミアップエース	日清オイリオグループ（株）
キサンタンガム系	透明感がある べたつかない 粘度の発現が早い	高い粘度をだすためには グァーガム系より添加量が 多く必要	ネオハイトロミールⅢ	（株）フードケア
			ネオハイトロミールスリム	（株）フードケア
			ネオハイトロミール NEX	（株）フードケア
			ソフティア S とろみ食用	ニュートリー（株）
			トロミスピードスマイル	ヘルシーフード（株）
			つるりんこ Powerful	（株）クリニコ
			つるりんこ Quickly	（株）クリニコ
			トロメイク SP	（株）明治
		乳製品や濃厚流動食に適している	スルーソフト Q	キッセイ薬品工業（株）

【演習 9-3】嚥下調整食の献立

①嚥下調整食の献立をワークシート 9.1 に 3 食分調べる．

②表 9.6 以外のゲル化剤とその利用法について調べる．

ワークシート 9.1　嚥下調整食

対象＿＿＿＿＿＿＿＿，季節＿＿＿＿＿＿＿＿＿＿，地域＿＿＿＿＿＿＿＿

献立名	食品名	重量（1 人分）	作り方

対象 _____ ， 季節 _____ ， 地域 _____

献立名	食品名	重量（1人分）	作り方

対象 _____ ， 季節 _____ ， 地域 _____

献立名	食品名	重量（1人分）	作り方

ゲル化剤

商品名	発売元	濃度	特徴

E. 間 食

- 間食は食事でとりにくい栄養を補うものであり，楽しみのひとつとしても大切である．
- 栄養を補う：高齢になると，食事による一度の摂取量が少なくなり，朝，昼，夕だけでは栄養摂取量が不足気味となるため，間食で補給を行う．エネルギー，カルシウム，鉄，ビタミン B_1，ビタミン B_2，食物繊維など不足しがちな栄養素を補給する工夫を行う．
- 楽しみをもつ：懐かしい，甘い菓子は入所者にとって楽しみとなり，生きる喜びにつながる．
- 食べやすく，飲み込みやすい形態にする（餅，クッキーなどは不可）．

F. 食器数の確認，器に対する適正量

献立のパターンの例を図 9.2 に示す．

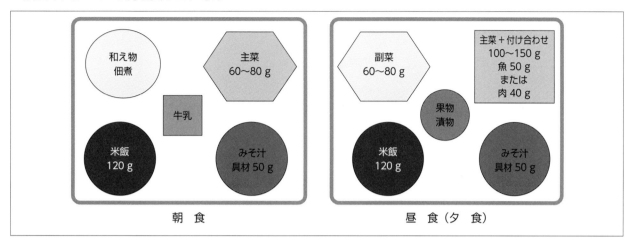

図 9.2　盛りつけの例

G. 献立表への記入順（例）

料理の記入順は次のようにする

　　　　（朝食）　　　　主食→汁物→主菜→副菜→牛乳の順

　　　　（昼食，夕食）主食→主菜→副菜→汁物→果物→漬物の順

食品，調味料の記入手順は，料理手順に従う．また，調味料は入れる順番に記入する（砂糖・みりん→塩→しょうゆ）．

H. 週間，旬間，月間計画

①料理様式のサイクルを考える．

　毎食の食事に変化をつける．まず 1 週間単位で献立スタイル（和風，洋風，中国風）が重ならないように，かつ朝，昼，夕食の重複に注意をする．高齢者施設では和風を多めに使用するほうが満足度は高い．中国料理は種類も少なくマンネリ化を防ぐ程度に使用する．

②主菜食材の配分のサイクルを考える．

　朝食は卵，豆腐などが簡単で食べやすい．魚は骨や皮があるため，嚥下食などでは献立展開が複雑になる．しかし，高齢者施設では魚が好まれるので献立に多めに使用すると好評である．

③調理方法を考える．

　焼く，揚げる，煮る，蒸す，炒めるなど，調理方法に重なりがないようにする．

④変わりごはんを検討する．

　丼物，炊き込みごはん，寿司，めん類などは月に 2 ～ 4 回程度が望ましい．塩分が多くなり，飽きもくるのでマンネリ防止に効果的に使用する．

⑤行事食を検討する．

9.4 節 H 項目の①〜⑤を考慮した献立計画について，ワークシート 9.2 に記入する.

ワークシート 9.2 　高齢者向け献立

対象者 ＿＿＿＿＿＿＿＿＿＿, 季節 ＿＿＿＿＿＿＿＿＿, 地域 ＿＿＿＿＿＿＿＿＿

①料理様式

	月	火	水	木	金	土	日
朝食							
昼食							
夕食							

②主菜食材

	月	火	水	木	金	土	日
朝食							
昼食							
夕食							

③調理方法

	月	火	水	木	金	土	日
朝食							
昼食							
夕食							

④変わりごはん

	月	火	水	木	金	土	日
朝食							
昼食							
夕食							

⑤行事食

月日	行事名	献立

9.5 嚥下困難者用メニューに展開した献立例

　表 9.8 に常食，軟食，嚥下調整食の展開例を示す．ソフト食は食品の形を残して，やわらかくしたもの．ミキサー食はミキサーにかけた後に固めたもので，不均一なゼリーである．

表 9.8　嚥下食への展開

常食

食事	料理名	食品名	可食部（g）
朝食	米飯	精白米　（米飯120 g）	50
	みそ汁	みそ	7
		だし汁	130
		にんじん	10
		はくさい	30
		ふ	1
		わかめ	0.3
	卵とじ	こまつな	30
		たまねぎ	10
		ごま油	1
		卵	30
		みりん	2
		こいくちしょうゆ	3
	佃煮	のり佃煮	10
	牛乳	牛乳	200
昼食	米飯	精白米　（米飯120 g）	50
	焼き魚	さけ	50
		塩	0.4
	付け合わせ（大根おろし）	しそ葉	1
		だいこん	50
		うすくちしょうゆ	1.5
		レモン	10
	白和え	ひじき	1
		にんじん	20
		いんげん	10
		絹ごし豆腐	50
		ごま	2
		白みそ	5
		砂糖	3
		うすくちしょうゆ	1
	かき玉汁	だし汁	130
		塩	0.3
		うすくちしょうゆ	2
		卵	13
		ねぎ	2
	フルーツ	オレンジ	50
間食	豆乳プリン	豆乳	70
		砂糖	5
		ゼラチン	2
		生クリーム	5
		砂糖	1
		粒あん	5
夕食	米飯	精白米　（米飯120 g）	50
	豚肉と冬瓜のトマト煮	豚ロース	50
		とうがん	80
		トマト（皮湯むき）	20
		固形コンソメ	1.5
		水	60
		酒	3
		塩	0.1
		こしょう	0.01
		パセリ	1
	ポテトサラダ	じゃがいも	50
		きゅうり	15
		ハム	10
		こしょう	0.01
		マヨネーズ	15
	コーンスープ	水	130
		固形コンソメ	1.5
		塩	0.2
		こしょう	0.01
		コーン缶（クリーム）	20
		パセリ	1
	フルーツ	りんご	50

エネルギー　1,386 kcal，たんぱく質 59.8 g，脂質 48.2 g，炭水化物 194.2 g，食塩相当量 6.8 g，カルシウム 538 mg

軟食（歯茎で噛めるかたさ）

食事	料理名	食品名	可食部（g）	変更点
朝食	全粥	精白米　（全粥150 g）	30	軟飯か粥食
	みそ汁	みそ	7	
		だし汁	130	
		にんじん	10	
		はくさい	30	
		ふ	1	わかめなし
	卵とじ	こまつな	30	1～1.5 cmに短くカット
		たまねぎ	10	1～1.5 cmに短くカット
		ごま油	1	
		卵	30	
		みりん	2	
		こいくちしょうゆ	3	
	佃煮	のり佃煮	10	
	牛乳	牛乳	200	
昼食	全粥	精白米　（全粥150 g）	30	軟飯か粥食
	蒸し魚 おろしあん	さけ	50	蒸し魚に変更
		塩	0.4	
		だいこん	50	
		だし汁	20	
		みりん	1.5	おろしあん
		うすくちしょうゆ	1.5	
		じゃがいもでん粉	1	
	付け合わせ（含め煮）	かぼちゃ	40	含め煮に変更
		だし汁	15	
		砂糖	1.5	
		うすくちしょうゆ	1.5	
	白和え	ひじき	1	
		にんじん	20	
		いんげん	10	
		絹ごし豆腐	50	
		ごま	2	
		白みそ	5	
		砂糖	3	
		うすくちしょうゆ	1	
	かき玉汁	だし汁	130	
		塩	0.3	
		うすくちしょうゆ	2	
		卵	13	
		ねぎ	2	
	フルーツ	オレンジゼリー	60	ゼリーに変更
間食	豆乳プリン	豆乳	70	
		砂糖	5	
		ゼラチン	2	
		生クリーム	5	
		砂糖	1	
		粒あん	5	
夕食	全粥	精白米　（全粥150 g）	30	軟飯か粥食
	豚肉と冬瓜のトマト煮	豚ひき肉	45	
		たまねぎ	30	ミートボールに変更
		パン粉	2	
		卵	3	
		塩	0.2	
		こしょう	0.01	
		とうがん	60	
		トマト（皮湯むき）	20	
		固形コンソメ	1.5	
		水	60	
		酒	3	
		塩	0.1	
		こしょう	0.01	
		パセリ	1	
	ポテトサラダ	じゃがいも	50	
		きゅうり	15	皮むき
		にんじん	10	ハムから変更
		こしょう	0.01	
		マヨネーズ	15	
	コーンスープ	水	130	
		固形コンソメ	1.5	
		塩	0.2	
		こしょう	0.01	
		コーン缶（クリーム）	20	
		パセリ	1	
	コンポート	りんご	50	コンポートに変更
		砂糖	5	

エネルギー　1,238 kcal，たんぱく質 54.9 g，脂質 44.6 g，炭水化物 173.2 g，食塩相当量 6.8 g，カルシウム 531 mg

嚥下食（ソフト食）

	料理名	食品名	可食部 (g)	変更点
朝食	全粥	精白米（全粥150 g）	30	スベラカーゼを入れ混ぜる（粒は残す）
		スベラカーゼ	1.5	
	みそ汁	みそ	7	
		だし汁	130	
		にんじん	10	
		はくさい	30	
		ふ	1	
		ネオハイトロミール	2.5	とろみをつける
	卵とじ	こまつな（葉先）	30	
		たまねぎ	10	
		ごま油	1	
		卵	30	
		みりん	2	
		こいくちしょうゆ	3	
	佃煮	のり佃煮	10	
	ヨーグルト	ヨーグルト	100	牛乳から変更
昼食	全粥	精白米（全粥150 g）	30	スベラカーゼを入れ混ぜる（粒は残す）
		スベラカーゼ	1.5	
	蒸し魚 おろしあん	さけ（骨，皮なし）	50	皮をとり1口大に
		塩	0.4	
		だいこん	50	
		だし汁	20	
		みりん	1.5	
		うすくちしょうゆ	1.5	
		じゃがいもでん粉	1	
	付け合わせ	かぼちゃ（皮なし）	40	皮をとる
		だし汁	15	
		砂糖	1.5	
		うすくちしょうゆ	1.5	
	白和え	ひじき（0.5 cm）	1	細かくカット
		にんじん（0.5 cm）	20	
		いんげん（0.5 cm）	10	
		絹ごし豆腐	50	
		ごま	2	
		白みそ	5	
		砂糖	3	
		うすくちしょうゆ	1	だし汁でのばし
		だし汁	10	柔らかくする
	かき玉汁	だし汁	130	
		塩	0.3	
		うすくちしょうゆ	2	
		卵	13	卵は細かく散らす
		ネオハイトロミール	2.5	とろみをつける
	フルーツ	オレンジゼリー	60	
間食	豆乳プリン	豆乳	70	
		砂糖	5	
		ゼラチン	2	
		生クリーム	5	
		砂糖	1	粒あんなし
夕食	全粥	精白米（全粥150 g）	30	スベラカーゼを入れ混ぜる（粒は残す）
		スベラカーゼ	1.5	
	豚肉と冬瓜のトマト煮	豚ひき肉	45	
		たまねぎ	30	
		パン粉	2	
		卵	3	
		塩	0.2	
		こしょう	0.01	
		とうがん	60	
		トマト（皮湯むき）	20	
		固形コンソメ	1.5	
		水	60	
		酒	3	
		塩	0.1	
		こしょう	0.01	パセリなし
	ポテトサラダ	じゃがいも	50	
		きゅうり（0.5 cm）	15	
		にんじん（0.5 cm）	10	細かくカット
		こしょう	0.01	
		マヨネーズ	15	
	コーンスープ	水	130	
		固形コンソメ	1.5	
		塩	0.2	スープをミキサーにかけ，とろみをつける
		こしょう	0.01	
		コーン缶（ミキサー）	20	
		ネオハイトロミールⅢ	2.5	
	コンポート	りんご	50	1 口大に切る
		砂糖	5	

エネルギー　1,204 kcal，たんぱく質 52.3 g，脂質 37.2 g，炭水化物 172.5 g，食塩相当量 7.1 g，カルシウム 470 mg
備考：ミキサー食・ゼリー食と軟食との中間的な食事である．喫食者の状態に合わせた個人対応が必要である．カルシウムが不足するので補助食品を検討する

軟食　嚥下食（ミキサー食・ゼリー食）

	料理名	食品名	可食部 (g)	変更点
朝食	全粥ゼリー	全粥	75	全粥とおもゆにミキサーゲルを加え，ミキサーにかける．器に入れ固める
		おもゆ	75	
		ミキサーゲル	1.2	
	みそ汁	みそ	7	
		だし汁	130	
		にんじん	10	出来上がったみそ汁をミキサーにかけとろみをつける
		はくさい	30	
		ふ	1	
		ネオハイトロミール	2.5	
	卵とじ	こまつな（葉先）	20	
		たまねぎ	8	
		ごま油	0.8	卵とじにミキサーゲルとお湯を加え，ミキサーにかける
		卵	25	
		みりん	1	喫食者の状態に合わせ，砕く大きさを調節する．
		こいくちしょうゆ	2	
		お湯	0.6	
		ミキサーゲル	2.5	
	ヨーグルト	ヨーグルト	100	
昼食	全粥ミキサー	全粥ミキサー	75	
		おもゆ	75	
		ミキサーゲル	1.2	
	蒸し魚 おろしあん	さけ（骨，皮なし）	40	さけとミキサーゲルとお湯を入れミキサーにかけ，型に入れ固める
		塩	0.4	
		お湯	20	
		ミキサーゲル	0.5	
		だいこん	50	
		だし汁	20	あんにとろみをつける
		みりん	1.5	
		うすくちしょうゆ	1.5	
		ネオハイトロミール	1	
	付け合わせ	かぼちゃ（皮なし）	30	
		だし汁	10	
		砂糖	1	かぼちゃとミキサーゲルとお湯を入れミキサーにかけ，型に入れ固める
		うすくちしょうゆ	1	
		お湯	15	
		ミキサーゲル	0.4	
	白和え	ひじき（0.5 cm）	0.7	
		にんじん（0.5 cm）	15	
		いんげん（0.5 cm）	7	白和えにミキサーゲルとだし汁を加え，ミキサーにかける
		絹ごし豆腐	35	
		ごま	1	
		白みそ	4	対象者の状態に合わせ，砕く大きさを調節する
		砂糖	3	
		うすくちしょうゆ	1	
		だし汁	25	
		ミキサーゲル	0.8	
	かき玉汁	だし汁	130	
		うすくちしょうゆ	2	汁をミキサーにかけ，とろみをつける
		卵	13	
		ネオハイトロミール	2.5	
	フルーツ	オレンジゼリー	60	
間食	豆乳プリン	豆乳	70	
		砂糖	5	
		ゼラチン	2	
		生クリーム	5	
		砂糖	1	
夕食	全粥ミキサー	全粥ミキサー	75	
		おもゆ	75	
		ミキサーゲル	1.2	
	豚肉と冬瓜のトマト煮	豚ひき肉	35	
		たまねぎ	20	
		パン粉	1	ミートボールとミキサーゲルとお湯を入れミキサーにかけ，型に入れ固める
		卵	2	
		塩	0.1	
		こしょう	0.01	
		お湯	30	
		ミキサーゲル	0.7	
		とうがん	60	とうがんとミキサーゲルとお湯を入れミキサーにかけ，型に入れ固める
		お湯	20	
		ミキサーゲル	0.6	
		トマト（皮湯むき）	20	
		固形コンソメ	1.5	
		水	60	煮汁をミキサーにかけ，なめらかにしてとろみをつける
		酒	3	
		塩	0.1	
		こしょう	0.01	
		ネオハイトロミール	0.5	
	ポテトサラダ	じゃがいも	35	
		きゅうり	10	ポテトサラダにミキサーゲルとお湯を入れ，ミキサーにかける．
		にんじん	7	
		こしょう	0.01	喫食者の状態に合わせ，砕く大きさを調節する．
		マヨネーズ	10	
		お湯	30	
		ミキサーゲル	0.7	
	コーンスープ	水	130	
		固形コンソメ	1.5	
		塩	0.2	汁をミキサーにかけ，とろみをつける
		こしょう	0.01	
		コーン缶（ミキサー）	20	
		ネオハイトロミール	2.5	
	コンポート	りんご	40	りんごとミキサーゲルとお湯を入れミキサーにかけ，型に入れ固める
		砂糖	4	
		お湯	10	
		ミキサーゲル	0.4	

エネルギー　946 kcal，たんぱく質 41.9 g，脂質 28.2 g，炭水化物 132.2 g，食塩相当量 6.0 g，カルシウム 384 mg
備考：ゼリー食は水分を加えるため，栄養量が下がる．栄養補助食品を併用することが，必要である

9.6 お寿司をとり入れた軟飯を嚥下困難者用にアレンジした献立例

表 9.9　軟飯を嚥下困難者用にアレンジした献立例

軟食			嚥下食（ソフト食）				嚥下食（ミキサー食・ゼリー食）			
料理名	食品名	可食部 g	料理名	食品名	可食部 g	変更点	料理名	食品名	可食部 g	変更点
ちらし寿司	精白米	50	ちらし寿司	精白米（全粥 150 g）	30	粥に合わせ酢を混ぜ合わせスベラカーゼを入れ混ぜる（粒は残す）	ちらし寿司	全粥	75	全粥とおもゆと合わせ酢を加えミキサーにかけ，粒がなくなったらゲルを混ぜ固める
	砂糖	10		スベラカーゼ	1.5			おもゆ	55	
	酢	10		砂糖	10			砂糖	10	
	塩	0.7		酢	10			酢	10	
	焼き穴子	20		塩	0.7			塩	0.7	
	えび	20		焼き穴子	20	細かくきざみ，粥の上に彩りよく飾る		ミキサーゲル	1.2	
	にんじん	10		えび	20			焼き穴子	15＋湯 5	食材＋湯＝全体量の0.8％のミキサーゲルを加えミキサーにかけて，1 種類ずつ型に入れて固める
	干しいたけ	2		にんじん	10			かにかまぼこ	12＋湯 8	
	砂糖	0.5		干しいたけ	2			にんじん	6＋湯 4	
	こいくちしょうゆ	0.5		砂糖	0.5			干しいたけ	1＋湯 3	
	卵	20		こいくちしょうゆ	0.5			砂糖	0.5	
	きぬさや	5		錦糸卵	20			こいくちしょうゆ	0.5	
揚げなすみそ田楽	なす	80		きぬさや	5			錦糸卵	15＋湯 5	
	油	10	揚げなすみそ田楽	なす（皮なし）	80	一口大にカット		きぬさや	3＋湯 2	
	赤みそ	8		油	10	田楽みそを練り上げる．いんげんを細かく切って上にのせる		ミキサーゲル	0.6（総量）	
	砂糖	4		赤みそ	8		揚げなすみそ田楽	なす（皮なし）	50＋湯 30	ミキサーゲルを入れミキサーにかけて固める
	みりん	3		砂糖	4			油	5	
	いんげん	10		みりん	3			ミキサーゲル	0.6	
お吸い物	だし汁	130		いんげん	10			赤みそ	8	田楽みそを練り上げる
	うすくちしょうゆ	2	お吸い物	だし汁	130	汁にとろみをつける三つ葉なし		砂糖	4	
	塩	0.3		うすくちしょうゆ	2			みりん	3	
	絹ごし豆腐	30		塩	0.3			いんげん	6＋湯 4	
	三つ葉	2		絹ごし豆腐	30			ミキサーゲル	0.1	ゲルで固める
フルーツ	ぶどう缶	50		ネオハイトロミール	2.5		お吸い物	だし汁	130	汁にとろみをつける三つ葉なし
エネルギー		516 kcal	フルーツ	ぶどう缶	50	一口大にカット		うすくちしょうゆ	2	
たんぱく質		17.9 g	エネルギー		460 kcal	備考		塩	0.3	
脂質		17.0 g	たんぱく質		16.6 g	握り寿司の場合は，ミキサーゲルで粒のままで形をつくり，きざんだネタをのせる.		絹ごし豆腐	30	
炭水化物		76.3 g	脂質		16.8 g			ネオハイトロミール	2.5	
食塩相当量		2.9 g	炭水化物		60.7 g		フルーツ	ぶどう缶	30＋湯 20	ゲルで固める
カルシウム		101 mg	食塩相当量		3.0 g			ミキサーゲル	0.4	
			カルシウム		115 mg		エネルギー		328 kcal	備考
							たんぱく質		11.6 g	握り寿司の場合は，ミキサーゲルで形をつくる．ネタを同様につくり，のせる
							脂質		10.4 g	
							炭水化物		46.9 g	
							食塩相当量		3.1 g	
							カルシウム		101 mg	

【演習 9-5】 常食 1,400kcal 献立作成と展開

①ワークシート 9.3 を用いてはじめに常食の 1 日分献立を作成し，嚥下調整食（軟食，ソフト食，ミキサー食）へ展開する．

②作成した献立をチェック表（付表 4）でチェックし，× の部分の改善献立を作成する．

③改善献立を実際に調理し，写真にとり，さらに改善点を提出する．

ワークシート 9.3　献立の展開演習

常食

料理名	食品名	可食 (g)
エネルギー		kcal
たんぱく質		g
脂質		g
炭水化物		g
食塩相当量		g
カルシウム		mg

軟食

料理名	食品名	可食 (g)	変更点
エネルギー		kcal	備考
たんぱく質		g	
脂質		g	
炭水化物		g	
食塩相当量		g	
カルシウム		mg	

嚥下調整食（ソフト食，ミキサー食・ゼリー食）

料理名	食品名	可食 (g)	変更点
エネルギー		kcal	備考
たんぱく質		g	
脂質		g	
炭水化物		g	
食塩相当量		g	
カルシウム		mg	

献立作成にあたって次のことに留意する．

①給与栄養目標量，予定材料費を予定献立表に記入する．

②食器の数，盛りつけ図を考える．

③朝，昼，夕の主菜を考える（朝食の献立のみ考えはじめないこと）．

④高齢者の嗜好，機能低下を考慮した食材，料理を考える．

⑤作業性を考える．常食のみではなく展開食があり，献立にない細かい個人対応食が，実際にはたくさんあるので複雑なものは不適．

⑥各食器ごとの盛りつけ量を確認する（貧弱であったり，盛りきれない場合がある．野菜の量に注目する）．

⑦だし汁，炒め油，揚げ油を忘れないようにする．

　　煮物だし汁：しょうゆの 10 倍程度

　　揚げ油の吸収率例：素揚げ 5%，唐揚げ 8%，フライ 15%，天ぷら 20%程度

⑧赤色の食材は必要だが，控えめに使用すると効果的．

⑨g 数は整数（計量に不便：塩，コンソメ顆粒などは小数第 1 位）

⑩主菜，副菜が決まったら，相性のよい汁物，果物を考える．

⑪栄養計算をして，目標量と比較し訂正する．

　　嚥下調整食のミキサー食などは栄養不足となるので栄養補助食品を追加する．

⑫作成した献立をチェック表（付表 4）でチェックし，×の部分の改善献立を作成する．

⑬改善献立を実際に調理し，写真にとり，さらに改善点を提出する．

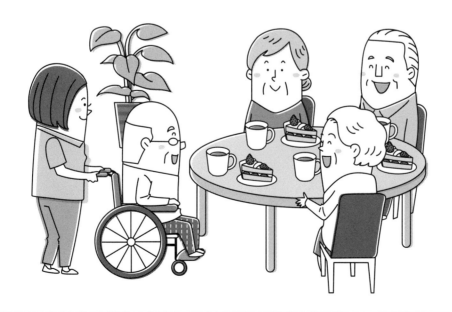

お弁当（敬老の日…軟菜食）

料理名	食品名	可食部 g
赤飯	精白米（うるち米）	30
	もち米	20
	あずき	6
	食塩	0.5
天ぷら盛り合わせ	えび	20
	かぼちゃ	20
	なす	10
	青しそ	1
	てんぷら粉	10
	油	12
	大根	30
	だし汁	8
	みりん	1
	しょうゆ	1
ぶりの照り焼き	ぶり	40
	酒	3
	みりん	3
	しょうゆ	3
	さやいんげん	5
	にんじん	15
	だし汁	5
	砂糖	0.5
	しょうゆ	0.5
枝豆豆腐	枝豆	25
	くず粉	8
	だし汁	80
	酒	2
	食塩	0.1
	だし汁	5
	みりん	0.3
	しょうゆ	0.3
	わさび	0.1
フルーツ	いちご	20
お吸い物	だし汁	120
	塩	0.5
	しょうゆ	2
	干しわかめ	0.1
	てまり麩	1
	三つ葉	2
エネルギー		589 kcal
たんぱく質		22.8 g
脂質		21.5 g
炭水化物		72.5 g
食塩相当量		2.5 g
カルシウム		86 mg

お弁当（嚥下調整食…ソフト食）

料理名	食品名	可食部 g
赤飯粥（粗ミキサー）	精白米（うるち米）	30
	もち米	20
	あずき	6
	食塩	0.5
	スベラカーゼ	3
炊き合わせ	冷凍むきえび	20
	くず粉	1
	なす	10
	かぼちゃ	20
	さやいんげん	5
	だし汁	30
	砂糖	3
	しょうゆ	3
ぶりの煮つけ	ぶり	40
	水	20
	みりん	3
	しょうゆ	3
	にんじん	15
	だし汁	5
	砂糖	0.5
	しょうゆ	0.5
枝豆豆腐	枝豆	25
	くず粉	8
	だし汁	80
	酒	2
	食塩	0.1
	だし汁	5
	みりん	0.3
	しょうゆ	0.3
	わさび	0.1
フルーツ	いちご	20
	ネオハイトロミールⅢ	0.8
	練乳	1
お吸い物	だし汁	120
	塩	0.5
	しょうゆ	2
	干しわかめ	0.1
	てまり麩	1
	ネオハイトロミールⅢ	2
エネルギー		471 kcal
たんぱく質		22.2 g
脂質		9.5 g
炭水化物		68.0 g
食塩相当量		2.9 g
カルシウム		93 mg

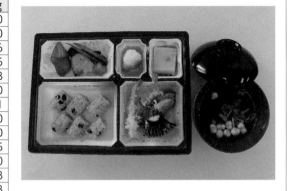

《お弁当（敬老の日…軟菜食）》

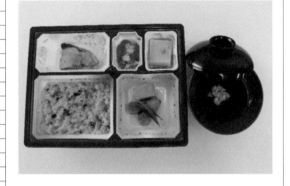

《お弁当（嚥下調整食…ソフト食）》

10. 児童福祉施設給食

10.1 児童福祉施設給食の特徴

A. 児童福祉施設給食について

　児童福祉施設とは，保育所，幼保連携型認定こども園，乳児院，母子生活支援施設，児童養護施設，情緒障害児短期治療施設，知的障害児施設，肢体不自由児施設，児童自立支援施設，盲ろうあ児施設，重症心身障害児施設，児童家庭支援センターなど子どものための保育，保護，養護を行う施設である．施設により1食給食や3食給食など食事回数が異なり，食事の種類も保健食，治療食などに分かれる．児童養護施設など3食給食施設では，1日あたりに必要なエネルギーと栄養素摂取量を満たす給食，保育所など昼食と間食を提供する施設では，1日の約5割を満たす給食を実施している．3食給食でない場合は，家庭での食事状況や子どもの栄養状態など総合的に判断して，施設での給食計画を立てる必要がある．

　保育所における給与栄養目標量の設定および食品構成の作成にあたっては，「日本人の食事摂取基準」を参考に対象者の性，年齢，身長，体重，身体活動レベルを考慮して施設ごとに給与栄養目標量を作成し設定する．給与栄養目標量に基づき，食品構成表を作成する．食品構成表の作成にあたっては，施設ごとの食品群別荷重平均成分表を用いる．施設ごとが無理な場合は，都道府県や指定都市，中核市ごとに作成されているものを用いることもできる．

　このほか，「児童福祉施設における食事の提供に関する援助及び指導について」「児童福祉施設における「食事摂取基準」を活用した食事計画について」（以下，児童福祉施設における食事計画）の通知や，「児童福祉施設における食事の提供ガイド」などを参考とする．

B. 乳幼児期の食の特性

　乳幼児期は成長・発達が非常に顕著な時期で，身長，体重，骨格系や器官，運動機能，脳神経などの発育が著しい．そのため，体重あたりに換算した必要栄養素量が成人に比べ数倍多く，かつ過不足の影響が大きいため，この時期の栄養管理が非常に重要となる．しかし消化機能が未熟であり，また，乳歯の生えそろいや永久歯への生え変わりなどの咀嚼機能の形成時期でもあるので，消化のよい食材の選別・調理法などの工夫が求められる．加えて免疫力が弱いため，食中毒や感染症予防などのための衛生管理の徹底が必須となる．

　将来健康で豊かな食生活を送るために「食を営む力」「よりよい食を選ぶ力」など食の基礎を培うとともに，食を通した集団生活のなかで情緒形成を行い，人間関係の基盤をつくる時期でもあるので，乳幼児期は多種

の食体験を積むことが望まれる.

現代の食生活の背景には「朝食の欠食」「夜型生活化」「さまざまな個食」,「生活習慣病の若年化」などの問題があり,家庭と連携をとりながら,よりよい食習慣を身につけるよう対応が求められている.そのなかで,発達面,食物アレルギー,体調不良などの個人差へのきめ細やかな対応をしながら栄養計画および評価,改善を行うことが重要である.

C. 対象者のアセスメント

給食の提供量を決定するために体格(身長,体重,肥満度),年齢,性別などを把握し,発育状況を成長曲線に合わせて評価する.次に,生活のなかでの身体活動量を把握し,目標量についても判断する.そして施設で提供する食事量や喫食量,食べ方からどの程度の摂取量が期待できるのか,体の大きさ,身体活動量と合わせて評価する.

なお,施設以外での喫食量がわかる場合には,施設で提供する食事の量や食べ方や咀嚼力・嚥下力を併せて,個々にあった内容を検討する.

保育所における食事の提供についての流れを表 10.1 に示す.

表 10.1　食事提供に関する業務の進め方

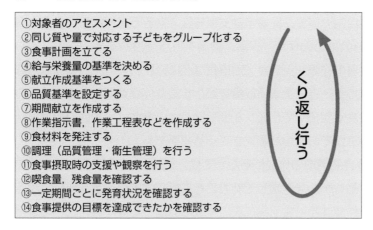

| ① 対象者のアセスメント |
| ② 同じ質や量で対応する子どもをグループ化する |
| ③ 食事計画を立てる |
| ④ 給与栄養量の基準を決める |
| ⑤ 献立作成基準をつくる |
| ⑥ 品質基準を設定する |
| ⑦ 期間献立を作成する |
| ⑧ 作業指示書,作業工程表などを作成する |
| ⑨ 食材料を発注する |
| ⑩ 調理(品質管理・衛生管理)を行う |
| ⑪ 食事摂取時の支援や観察を行う |
| ⑫ 喫食量,残食量を確認する |
| ⑬ 一定期間ごとに発育状況を確認する |
| ⑭ 食事提供の目標を達成できたかを確認する |

くり返し行う

10.2 食品構成表の作成上のポイント

ここでは,保育所給食における食品構成表の作成を例にする.

0 歳から就学前の乳幼児を対象とする保育所では年齢により献立内容が分かれ,調乳,離乳食,1〜2 歳児(認定こども園では 3 号認定児)食,3〜5 歳児(認定こども園では昼食のみ提供の 1 号認定児,間食も提供する 2 号認定児がある)食を基本としている.実際には 1〜2 歳児食は「3 未(3 歳未満)」,3〜5 歳児食は「3 上(3 歳以上)」と略して表示することが多い(図 10.1).近年では保護者の要望により,降園が遅い子どもには延長保育時に間食を出すなどの対応を行っている保育所も多くある.給食で 1 日の給与栄養目標量の 40〜50%量を給与するが(エネルギーや栄養素により異なる),乳幼児は一度に多くの食事量をとることが難しいので,昼食に加え午前や午後の間食で必要栄養素を補う(表 10.2).離乳食と 1〜2 歳児の給食は,主食を施設で給与する完全給食であるが,3〜5 歳児は完全給食と家庭から主食を持参する給食があり,施設により異

なる.

　「児童福祉施設における食事計画」では保育所の給与栄養量の目安は,昼食1食で1日の1/3,間食は1日の10～20%程度とされている.

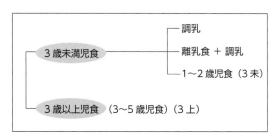

図 10.1　保育所給食の区分

表 10.2　保育所で1日に食べる食事例

	9～10時の間食	昼食	3時の間食
0歳児（6～8か月）	△育児用ミルク	○	○
0歳児（9～11か月）	○	○	○
1～2歳児食（3未）	○	○	○
3～5歳児食（3上）	×	○	○

A. 3～5歳児の食品構成表の作成手順

　施設で主食を給与する完全給食を例にする.

a. 荷重平均栄養成分表の算出

　過去1年間の献立の使用重量を食品群別に算出し,各々の食品群別の荷重平均栄養成分表を作成するのが一般的である（第4章（52ページ）参照）.しかし,最近ではコンピュータと栄養素量の計算ソフトの普及により,簡単に献立の栄養成分が算出できるようになったことから,毎月の各食品群別の荷重平均栄養成分値から1年間の平均値を算出し,食品群別荷重平均栄養成分表を作成する方法もある.

①各食品群別に毎月の荷重平均栄養成分値を求め,1年間の合計を算出した後12（か月）で割り,平均値を求める（表 10.3）.

表 10.3　過去1年間の荷重平均栄養成分算出表（豆類の例）

	エネルギー（kcal）	たんぱく質（g）	脂質（g）	ビタミンA（μg）	ビタミンB$_1$（mg）	ビタミンB$_2$（mg）	ビタミンC（mg）	カルシウム（mg）	鉄（mg）
4月	138	9.7	8.5	0	0.08	0.04	0	129	1.7
5月	127	9.3	6.4	0	0.07	0.04	0	125	1.9
6月	141	10.1	9.4	0	0.08	0.03	0	156	1.8
7月	140	9.9	9.7	0	0.09	0.03	0	147	1.8
・	・	・	・	・	・	・	・	・	・
・	・	・	・	・	・	・	・	・	・
合計	1,638	117.1	102.5	0	0.98	0.45	0	1.663	21.1
平均	137	9.8	8.5	0	0.08	0.04	0	139	1.8

②すべての食品群について計算し,食品群別荷重平均栄養成分表を完成させる（表 10.4）.

表 10.4　食品群別荷重平均栄養成分表（3 〜 5 歳児）

（100g あたり）

	エネルギー (kcal)	たんぱく質 (g)	脂質 (g)	ビタミン A (µg)	ビタミンB₁ (mg)	ビタミンB₂ (mg)	ビタミンC (mg)	カルシウム (mg)	鉄 (mg)	食物繊維 (g)
穀類	338	6.7	1.1	0	0.08	0.01	0	10	0.6	1.7
いもおよびでん粉類	102	1.4	0.1	0	0.09	0.03	31	14	0.5	1.6
砂糖および甘味料	379	0.0	0.0	0	0.00	0.00	1	2	0.0	0.0
豆類	137	9.8	8.5	0	0.08	0.04	0	139	1.8	1.0
種実類	545	18.7	56.4	1	0.41	0.29	0	887	7.9	10.2
緑黄色野菜	30	1.2	0.1	525	0.06	0.08	27	58	0.8	2.3
その他の野菜	31	1.3	0.2	4	0.04	0.02	16	29	0.2	2.7
果実類	55	0.9	0.1	15	0.08	0.13	18	15	0.2	1.0
きのこ類	25	3.1	0.4	0	0.17	0.35	1	1	1.0	12.5
藻類	26	4.3	0.6	207	0.08	0.20	11	108	3.8	26.7
魚介類	115	21.6	3.2	37	0.05	0.28	0	105	0.9	0.0
肉類	228	16.9	17.7	22	0.28	0.23	6	6	1.0	0.1
卵類	154	12.2	10.6	177	0.06	0.41	0	50	1.9	0.0
牛乳・乳製品類	105	4.8	6.8	75	0.08	0.35	5	345	0.3	0.0
油脂類	865	0.3	94.0	63	0.00	0.01	0	5	0.1	0.0
菓子類	218	6.9	14.4	8	0.06	0.06	2	369	6.3	0.0
し好飲料類	140	1.0	0.5	8	0.01	0.02	0	16	0.3	0.0
調味料類	73	6.7	4.9	34	0.05	0.10	10	89	2.2	1.7

（食品成分表 2015 年版）

b．給与栄養目標量の算出

　「児童福祉施設における食事計画」（表 10.5）や各都道府県，指定都市などにおける基準をもとに，各施設の給与栄養目標量を男女の在籍人数より算出する．

　例：男児 35 人，女児 45 人（表 10.6）

表 10.5　1 〜 2 歳児および 3 〜 5 歳児の給与栄養目標量の留意点

たんぱく質	総エネルギーに対して 13 〜 20%E を目安とする
炭水化物	総エネルギーに対して 50 〜 65%E を目安とする
脂質	総エネルギーに対して 20 〜 30%E を目安とする 量（脂肪エネルギー比率）とともに質（n-6 系脂肪酸，n-3 系脂肪酸）にも配慮するのが望ましい
ビタミン A，ビタミン B₁，ビタミン B₂，ビタミン C，鉄，カルシウム	食事摂取基準における推奨量（年齢階級児のほとんど 97 〜 98%が 1 日の必要量を満たすと推定される摂取量）の最大値
食物繊維	3 〜 5 歳児のみ 8 g 以上/日を目標とする

［食事摂取基準および児童福祉施設における「食事摂取基準」を活用した食事計画について］

表 10.6　3 〜 5 歳児の給与栄養目標量（日本人の食事摂取基準（2020 年版）による）

3〜5歳児用完全給食・間食	エネルギー (kcal)		たんぱく質 (g)		脂質 (g)		カルシウム (mg)		鉄 (mg)		食塩相当量 (g)		ビタミンA (µg)		ビタミンB₁ (mg)		ビタミンB₂ (mg)		ビタミンC (mg)		食物繊維 (g)	
	男	女	男	女	男	女	男	女	男	女	男	女	男	女	男	女	男	女	男	女	男	女
3〜5歳児食事摂取基準	1,300	1,250	13 以上 20 未満 (%E)		20 以上 30 未満 (%E)		600	550	5.5	5.5	3.5 未満	3.5 未満	450	500	0.7	0.7	0.8	0.8	50	50	8	8
3〜5歳児人数(男・女)	35	45					35	45	35	45	35	45	35	45	35	45	35	45	35	45	35	45
平均	1,272						572		5.5		3.5		478		0.7		0.8		50		8	
昼食と間食に対する比率	45%						50%		40%		40%		50%		40%		50%		40%		40%	
1人あたり給与目標量	572		19 〜 29		13 〜 19		286		2.2		1.4 未満		239(〜350)		0.28		0.4		20		3.2	

①給与エネルギー目標量の算出方法

$\{(1{,}300\,\text{kcal} \times 35\,\text{人}) + (1{,}250\,\text{kcal} \times 45\,\text{人})\} \div 80\,\text{人} \fallingdotseq 1{,}272\,\text{kcal}$

昼食と間食で1日の45%を給与するとして，

$1{,}272\,\text{kcal} \times 0.45 \fallingdotseq 572\,\text{kcal}$ が給与目標量となる．

②給与たんぱく質目標量の算出方法

たんぱく質で給与するエネルギー比率は給与エネルギー目標量の13%以上20%未満として，

$572\,\text{kcal} \times 0.13 \div 4\,\text{kcal} = 18.6\,\text{g}$，　$572\,\text{kcal} \times 0.2 \div 4\,\text{kcal} = 28.6\,\text{g}$

よって，給与目標たんぱく質量は19〜29gとなる．

③給与脂質目標量の算出方法

脂質で給与するエネルギー比率は給与エネルギー目標量の20%以上30%未満なので，

$572\,\text{kcal} \times 0.2 \div 9\,\text{kcal} = 12.7\,\text{g}$，　$572\,\text{kcal} \times 0.3 \div 9\,\text{kcal} = 19.1\,\text{g}$

よって，給与脂質目標量は13〜19gとなる．

④カルシウム，鉄，ビタミン類などは児童福祉施設食事摂取基準に従う．

c．食品構成表の作成（例：3〜5歳児）

（1）穀類エネルギー比と動物性たんぱく質比を決める．

①穀類エネルギー比は，近年主食より副食嗜好の傾向にあり，幼児の主食量も減少傾向にあることから，45%とした．

> 穀類エネルギー比＝45%

②動物性たんぱく質比は，不足にならないように50%以上とした．

> 動物性たんぱく質比＝50%以上

（2）穀類の食品量を求める．

①表10.6から3〜5歳児の給与目標エネルギー量は572kcalで，そのうち穀物エネルギー比が45%なので，

$572\,\text{kcal} \times 0.45 \fallingdotseq 257\,\text{kcal}$

②食品群別荷重平均栄養成分表（表10.4）の穀類エネルギー値が338kcal（100gあたり）なので，257kcalに相当する穀類の重量は，

$257\,\text{kcal} \div 338\,\text{kcal} \times 100\,\text{g} \fallingdotseq 76.0\,\text{g}$

> 穀類＝76g

（3）動物性食品群（魚介類，肉類，卵類，牛乳・乳製品類）の食品量を求める．

①表10.6から3〜5歳児の給与たんぱく質目標量は19〜29g（中央値は24g）．
そのうち50%以上を動物性たんぱく質とするので，

$24\,\text{g} \times 0.5 = 12\,\text{g}$

> 動物性食品群のたんぱく質合計＝12g以上

②魚介類，肉類，卵類，牛乳・乳製品類のおおよその食品量を決める．

②-1　過去1年間の使用量の平均を算出する．1か月23日（各施設で設定する）としてそれぞれの食品合計を23日×12か月＝276で割り，1日の食品量とする（表10.7）．

表 10.7　過去 1 年間の動物性食品群の使用量

	魚介類 (g)	肉類 (g)	卵類 (g)	牛乳・乳製品類 (g)
4 月	560.7	444.7	262.3	896.3
5 月	554.4	493.3	314.3	842.7
6 月	546.5	440.4	195.6	1,044.8
7 月	558.7	453.5	291.0	825.1
・	・	・	・	・
・	・	・	・	・
合計	6,570.2	5,492.4	3,230.3	11,067.2
平均	23.8	19.9	11.7	40.1
丸め値	24	20	12	40

②-2　食品群別荷重平均栄養成分表（表 10.4）のたんぱく質量より，それぞれの食品の使用量に相当するたんぱく質量を算出する．

　　　　　魚介類　　　100 g あたりたんぱく質が 21.6 g なので，魚介類 24 g に相当するたんぱく質量は，

　　　　　　　　　　24 g × 21.6 g ÷ 100 ≒ 5.18 g　　数字を丸めて，5.2 g

　　　　　肉類　　　20 g × 16.9 g ÷ 100 ≒ 3.38 g　　数字を丸めて，3.4 g

　　　　　卵類　　　12 g × 12.2 g ÷ 100 ≒ 1.46 g　　数字を丸めて，1.5 g

　　　　　牛乳・乳製品類 40 g ×　4.8 g ÷ 100 ≒ 1.92 g　　数字を丸めて，1.9 g

　　　　　　　　　　　　　　　　　　　　　　　　　　　合計　12 g

②-3　動物性食品群のたんぱく質 12 g と一致するので，これらの使用量を食品量とする．合計が 12 g にならない場合，重量の調整を行い一致させる．

　　魚介類 = 24 g　　　肉類 = 20 g　　　卵類 = 12 g　　　牛乳・乳製品類 = 40 g

③決定した穀類，魚介類，肉類，卵類，牛乳・乳製品類の食品構成表を完成させる．

　それぞれの食品量に相当する栄養素量を食品群別荷重平均栄養成分表（表 10.4）から算出し，食品構成表に記入する（表 10.8）．

(4) いもおよびでん粉類，種実類，緑黄色野菜，その他の野菜，果物類，きのこ類，藻類，油脂類，菓子類，し好飲料類，調味料類のおおよその食品量を決める．

①動物性食品群と同様に，過去 1 年間の使用量から 1 日の食品使用量を求める．

②それぞれの食品量に相当する栄養素量を食品群別荷重平均栄養成分表（表 10.4）から算出し，食品構成表に記入する（表 10.8）．

(5) 3 ～ 5 歳児の給与栄養目標量（表 10.6）と数値が一致するように，豆類と砂糖および甘味料の使用量を決定する．

①たんぱく質の不足分を豆類で調節する．

②エネルギーの不足分を砂糖および甘味料で調節する．

表 10.8　3〜5歳児食品構成表

食品群	使用量	エネルギー (kcal)	たんぱく質 (g)	脂質 (g)	ビタミンA (μg)	ビタミンB₁ (mg)	ビタミンB₂ (mg)	ビタミンC (mg)	カルシウム (mg)	鉄 (mg)	食物繊維 (g)
穀類	76	257	5.1	0.8	0	0.06	0.01	0	8	0.5	1.3
いもおよびでん粉類	23	23	0.3	0.0	0	0.02	0.01	7	3	0.1	0.4
砂糖および甘味料	4	15	0.0	0.0	0	0.00	0.00	0	0	0.0	0.0
豆類	30	41	2.9	2.6	0	0.02	0.01	0	42	0.5	0.3
種実類	1	5	0.2	0.6	0	0.00	0.00	0	9	0.1	0.1
緑黄色野菜	40	12	0.5	0.0	210	0.02	0.03	11	23	0.3	0.9
その他の野菜	70	22	0.9	0.1	3	0.03	0.01	11	20	0.1	1.9
果実類	30	17	0.3	0.0	5	0.02	0.04	5	5	0.1	0.3
きのこ類	7	2	0.2	0.0	0	0.01	0.02	0	0	0.1	0.9
藻類	1	0	0.0	0.0	2	0.00	0.00	0	1	0.0	0.3
魚介類	24	28	5.2	0.8	9	0.01	0.07	0	25	0.2	0.0
肉類	20	46	3.4	3.5	4	0.06	0.05	1	1	0.2	0.0
卵類	12	19	1.5	1.3	21	0.01	0.05	0	6	0.2	0.0
牛乳・乳製品類	40	42	1.9	2.7	30	0.03	0.14	2	138	0.1	0.0
油脂類	4	35	0.0	3.8	3	0.00	0.00	0	0	0.0	0.0
菓子類	3	7	0.2	0.4	0	0.00	0.00	0	11	0.2	0.0
し好飲料類	1	1	0.0	0.0	0	0.00	0.00	0	0	0.0	0.0
調味料類	9	7	0.6	0.4	3	0.00	0.01	1	8	0.2	0.2
合計	395	579	23.2	17.0	290	0.29	0.45	38	300	2.9	6.6
3〜5歳児給与栄養目標量		572	19〜29	13〜19	239(〜350)	0.28	0.40	20	286	2.2	3.2

（食品成分表 2015 年版）

B. 1〜2歳児の食品構成表の作成

（1）過去 1 年間の使用量から食品群別荷重平均栄養成分表を作成する（表 10.9）．

表 10.9　食品群別荷重平均栄養成分表（1〜2歳児）

(100g あたり)

	エネルギー (kcal)	たんぱく質 (g)	脂質 (g)	ビタミン A (μg)	ビタミンB₁ (mg)	ビタミンB₂ (mg)	ビタミンC (mg)	カルシウム (mg)	鉄 (mg)
穀類	338	6.7	1.2	0	0.08	0.01	0	10	0.6
いもおよびでん粉類	119	1.9	0.1	0	0.13	0.06	38	19	0.5
砂糖および甘味料	370	0.1	0.0	0	0.00	0.00	1	2	0.0
豆類	95	6.8	5.9	0	0.05	0.04	0	95	1.4
種実類	544	18.7	51.1	1	0.40	0.29	0	883	7.9
緑黄色野菜	31	1.4	0.1	541	0.06	0.08	27	58	0.8
その他の野菜	36	1.6	0.2	4	0.03	0.02	20	34	0.2
果実類	38	0.7	0.0	7	0.05	0.08	10	8	0.2
きのこ類	25	3.2	0.4	0	0.17	0.35	1	1	1.0
藻類	29	5.0	0.7	208	0.10	0.25	14	111	4.1
魚介類	107	21.3	2.7	33	0.07	0.29	0	100	0.9
肉類	208	16.5	15.4	15	0.23	0.23	6	6	0.9
卵類	175	12.5	12.5	200	0.13	0.50	0	63	2.5
牛乳・乳製品類	87	3.9	5.3	64	0.06	0.19	6	305	0.3
油脂類	863	0.4	93.7	68	0.00	0.01	0	5	0.1
菓子類	220	6.8	14.1	8	0.05	0.06	2	367	6.7
し好飲料類	140	1.2	0.6	10	0.01	0.02	0	18	0.4
調味料類	100	8.3	6.7	50	0.05	0.10	10	117	2.8

（食品成分表 2015 年版）

(2) 給与栄養目標量を作成する.

　　【例】男児30人, 女児25人とする (表10.10).

表10.10　1～2歳児の給与栄養目標量 (日本人の食事摂取基準 (2020年版) による)

1～2歳児用 完全給食・間食	エネルギー (kcal)		たんぱく質 (g)		脂質 (g)		カルシウム (mg)		鉄 (mg)		食塩相当量 (g)		ビタミンA (μg)		ビタミンB₁ (mg)		ビタミンB₂ (mg)		ビタミンC (mg)	
	男	女	男	女	男	女	男	女	男	女	男	女	男	女	男	女	男	女	男	女
1～2歳児食事摂取基準	950	900	13以上 20未満 (%E)		20以上 30未満 (%E)		450	400	4.5	4.5	3未満	3未満	400	350	0.5	0.5	0.6	0.5	40	40
1～2歳児人数 (男・女)	30	25					30	25	30	25	30	25	30	25	30	25	30	25	30	25
平均	927						427		4.5		3未満		377		0.5		0.55		40	
昼食と間食に対する比率	50%						50%		50%		50%		50%		50%		50%		50%	
1人あたり給与目標量	464		15～23		10～16		214		2.3		1.5未満		189(～300)		0.25		0.28		20	

(3) 3～5歳児と同様に穀類エネルギー比45%, 動物性たんぱく質比50%以上として, 穀類と動物性食品群の食品量を決め, すべての食品量に相当する栄養素量を食品群別荷重平均栄養成分表から算出し, 食品構成表 (表10.11) を完成させる.

表10.11　1～2歳児食品構成表

食品群	使用量	エネルギー (kcal)	たんぱく質 (g)	脂質 (g)	ビタミンA (μg)	ビタミンB₁ (mg)	ビタミンB₂ (mg)	ビタミンC (mg)	カルシウム (mg)	鉄 (mg)
穀類	62	210	4.2	0.7	0	0.05	0.01	0	6	0.4
いもおよびでん粉類	16	19	0.3	0.0	0	0.02	0.01	6	3	0.1
砂糖および甘味料	3	11	0.0	0.0	0	0.00	0.00	0	0	0.0
豆類	22	21	1.5	1.3	0	0.01	0.01	0	21	0.3
種実類	1	5	0.2	0.5	0	0.00	0.00	0	9	0.1
緑黄色野菜	28	9	0.4	0.0	151	0.02	0.02	8	16	0.2
その他の野菜	50	18	0.8	0.1	2	0.02	0.01	10	17	0.1
果実類	61	23	0.4	0.0	4	0.03	0.05	6	5	0.1
きのこ類	5	1	0.2	0.0	0	0.01	0.02	0	0	0.1
藻類	1	0	0.1	0.0	2	0.00	0.00	0	1	0.0
魚介類	16	17	3.4	0.4	5	0.01	0.06	0	16	0.1
肉類	14	29	2.3	2.2	2	0.03	0.03	1	1	0.1
卵類	9	16	1.1	1.1	18	0.01	0.05	0	6	0.2
牛乳・乳製品類	69	60	2.7	3.7	44	0.04	0.13	4	210	0.2
油脂類	3	26	0.0	2.8	2	0.00	0.00	0	0	0.0
菓子類	2	4	0.1	0.3	0	0.00	0.00	0	7	0.1
し好飲料類	1	1	0.0	0.0	0	0.00	0.00	0	0	0.0
調味料類	6	6	0.5	0.4	3	0.00	0.01	1	7	0.2
合計	369	476	18.2	13.5	233	0.25	0.40	36	325	2.3
1～2歳児給与栄養目標量		464	15～23	10～16	189(～300)	0.25	0.28	20	214	2.3

(食品成分表2015年版)

1～2歳児の食品量を決めるポイント

　実際に施設で栄養素量の評価を行う場合, コンピュータ上に3～5歳児と1～2歳児を1対0.7など施設ごとの比率を登録し, 実施献立の集計を行うので, 食品構成表を作成するときに, 穀類と動物性食品群以外を, 3～5歳児の7割程度に決め, 給与栄養目標量 (表10.10) に一致するよう調整する. 果物類は10時の間食での使用頻度が高いので, 前年度の給与栄養目標量を参考に決める.

　認定こども園1号認定児は間食を提供しないため, 主食・副食を含め目標栄養量の30%を認定こども園にて提供する.

C. 1歳未満児（離乳食）

「授乳・離乳の支援ガイド」（厚生労働省）の「離乳食の進め方の目安」（表10.12）をもとにする.

表 10.12　離乳食の進め方の目安

		離乳の開始 ➡ 離乳の完了			
		以下に示す事項は，あくまでも目安であり，子どもの食欲や成長・発達の状況に応じて調整する.			
		離乳初期 生後5～6か月頃	離乳中期 生後7～8か月頃	離乳後期 生後9～11か月頃	離乳完了期 生後12～18か月頃
食べ方の目安		○子どもの様子をみながら1日1回1さじずつ始める. ○母乳や育児用ミルクは飲みたいだけ与える.	○1日2回食で食事のリズムをつけていく. ○いろいろな味や舌ざわりを楽しめるように食品の種類を増やしていく.	○食事リズムを大切に，1日3回食に進めていく. ○共食を通じて食の楽しい体験を積み重ねる.	○1日3回の食事リズムを大切に，生活リズムを整える. ○手づかみ食べにより，自分で食べる楽しみを増やす.
調理形態		なめらかにすりつぶした状態	舌でつぶせる固さ	歯ぐきでつぶせる固さ	歯ぐきで噛める固さ
1回当たりの目安量					
I	穀類（g）	つぶしがゆから始める. すりつぶした野菜等も試してみる. 慣れてきたら，つぶした豆腐・白身魚・卵黄等を試してみる.	全がゆ 50～80	全がゆ90 ～軟飯80	軟飯90 ～ご飯80
II	野菜・果物（g）		20～30	30～40	40～50
III	魚（g）		10～15	15	15～20
	又は肉（g）		10～15	15	15～20
	又は豆腐（g）		30～40	45	50～55
	又は卵（個）		卵黄1～全卵1/3	全卵1/2	全卵1/2～2/3
	又は乳製品（g）		50～70	80	100
歯の萌出の目安			乳歯が生え始める.	1歳前後で前歯が8本生えそろう.	離乳完了期の後半頃に奥歯（第一乳臼歯）が生え始める.
摂食機能の目安		口を閉じて取り込みや飲み込みが出来るようになる.	舌と上あごでつぶしていくことが出来るようになる.	歯ぐきでつぶすことが出来るようになる.	歯を使うようになる.

※衛生面に十分に配慮して食べやすく調理したものを与える　　　　　　　　　　　　［授乳・離乳の支援ガイド（2019年改定版）（2019）］

〈食育は胎児期から〉 最近の妊婦は，太るのがいやで，妊娠中に極度に食べる量を節制し，体格区分が「やせ」で出産をする人が増加していると問題になっている．胎児の時期の栄養が偏ると，その子どもが将来生活習慣病にかかるリスクが上がるという研究結果もあるので，お腹の中にいる時つまり妊娠期の食事の大切さを伝える．また，妊娠中に卵や乳を摂取すると食物アレルギー児になるとの考えがあるが，根拠はない．妊娠中よりバランスよく摂取することが必要である．

10.3 献立作成のポイント

①それぞれの年齢の給与栄養目標量を満たすよう作成する.

　給与に際しては，個人の発達，家庭の食事背景や当日の体調など，さまざまな要因を十分考慮し，柔軟な対応を行うこと.

②約1か月程度の予定献立を作成し，計画性のある給食とするとともに，長期的な評価を行う.

③年齢に応じ，食べやすくカットしやすい食材を選ぶ.

　1〜2歳児はまだ歯が生えそろっていないので，大きい食材やかたい料理を噛み切りにくい. また，自分自身でスプーンを使って上手に食べる練習ができる大きさにして提供する必要がある. 魚のフライなどは調理後，一口大にカットして盛りつけをするので，食材選びでは，骨や皮のないひらめやホキ，メルルーサなどの白身魚がおすすめである.

④日々の給食を食育の一貫とする.

　行事食や旬の食材をとり入れ，子どもたちが「食」に興味をもつようにすること. 日本の伝統行事を伝えるために，3月3日（上巳の節句）には「ひなちらし寿司」，クリスマスには「クリスマスランチ」，1月7日（人日の節句（七草））には「七草粥」などの行事食を必ずとり入れる. また，春には「生アラスカ（生のグリンピース）」，夏には「すいか」，秋には「栗」といった旬の野菜や果物を用い，食材が最もおいしい旬の時期を知らせたり，子ども自らが栽培体験をしてつくったさつまいもなどの食材を給食にとり入れ，子どもに「命の大切さ」「食べること，つくってくれる人への感謝の気持ち」などを伝えるようにする.

⑤地域性を考慮し，地元の食材をしっかり使用するとともに，地産地消を子どもに伝える.

　地元の食材として，たとえば「岡山県産のさわら」「倉敷市連島産のごぼう」などをできるだけ納品するよう業者と交渉したり，保育所で収穫したたまねぎやさつまいもなどを給食に用いるのもよい方法である. また，地元の特産品メニュー（岡山のまつり寿司，蒜山(ひるぜん)おこわなど）もとり入れることが望ましい. 食事時間に今日の食材の紹介や栄養素について話をしたり，「給食のお話しの時間」に紙芝居やペープサートを用いて，身近な食材が給食に使用されていることを子どもたちに知らせることで，地産地消の大切さを伝える.

⑥嗜好を考慮する.

　子どもの好きなものはもちろん，苦手なものも調理法を工夫し，くり返し使用するなどして食べられる食品の数を増やすことも大切である. ピーマンを小さくきざんでハンバーグやミートローフに入れたり，きのこをきざんでスープに加えたり，トマトをみかん缶とゼリーにするなど，形態を変えることで，以前食べるのに時間がかかっていた子どもも苦手を意識せずに食べられるようになった例もある.

⑦調理を見据えた献立を立てる.

　調理スタッフの作業工程を考え，時間内に余裕をもってでき上がる内容にし，日々の作業量を確認する.

⑧安全な食品を選定し，衛生的に調理できる計画を立てる.

　できるだけ国産の食材を選び，加工食品に頼らず手づくり間食を心がけるなど安全給食を基本とするとと

〈地域性の違いに学ぶ〉 地産地消にとりくんでいるある保育所では，煮魚にゲタ（舌平目）などの小骨の多い魚や，骨があっても身ばなれのよい魚を出すと2歳児が上手に箸で小骨をとって食べるという. 保育所が海に近く，漁師の家庭に育つ児も多くいるとのことで，改めて家庭での食環境や保護者の食べさせ方が子どもに大きく影響することがわかる.

もに，下処理作業から配膳まで衛生的な動線が描かれ，工程途中での手洗いや火入れなどが適切な時間に行われるなど，徹底した衛生管理のもとで調理ができる計画を立てる．

⑨残食調査などの喫食調査を行い，その結果を献立作成に反映させる．

⑩給食費の予算内で実施する．

　価格変動調査や過去の平均との比較を行いながら，細かい調整を行う．特に魚，野菜，果物は価格が変動しやすいため，あらかじめ業者に価格を確認して購入する．計り出し人数と実人数を確認して調理作業を実施する．

⑪誤嚥による窒息事故防止のため，安全な食材を選択し，切り方の工夫などを行う．たとえば，だんごは豆腐を入れてやわらかくつくり，ミニトマトは年齢によりカットして提供するなどの工夫をし，適切な援助が行えるよう，保育士としっかり連携をとる．

〈乳幼児は衛生管理が第一!!〉児童福祉施設での食中毒は乳幼児の命にもかかわる大きな事故となる．「腸管出血性大腸菌 O157」「ノロウイルス」など少数の菌数でも多くの発症者を出し，症状が重症化しやすい食中毒の発生は特に危惧される．子どもや家族に手洗いの仕方を教え，職員に洗浄・消毒・乾燥の大切さを教育するのも管理栄養士の仕事である．まずは自己管理を行い，公私問わず常に衛生管理に心がけたい．

10.4 特別な配慮を要する対応

A. 食物アレルギー児への対応

　食物アレルギーは主治医の診断を受け，指示書が提出された日からアレルギー対応を行う．指示書がなければ対応しない旨は入園説明の際に伝える．事故防止の観点から食物アレルギーとして対応する食品はつなぎ（少量のみ摂取可能や減感作中で少量のみ摂取可能な場合）が摂取可能な場合でも禁止食品は提供しないこととする．献立は摂取できない食材を他の同じような成分をもった食品（卵禁止なら肉へ変更など）への代替食として提供する．食物アレルギー対応は正しく安全に実施されなければならないため，食物アレルギー対応が必要な子どもが入園する際は，保育士とともに指示書の確認と具体的な家庭での対応状況の面談を行う．調理の際はあらかじめ朝礼などで代替食品の確認を行い作成する．調理では他の献立と交わらないよう調理器具（鍋，箸など），調理場所，盛りつけ場所の確保を行い，作成した料理はすぐに蓋やラップで覆う．また盛りつけのトレイは調理室，保育室でも確認しやすいように他の子どもと異なる色にし，禁止食品の記入された食札などをつけて対応する．このようにすることで視覚的にわかりやすくなり，保育室での提供前の食物アレルギーの確認も実施しやすくなる．調理室で異なった方法での2回以上の指差し確認，提供前の確認を含め，トリプル確認を行って提供する．また食物アレルギーのある子どもに他の子どもの給食がかかったりしないように，食物アレルギーの子どもの手が当たる範囲には他の子どもの席を配置しないようにする．

　子どもの保護者には診断書を毎年年度初めに提出してもらい，定期的な治療・診断を確認して対応する．年度途中で禁止食品が解除となった場合は保護者にサインをもらったうえで解除する．アレルギー対応の展開例を表 10.13（161 ページ）に示す．

B. 嚥下障害児への対応

　嚥下対応については食物アレルギー児の対応と同様に主治医の診断を受け，その指示に従い行う．具体的には食事形態を主食：粥〜軟飯で調製し，副食は一口大，きざみ，ペースト状（離乳中期並べたべた，初期並やわらかいペースト状）などの段階を準備し対応する．普通食であっても丸くてつるっとしたブドウや白玉団子やミニトマト，口の中で滑りやすい飴（あめ）やグミ，ウインナー，水分を含むと膨らむ節分用の豆やピーナッツ，もそもそしやすい餅やこんにゃく，肉，やわらかくひらひらしたわかめなどは要注意である．これらの食品は誤嚥を起こしやすい 20 mm の大きさではなく，1/2 にカットしたり，白玉団子は豆腐を入れる，こんにゃくは糸こんにゃくにするなど，対象児に合わせて提供されることが大切である．また，パンやふかし芋，カステラの詰め込みすぎでの誤嚥も確認されている．提供時は大人が目を離さないこと，歩いているときや眠いとき，泣いているときには食べさせないことが必須である．食べる姿勢も上を向きすぎると誤嚥しやすいため，提供するスプーンの位置にも注意する．

10.5 ｜ 3〜5歳児の献立例と1〜2歳児への展開例

　表 10.13 に冬の 2 日間の献立例を示す．

A. 献立作成の工夫点（3〜5歳児）

①旬のぶりを使用し，照り焼きにすることで魚の脂を閉じ込め，ぱさぱさ感をなくして食べやすくしている．

②子どもは見た目が食欲に影響を及ぼすので，食欲の効果の高い赤色，緑色，黄色など彩りのよい食材を使用する．

③しっかり噛んで食べることを覚えていくため，噛める食材を使用し，かたい・やわらかいなど，かたさのバランスをとりながら献立を立てる．

④冬の献立として，ぶり，かぶ，りんご，いちごなど旬の魚や野菜を使用する．

⑤間食は 1 日の栄養素（栄養量）を満たすための食事の一部と考え，おにぎりや芋など炭水化物や果物を使用してビタミンを補充，昼食の献立でカルシウムや鉄などのミネラルが不足しやすい場合は間食にとり入れる．

⑥5 日間で食品構成を満たすように考える．

　〈噛むことの大切さを伝える〉　しっかり噛むということは脳に刺激を与え，唾液の分泌量を増やしたり，消化吸収を助けたり，歯茎を強くするなど利点が多い．日本古来の食材を使用して噛むことの大切さを教え伝える献立をとり入れることが大切である．ごぼうやれんこんを煮物やきんぴらにしたり，ちりめんじゃこや昆布を酢の物や揚げ物にするなど昼食の献立だけではなく，間食の献立にもとり入れ，声かけを行いながら意識して噛んで食べる練習ができるようにしていきたい．

B. 1〜2歳児用へ展開する際の工夫点

①3〜5歳児の献立を基本とし，約 7 割の分量で立てる．

②10 時の間食として，牛乳と果物を使用する．

表 10.13　3～5歳児献立から1～2歳児献立への展開例

●　年2月1日

	献立名	材料名	3～5歳 使用量(g)	1～2歳 使用量(g)	1歳鶏卵・牛乳アレルギー 使用量(g)
間食 9時	牛乳	普通牛乳		75.0	アレルギーミルク75.0
	果物	いちご		30.0	
昼食	米飯	精白米	55.0	40.0	
	魚の照り焼き	ぶり	40.0	30.0	
		本みりん	0.5	0.3	
		砂糖	0.5	0.3	
		しょうゆ	1.5	1.0	
		油	0.5	0.3	
	はりはり和え	切り干しだいこん	7.0	4.0	
		こまつな	15.0	10.0	
		にんじん	7.0	5.0	
		しらす干し	2.0	1.2	
		砂糖	1.0	0.7	
		米酢	2.5	1.5	
		しょうゆ	0.5	0.3	
	厚揚げのみそ汁	厚揚げ	15.0	10.0	
		じゃがいも	15.0	12.0	
		かぶ	10.0	6.0	
		にんじん	7.0	5.0	
		えのきだけ	5.0	4.0	
		カットわかめ	0.7	0.5	
		ねぎ	1.0	0.7	
		米みそ	8.0	5.0	
		かつおだし	150.0	110.0	
3時の間食	牛乳	普通牛乳	120.0	75.0	アレルギーミルク75.0
	りんごのスキムミルクケーキ	小麦粉	10.0	7.0	
		ベーキングパウダー	0.5	0.4	
		脱脂粉乳	5.0	3.5	→豆乳10
		卵	6.0	5.0	→かぼちゃ15.0
		無糖ヨーグルト	12.0	9.0	→0
		砂糖	5.0	3.5	
		無塩バター	2.0	1.4	→0
		油	2.0	1.4	油→3.0
		りんご	15.0	10.0	
		レモン果汁	0.6	0.4	
エネルギー			577 kcal	461 kcal	
たんぱく質			24.5 g	20.4 g	
食塩			1.7 g	1.4 g	

●　年2月2日

	献立名	材料名	3～5歳 使用量(g)	1～2歳 使用量(g)	1歳鶏卵・牛乳アレルギー 使用量(g)
間食 9時	牛乳	普通牛乳		75.0	アレルギーミルク75.0
	果物	りんご		30.0	
昼食	米飯	精白米	55.0	40.0	
	高野豆腐の卵とじ	鶏ひき肉	15.0	10.0	鶏ひき肉15.0
		高野豆腐	6.0	4.0	
		卵	15.0	10.0	→0
		じゃがいも	30.0	20.0	
		たまねぎ	50.0	30.0	
		にんじん	10.0	7.0	
		干ししいたけ	1.2	0.7	
		ねぎ	3.0	2	
		砂糖	2.0	1.2	
		うすくちしょうゆ	2.0	1.2	
		片栗粉	0.8	0.5	
		油	1.0	0.7	
	はるさめサラダ	はるさめ	5.0	3.5	
		キャベツ	30.0	20.0	
		にんじん	10.0	7.0	
		きくらげ	1.2	0.8	
		砂糖	0.8	0.5	
		米酢	2.5	1.5	
		うすくちしょうゆ	1.0	0.7	
		ごま油	0.5	0.3	
	果物	いよかん	50.0	30.0	
3時の間食	牛乳	普通牛乳	120.0	75.0	アレルギーミルク75.0 アレルギーパン
	ごぼうサンド	コッペパン	30.0	20.0	
		ごぼう	12.0	9.0	
		きゅうり	12.0	9.0	
		ツナ水煮缶	5.0	5.0	
		マヨネーズ	4.0	3.0	→しょうゆ1.0
エネルギー			576 kcal	460 kcal	
たんぱく質			21.1 g	16.7 g	
食塩			1.3 g	1.0 g	

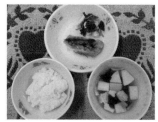

2月1日の昼食

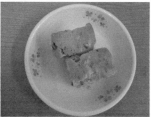

2月1日の間食
（りんごのスキムミルクケーキ）

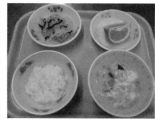

2月2日の昼食

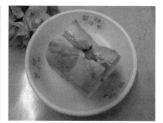

2月2日の間食
（ごぼうサンド）

10.6 | 1歳未満児の献立例

1歳未満児の献立例を表10.14に示す.

表10.14　1歳未満児の献立例

●　年2月1日							
	献立名	材料名	生後7～8か月 使用量（g）		献立名	材料名	生後9～11か月 使用量（g）
9時間食		育児用ミルク	適宜	9時間食		育児用ミルク	適宜
					果物	いちご	10.0
昼食	粥	全粥	80.0	昼食	軟飯	軟飯	80.0
	煮魚	まぐろ	10.0		煮魚	ぶり	15.0
		こまつな	10.0			こまつな	12.0
		砂糖	0.1			砂糖	0.2
		しょうゆ	0.5			しょうゆ	1
		片栗粉	0.1			片栗粉	0.2
	かぶのみそ汁	かぶ	10.0		かぶのみそ汁	かぶ	15.0
		じゃがいも	10.0			じゃがいも	12.0
		にんじん	5.0			にんじん	7.0
		たまねぎ	10.0			たまねぎ	12.0
		中みそ	1.0			中みそ	1.5
		だし汁	適宜			だし汁	適宜
	かぼちゃマッシュ	かぼちゃ	10.0		かぼちゃマッシュ	かぼちゃ	15.0
3時の間食		育児用ミルク	適宜	3時の間食		育児用ミルク	適宜
	果物	バナナ	10.0		果物	バナナ	15.0

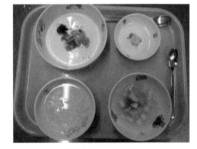

生後7～8か月

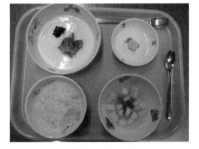

生後9～11か月

　表10.14の献立作成の工夫点（1歳児未満）を以下にあげる.

①厚生労働省発行「授乳・離乳の支援ガイド」に基づき献立を作成する.

　離乳各期の使用食材一覧表を作成し，使用するとよい.

②新鮮な材料を使用し，可能な限り多くの食材を食べる経験をとり入れた献立とする.

③だしの旨味と素材を活かし，調味料の使用の少ない献立とする.

④家庭での参考になるような献立とする.

⑤離乳各期は個人の発達や噛む状況，食事形態，食事量に合わせ，本人に合ったものを保護者と相談し選び，提供する.

⑥食事量に合わせ，家庭から持参された冷凍母乳，育児用ミルクで目標量の栄養摂取を行う.

【演習 10-1】3～5歳児食献立からの展開

2月4日の3～5歳児の献立を1～2歳児用に展開してワークシート10.1を完成させる（表10.9の食品群別荷重平均栄養成分表（1～2歳児）を利用する）.

ワークシート10.1 3～5歳児食からの展開

	献立名	材料名	3～5歳 使用量 (g)	1～2歳 使用量 (g)
9時間食	牛乳	普通牛乳		
	果物	みかん		
昼食	米飯	精白米	55.0	
	鶏肉の みそ漬け焼き	鶏もも肉	60.0	
		ヨーグルト（無糖）	3.0	
		中みそ	3.0	
		本みりん	2.0	
		油	2.0	
	ひじきの煮物	ひじき	2.5	
		にんじん	10.0	
		油揚げ	3.0	
		糸こんにゃく	5.0	
		さやえんどう	3.0	
		砂糖	1.5	
		しょうゆ	2	
		ごま油	1.0	
	麩のすまし汁	焼麩	1.5	
		だいこん	25.0	
		にんじん	7.0	
		しめじ	8.0	
		生わかめ	8.0	
		うすくちしょうゆ	3.0	
	果物	はっさく	50.0	
3時の間食	牛乳	普通牛乳	120.0	
	大学芋	さつまいも	70.0	
		油	4.0	
		砂糖	4.0	
		しょうゆ	1.0	
		黒ごま	1.0	
エネルギー			559 kcal	kcal
たんぱく質			22.7 g	g
食塩			1.7 g	g

【演習 10-2】7〜8 か月児の離乳食からの展開

ワークシート 10.2 の生後 7〜8 か月児の離乳食を 9〜11 か月の離乳食に展開する.

ワークシート 10.2　7〜8 か月児の離乳食からの展開

			●　年 2 月 4 日					
		献立名	材料名	生後7〜8か月使用量（g）		献立名	材料名	生後9〜11か月使用量（g）
9時間食			育児用ミルク	適宜	9時間食			
昼食	粥		全粥	80.0	昼食			
	ささみのやわらか煮		ささみ	10.0				
			砂糖	0.2				
			しょうゆ	0.5				
			だし汁					
			片栗粉	0.1				
	ブロッコリーのおかか煮		ブロッコリー	10.0				
			たまねぎ	10.0				
			にんじん	5.0				
			花かつお	10.0				
			だし汁					
	さつまいもマッシュ		さつまいも	10.0				
3時の間食			育児用ミルク	適宜	3時の間食			
	煮りんご		りんご	10.0				

【演習 10-3】献立のチェックと改善

①作成した献立をチェック表（付表 4）でチェックし，×の部分の改善献立を作成する.
②改善献立を実際に調理し，写真にとり，さらに改善点を提出する.

10.7　食育のポイント

「食育基本法」においては，食育を「生きる上での基本であって，知育，徳育及び体育の基礎となるべきものとして位置付けるとともに，様々な経験を通して『食』に関する知識と『食』を選択できる力を習得し，健全な食生活を実践できる人間を育てることを推進する」としている．このことをふまえ，保育所における「食育」について，保育所保健指針では「健康な食生活の基本としての『食を営む力』の育成に向けてその基礎を培うこと」を目標としている．生活の三原則である栄養・運動・休養のなかで，特に栄養は成長過程にある乳幼児にとって大切であり，また，よりよい食習慣は乳幼児期に身につけることが最もよいといわれている．食育の実施にあたっては，家庭や地域との連携，保護者との協力が欠かせない.

A. 食育の目標

①子どもの健全な発達や発育に合わせた給食の提供

　子どもにあった食事形態，調理方法，摂取量を提供する．

②食を大切にする心を育む

　日本古来からの和食のよさ，地域の伝統的な料理などを伝える．そのなかで家庭的な温かい味や楽しい食卓づくりを進めること，食教育媒体等を活用して食べたことがないものや苦手な食品を克服するなどの達成感を育て，生活体験のなかから食を大切にする心を育む．

③生活習慣の育成

　規則正しい生活習慣・社交性が育つように子どもの自立を支援する．その際の留意点として，年齢ごとに目標を決定し計画表を作成する，日常の保育において子どもと直接かかわりながら食に対する関心や知識を体得できるよう支援する，各園の実態に合わせて保育士（保育教諭）・看護師・栄養士・調理員と連携をとり教育を進めていく，保護者との連携により家庭における食教育を支援する，正しい食習慣を形成するための情報を地域に発信する．

　食育の発信方法としては，給食だよりの配布（図10.2），園での食育媒体の掲示（図10.3），クラスでの子どもへの食育（講話や実践），展示食（図10.4），レシピの紹介，ホームページへの掲載などがある．保護者が受け入れやすいようツールはひとつではなくいくつか組み合わせて提示するとよい．

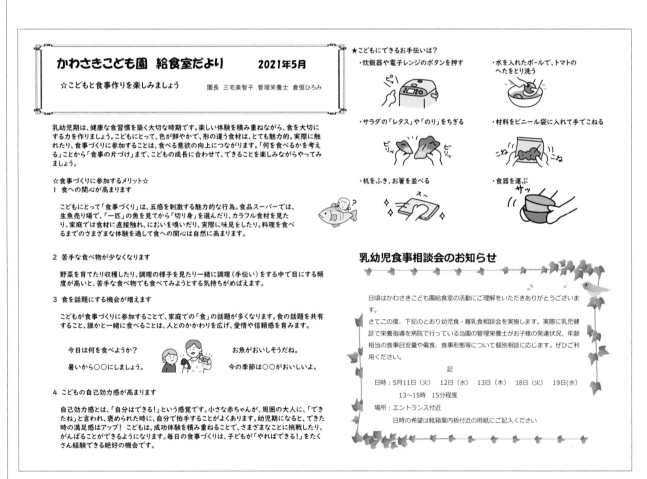

図10.2　給食だより

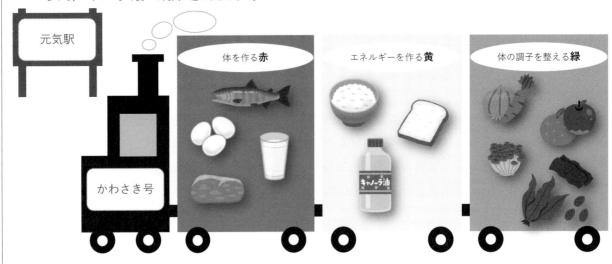

バランスよく食べよう

11月10日にふじ組さん、11月11日にひまわり組さんに
「食べ物の3つの力」 のお話をさせていただきました。

　バランスよく食べることは、体を作ったり、元気に活動するために大切です。
　栄養にはたんぱく質や脂質、炭水化物の他にもビタミンやミネラルがあり、これらを一度に取れる食べ物はありません。
　なので、バランスよく食べて元気に過ごしましょう。

元気駅

体を作る**赤**　　エネルギーを作る**黄**　　体の調子を整える**緑**

かわさき号

図10.3　保護者向け食育媒体

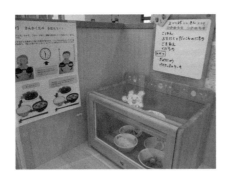

図10.4　媒体と展示食

B. 小学校給食に向けた練習

　5歳児になると，小学校給食に向けて給食当番の実施，配膳・下膳の練習，食事時間の短縮，牛乳を含めた喫食総量の増加，今まで体験しなかったパックの食品や調味料を使用するため，紙パックの牛乳（地域により瓶包装もある）を昼食時に提供し，飲む，紙パックをたたむ，パックの調味料やジャムを開ける練習も含めた給食を実施している.

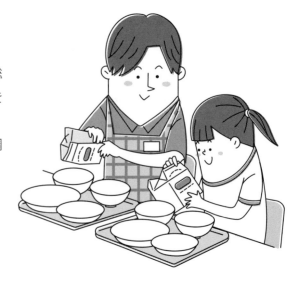

付録

付図1 食材の切り方（基本）

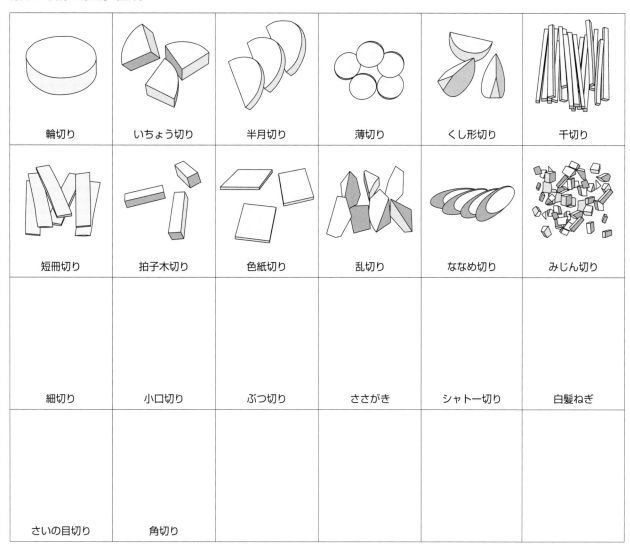

輪切り	いちょう切り	半月切り	薄切り	くし形切り	千切り
短冊切り	拍子木切り	色紙切り	乱切り	ななめ切り	みじん切り
細切り	小口切り	ぶつ切り	ささがき	シャトー切り	白髪ねぎ
さいの目切り	角切り				

【付録演習 -1】食材の切り方

付図1の空欄をうめる．それぞれの切り方をする食材の例をあげる．

付表1　野菜の旬

食品名	1月	2月	3月	4月	5月	6月	7月	8月	9月	10月	11月	12月
えだまめ						■	■	■	■			
オクラ							■	■				
かぶ	■	■	■								■	■
かぼちゃ							■	■	■			
カリフラワー	■	■	■	■							■	■
キャベツ												
きゅうり						■	■	■	■			
くわい	■											■
ごぼう	■											
こまつな	■	■										■
さつまいも									■	■	■	
さといも								■	■	■	■	■
さやいんげん						■	■	■	■			
さやえんどう			■	■	■	■						
ししとうがらし						■	■	■	■			
しそ						■	■	■	■			
じゃがいも					■	■						
しゅんぎく	■	■	■	■							■	■
しろうり						■	■	■				
セロリー	■	■	■	■							■	■
そらまめ				■	■	■						
だいこん	■	■	■							■	■	■
たかな	■											■
たけのこ			■	■	■							
たまねぎ							■	■	■			
とうがん							■	■	■			
とうもろこし						■	■	■	■			
トマト						■	■	■	■			
なす							■	■	■	■		
なばな	■	■	■									■
にがうり						■	■	■	■			
にら							■	■				
にんじん	■	■	■							■	■	■
ねぎ											■	■
はくさい	■	■									■	■
ピーマン						■	■	■	■			
ブロッコリー	■	■	■	■							■	■
ほうれんそう	■	■										■
みずな												
やまいも												
落花生								■	■			
らっきょう						■	■					
レタス												
れんこん	■										■	■
柿										■	■	
温州みかん	■										■	■
りんご									■	■	■	

旬の時期は露地栽培で出荷量が多い時期を示した.　　　　　　　[資料：食材料理百科事典，講談社（2004）]

【付録演習 -2】野菜の旬

　付表1を参考に，比較的大量調理で多く用いるキャベツ，きゅうり，にんじん，じゃがいも，ほうれんそう，トマトの旬と品種，栄養素の特徴，献立での用い方，調理特性をまとめる.

付表 2　魚の旬と適した調理法と料理

食品名	1月	2月	3月	4月	5月	6月	7月	8月	9月	10月	11月	12月	適した調理法と料理
あいなめ			■	■	■								煮つけ，椀種，焼き物
あこうだい	■											■	塩焼，煮つけ，粕漬け
まあじ					■	■	■						刺身，塩焼，煮つけ
あなご						■	■	■					天ぷら，茶わん蒸し，酢の物
あまだい	■											■	照り焼き，揚げ物，炒め物，ムニエル
あゆ						■	■	■					塩焼，甘露煮，寿司
いさき					■	■	■						塩焼，フライ，ムニエル，唐揚げ
まいわし						■	■	■	■				煮つけ，塩焼，揚げ物，つみれ
うなぎ						■	■	■					かば焼き，白焼き，丼，酢の物
かわはぎ									■	■	■		煮つけ，椀種，刺身，フライ，ムニエル
めだかかれい	■								■	■			刺身，焼き物，煮つけ，揚げ物
かさご	■											■	煮つけ，汁，唐揚げ
かつお					■	■	■						刺身，照り焼き，角煮，たたき
まがれい						■	■	■					刺身，煮つけ，焼き物，揚げ物
かんぱち						■	■	■					刺身，煮つけ，焼き物
きす					■	■	■	■					塩焼，フライ，天ぷら，椀種
ぎんだら	■											■	塩焼，煮つけ，唐揚げ，フライ
きんめだい	■										■	■	煮つけ，塩焼，みそ漬け，粕漬け，フライ
まさば									■	■	■		塩焼，みそ煮，酢じめ，唐揚げ
さより			■	■									塩焼，椀種，蒸し物，天ぷら
さけ									■	■	■		塩焼，ムニエル，フライ，刺身
さわら					■						■	■	塩焼，照り焼き，みそ漬け，フライ
さんま									■	■			塩焼，かば焼き，酢じめ，
したびらめ						■	■	■					ムニエル，フライ，煮つけ
しらうお		■	■										椀種，茶わん蒸し，天ぷら，飴煮
すずき						■	■	■					焼き物，フライ，蒸し物
まだい												■	あらい，煮つけ，塩焼，汁，粕漬け
たちうお						■	■	■					刺身，焼き物，唐揚げ，フライ，ムニエル
まだら	■											■	フライ，バター焼き，蒸し物
にしん			■	■	■								塩焼，みそ煮，粕漬け，フライ
はも						■	■	■					椀種，酢の物，かば焼き，天ぷら
ひらめ	■											■	刺身，揚げ物，煮物，蒸し物，酢の物
ぶり	■											■	刺身，塩焼，照り焼き，汁物
ほっけ	■									■			焼き物，煮物
めばちまぐろ					■	■	■	■					刺身，山掛け，角煮
まながつお					■	■	■						照り焼き，みそ漬け
むつ	■	■										■	刺身，煮つけ，照り焼き，みそ煮
めばる				■	■								煮つけ，照り焼き，唐揚げ，汁物
やまめ			■	■	■								塩焼，煮つけ，フライ，唐揚げ
わかさぎ	■										■	■	天ぷら，フライ，南蛮漬け，マリネ，佃煮
あさり			■	■						■			みそ汁，酒蒸し，和え物
かき	■			■								■	かき飯，椀種，フライ
しじみ							■	■					みそ汁
はまぐり	■	■	■	■									酒蒸し，うしお汁
ほたてがい			■	■									刺身，酢の物，スープ，炒め物
あまえび			■										刺身
たいしょうえび									■	■			天ぷら，フライ，炒め物
しばえび	■												天ぷら，唐揚げ，椀種
ブラックタイガー	■	■											焼き物，煮物，揚げ物
ずわいがに	■											■	天ぷら，サラダ，酢の物，炒め物
たらばがに	■												サラダ，酢の物
けんさきいか							■	■	■				するめ，刺身
こういか		■											煮つけ，焼き物，炒め物
するめいか						■	■	■					焼き物
いいだこ	■												煮つけ，おでん
まだこ					■	■	■	■					煮つけ，酢みそ和え，ゆで物

［資料：オールフォト食材図鑑，社団法人全国調理師養成協会編］

【付録演習 -3】魚の旬

付表 2 を参考に，大量調理に適している魚料理の献立を対象者，季節と地域性を考慮して 2 つ考える．

付表 3　食品の重量変化率（魚介類・肉類・野菜類・きのこ類）

食品群	食品名	調理法	変化率（%）	食品群	食品名	調理法	変化率（%）
魚介類	まあじ	焼き	72	野菜類	きゅうり	塩漬け	85
	あなご	蒸し	87			ぬかみそ漬け	83
	あまだい	焼き	74		キンサイ	ゆで	84
		煮	80		くわい	ゆで	97
	あゆ（養殖）	焼き	71		ごぼう	ゆで	91
	まいわし	焼き	75		こまつな	ゆで	88
	まがれい	煮	91		ししとう	油炒め	99
		焼き	81		しゅんぎく	ゆで	79
	べにざけ	焼き	78		しろうり	塩漬け	76
	まさば	煮	84		そらまめ，未熟	ゆで	100
		焼き	77		だいこん，葉	ゆで	79
	さわら	焼き	79		だいこん，根，皮なし	ゆで	86
	さんま	焼き	78		たけのこ	ゆで	90
	ししゃも	生干し焼き	81		たまねぎ	水さらし	100
	まだい	焼き	82			ゆで	89
		煮	85		チンゲンサイ	ゆで	71
	ぶり	焼き	82		とうがん	ゆで	91
	かき	煮	64		なす	ゆで	100
	はまぐり	煮	64			塩漬け	82
		焼き	65			ぬかみそ漬け	84
	くるまえび	ゆで	95		なばな	ゆで	98
		焼き	73		にがうり	油炒め	91
	ずわいがに	ゆで	74		にら	ゆで	63
	するめいか	煮	76		にんじん，根，皮なし	ゆで	87
		焼き	70		はくさい	ゆで	72
	まだこ	ゆで	81			塩漬け	73
肉類	乳用肥育牛肉もも皮下脂肪なし	焼き	71		ピーマン類	油炒め	96
		ゆで	66		ふき	ゆで	98
	大型種豚肉もも皮下脂肪なし	焼き	71		ブロッコリー	ゆで	111
		ゆで	71		ほうれんそう	ゆで	70
	若どりもも皮付き	焼き	61		切りみつば	ゆで	81
		ゆで	70		根みつば	ゆで	82
	ささみ	焼き	73		だいずもやし	ゆで	85
		ゆで	76		りょくとうもやし	ゆで	84
野菜類	アスパラガス	ゆで	96		ゆりね	ゆで	96
	さやいんげん	ゆで	94		れんこん	ゆで	91
	さやえんどう	ゆで	98		わけぎ	ゆで	91
	グリンピース	ゆで	88	きのこ類	えのきたけ	ゆで	86
	おくら	ゆで	97		生しいたけ	ゆで	110
	かぶ，葉	ゆで	93		ぶなしめじ	ゆで	88
	かぶ，根，皮なし	ゆで	89		なめこ	ゆで	100
	日本かぼちゃ	ゆで	94		ひらたけ	ゆで	94
	西洋かぼちゃ	ゆで	98		まいたけ	ゆで	86
	カリフラワー	ゆで	99		マッシュルーム	ゆで	69
	キャベツ	ゆで	89				

［日本食品標準成分表 2020（八訂）］

付表 4　献立作成時の注意点およびチェックリスト

チェック項目			実施状況	評価 ○・×
給与栄養目標量	エネルギー量は基準内か		%	
	たんぱく質エネルギー比率は基準内か		%E	
	脂質ネネルギー比率は基準内か		%E	
	炭水化物エネルギー比率は基準内か		%E	
	食塩摂取量は基準内か		g	
食品構成表	穀類エネルギー比は基準内か		%	
	動物性たんぱく質比は基準内か		%	
たんぱく質源	同じ食品類が重なっていないか	魚類	g	
		肉類	g	
		卵類	g	
		大豆製品	g	
		乳・乳製品	g	
ビタミン，ミネラル源	緑黄色野菜は基準量使用できているか		g	
	その他の野菜は基準量使用できているか		g	
	いも類は基準量使用できているか		g	
	果実類は基準量使用できているか		g	
色彩	1色分のトレーの色彩バランス		朝・昼・夕	
	赤色の食品		朝・昼・夕	
季節感	季節の野菜，料理を使用しているか			
食品の重複	同じ野菜が重なっていないか（にんじん，たまねぎ除く）			
調理方法の重複	調理方法が重なっていないか（煮，炒，焼，揚，蒸，和え物）			
味の重複	味つけが重なっていないか（しょうゆ，みそ，酢，ケチャップなど）			
食器とのバランス	食器を決めて料理とのバランスをみる			
調理機器の重複	同時に同じ機器を使用することはないか			
所要時間	作業工程上無理はないか（朝食は簡単なもの）			
配膳方法	温冷配膳車か，弁当箱かなど適正か			
食品衛生	生ものは注意			
材料費	施設に合わせた適正な費用になっているか		円	
料理の記入順	朝食（主食→汁物→主菜→副菜→牛乳）			
	昼食・夕食（主食→主菜→副菜→副々菜→汁物→デザート）			
食品の記入順	料理手順に合わせているか			
調味料は重量記入	g数で記入　少々は禁（例：こしょう 0.01g）			
個数ものの記入	1本（○○g）または○○g×1切れなどの記入になっているか			
だし汁の記入			有・無	
目安（例）	1食分　主菜　　100〜150g		g	
	1食分　副菜　　60〜80g		g	
	1食分　デザート　30〜80g		g	
	1食分　汁具材　　50g程度		g	
	副食総量　　350〜400g程度		g	

嚥下食ピラミッド（A）と学会分類 2021（B）

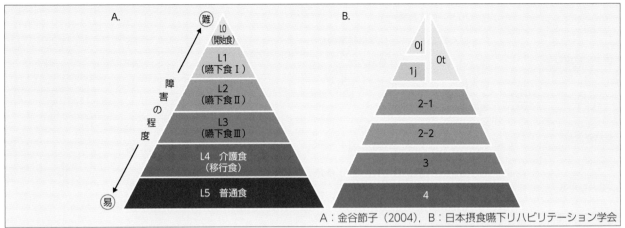

A：金谷節子（2004），B：日本摂食嚥下リハビリテーション学会

[竹内豊ほか編，新・臨床栄養学，p.158（2016）]

図内の分類コードを下記に記す．

学会分類 2021（食事）早見表

コード		名称	形態	目的・特色	主食の例	必要な咀嚼能力	他の分類との対応*1
0	j	嚥下訓練食品 0j	均質で，付着性・凝集性・かたさに配慮したゼリー離水が少なく，スライス状にすくうことが可能なもの	重度の症例に対する評価・訓練用少量をすくってそのまま丸呑み可能残留した場合にも吸引が容易タンパク質含有量が少ない		（若干の送り込み能力）	嚥下食ピラミッド L0えん下困難者用食品許可基準Ⅰ
	t	嚥下訓練食品 0t	均質で，付着性・凝集性・かたさに配慮したとろみ水（原則的には，中間のとろみあるいは濃いとろみ*2のどちらかが適している）	重度の症例に対する評価・訓練用少量ずつ飲むことを想定ゼリー丸呑みで誤嚥したりゼリーが口中で溶けてしまう場合タンパク質含有量が少ない		（若干の送り込み能力）	嚥下食ピラミッド L3 の一部（とろみ水）
1	j	嚥下調整食 1j	均質で，付着性，凝集性，かたさ，離水に配慮したゼリー・プリン・ムース状のもの	口腔外で既に適切な食塊状となっている（少量をすくってそのまま丸呑み可能）送り込む際に多少意識して口蓋に舌を押しつける必要がある0j に比し表面のざらつきあり	おもゆゼリー，ミキサー粥のゼリーなど（若干の食塊保持と送り込み能力）	嚥下食ピラミッドL1・L2えん下困難者用食品許可基準ⅡUDF 区分かまなくてもよい（ゼリー状）
2	1	嚥下調整食 2-1	ピューレ・ペースト・ミキサー食など，均質でなめらかで，べたつかず，まとまりやすいものスプーンですくって食べることが可能なもの	口腔内の簡単な操作で食塊状となるもの（咽頭では残留，誤嚥をしにくいように配慮したもの）	粒がなく，付着性の低いペースト状のおもゆや粥	（下顎と舌の運動による食塊形成能力および食塊保持能力）	嚥下食ピラミッド L3えん下困難者用食品許可基準ⅢUDF 区分かまなくてもよい
	2	嚥下調整食 2-2	ピューレ・ペースト・ミキサー食などで，べたつかず，まとまりやすいもので不均質なものも含むスプーンですくって食べることが可能なもの		やや不均質（粒がある）でもやわらかく，離水もなく付着性も低い粥類	（下顎と舌の運動による食塊形成能力および食塊保持能力）	嚥下食ピラミッド L3えん下困難者用食品許可基準ⅢUDF 区分かまなくてもよい
3		嚥下調整食 3	形はあるが，押しつぶしが容易，食塊形成や移送が容易，咽頭でばらけず嚥下しやすいように配慮されたもの多量の離水がない	舌と口蓋間で押しつぶしが可能なもの押しつぶしや送り込みの口腔操作を要し（あるいはそれらの機能を賦活し），かつ誤嚥のリスク軽減に配慮がなされているもの	離水に配慮した粥など	舌と口蓋間の押しつぶし能力以上	嚥下食ピラミッド L4UDF 区分舌でつぶせる
4		嚥下調整食 4	かたさ・ばらけやすさ・貼りつきやすさなどのないもの箸やスプーンで切れるやわらかさ	誤嚥と窒息のリスクを配慮して素材と調理方法を選んだもの歯がなくても対応可能だが，上下の歯槽提間で押しつぶすあるいはすりつぶすことが必要で舌と口蓋間で押しつぶすことは困難	軟飯・全粥など	上下の歯槽提間の押しつぶし能力以上	嚥下食ピラミッド L4UDF 区分舌でつぶせるおよび UDF 区分歯ぐきでつぶせるおよび UDF 区分容易にかめるの一部

本表を使用するにあたっては必ず「嚥下調整食学会分類 2021」の本文を熟読されたい．本表に該当する食事において，汁物を含む水分には原則とろみをつける．ただし，個別に水分の嚥下評価を行ってとろみづけが不要と判断された場合には，その原則は解除できる．
他の分類との対応については，「学会分類 2021」との整合性や相互の対応が完全に一致するわけではない．
＊1 嚥下食ピラミッドは上図の A．＊2 「学会分類 2021」（とろみ）を参照されたい．

[日本摂食嚥下リハビリテーション学会誌，25，139（2021）]

参考図書

・料理食材大事典，主婦の友社（1996）

・食の文化を知る辞典，岡田哲編，東京堂出版（1998）

・給食経営管理用語辞典　第 3 版，給食経営管理学会監修，赤尾正ほか著，第一出版（2020）

・日本料理・美しい盛り付けのワザ，中嶋貞治著，誠文堂新光社（2012）

・新・中国料理，相川方著，女子栄養大学出版部（1980）

・食材クッキング事典　改訂新版・素材 de 料理，学研編，学研パブリッシング（2001）

・新実践・給食経営管理論　第 3 版（補訂），藤原政嘉ほか編，みらい（2020）

・フードサービスの課題とクックチルの活用法，楠見五郎，幸書房（2012）

・料理がもっと上手になる！　加熱調理の科学，渋川祥子，講談社（2022）

・オールフォト食材図鑑，荒川信彦ほか監修，（公社）全国調理師養成施設協会（2014）

・調理のためのベーシックデータ　第 6 版，女子栄養大学調理学研究室ほか監修，女子栄養大学出版部（2022）

・食のハラール入門　今日からできるムスリム対応，阿良田麻里子，講談社（2018）

索引

英数

1〜2 歳児食	155
3〜5 歳児食	151
PDCA サイクル	79, 83
PFC 比率	47, 85, 86
SDGs	9

あ

和え衣	30
和え物	30
——の種類	31
揚げ物	27
——の種類	29
——の適温	28
味の混合効果	17
味の標準化	18
アルコール	16, 41
アレルギー	85
合わせ酢 ➡ 調味酢	
一汁三菜	4, 12
一般治療食	96, 97
栄養アセスメント	8
栄養管理計画	6
栄養基準量	70
栄養計算	46
栄養成分別管理	101, 109
エスニック料理	100
エネルギー	35
エネルギー換算係数	35
エネルギーコントロール食	109
エネルギー蓄積量	100
嚥下障害児	160
嚥下食ピラミッド	172
嚥下調整食	137, 138
塩分濃度	19
オーブン	24
落とし蓋	21

か

介護食	137
介護老人福祉施設給食	132
会席料理	4, 12
懐石料理	12
隠し包丁	20
荷重平均（加重平均）	61
荷重平均栄養成分表	58
可食部	35
学校給食	82
学校給食摂取基準	84
学校給食法	82
カフェテリア献立	69
カフェテリア方式	117
間食	140, 160

間接焼き	24
乾物の煮物	22
乾物類のもどし方	20
甘味類の決定	65
吸油率	28
給与栄養目標量	6, 52, 117, 133
行事食	6, 70
郷土料理	8
切り方	167
庫出し係数	76
糵（け）	6
形態別調整食	137
月間計画	72
ゲル化剤	138
検食簿	79
構成比率	60
高齢者施設	132
誤嚥	132, 138, 160
穀類の決定	63
五味	12, 16
献立	1
——の展開	111, 143, 160
——の評価	79
献立計画	69
献立サイクル	6
献立作成委員会	90
献立表	10, 70

さ

魚の旬	169
砂糖の決定	65
直火焼き	24
事業所給食	116
脂質	40
脂質コントロール食	111
疾患別栄養管理	107, 108
実施献立	10, 78
実施献立表	60
質量	43
児童福祉施設給食	149
週間計画	72
重量	43
重量変化率	43, 70
主菜	4, 11
主食	4, 11
授乳・離乳の支援ガイド	157
旬間計画	72

純使用量	76
常食	97
精進料理	12
食育	164
食塩相当量	18, 41
食事内容〔学校給食の〕	87
食品群	58
食品群別荷重平均栄養成分表	58
食品構成	6, 87
食品構成表	62
食品成分表 ➡ 日本食品標準成分表	
食品選択〔食品成分表の〕	43, 45
食品の構成比率	60
食品分類表	58
植物性食品の決定	64
食物アレルギー	91, 159
汁物	11
身体活動レベル	6, 54, 117, 133
推定エネルギー必要量	54, 99, 117, 133
——の平均値	55
スチームコンベクションオーブン	23
酢の物	30
スマートミール	131
西洋料理	14
せいろ	23
節句	6
総使用量	76
ソフト食	143

た

代替え食品	104
対象者の把握	33, 117, 150
単一献立	69
炭水化物	40
たんぱく質	35
たんぱく質コントロール食	110
地産地消	8, 90
中華料理 ➡ 中国料理	
中国料理	14, 92
調乳	150
調味	21
調味酢	30, 32
——の種類	32
調味濃度	18
調味料	21, 76
——の食塩相当量	18
——の添加順序	21

治療食の分類　97
定食献立　69
定食方式　116
呈味物質　17
　──の混合効果　17
デザート　11
展開　111, 143, 160
動物性たんぱく質の決定　66
特別加算食　102
特別治療食　96, 101
とろみ調整食品　139

な

鍋　21
軟食（軟菜食）　98
ニーズ　6
日本食品標準成分表　34
　──の項目　34
日本料理　12
煮物　20
　──の種類　21
年間計画　70
年齢構成　54

は

廃棄率　35, 76
配食　117
配食率　93
発注換算係数　76
晴れ　6
ハラームフード　15
ハラールフード　15
ビタミン　41, 47
病院給食　96
標準食品構成表　88
標準成分値　34
副菜　4, 11
副食　11
複数献立　69
副々菜　11
普茶料理　12
弁当給食　117, 127
弁当献立　70
保育所　149
本膳料理　12

ま

ミキサー食　96, 143
無機質　41
蒸し器　23
蒸し物　22
　──の種類　23
メニュー　5
面取り　20

や, ら

焼き物　24
　──の種類　24
約束食事箋　96, 104
野菜の旬　168
予定献立　10
予定献立表　74

離乳食　157
流動食　98
レシピ　5

編者紹介

藤原　政嘉
ふじわら　まさよし
1964 年　大阪市立衛生研究所附設栄養学院卒業
　　　　大阪青山大学 名誉教授

河原　和枝
かわはら　かずえ
1972 年　兵庫県立姫路短期大学生活科卒業
　　　　元川崎医療福祉大学医療技術学部臨床栄養学科 教授

赤尾　正
あかお　ただし
1989 年　甲子園大学栄養学部栄養学科卒業
2007 年　大阪市立大学大学院生活学研究院前期博士課程修了
現　在　大阪樟蔭女子大学健康栄養学部健康栄養学科 准教授

NDC 590　　183 p　　　30 cm

栄養科学シリーズ NEXT
えいよう かがく

献立作成の基本と実践　第 2 版
こんだてさくせい きほん じっせん だい はん

2023 年 2 月 27 日　第 1 刷発行
2024 年 7 月 22 日　第 4 刷発行

編　者　藤原政嘉・河原和枝・赤尾　正
　　　　ふじわらまさよし かわはらかずえ あかお ただし

発行者　森田浩章

発行所　株式会社　講談社
　　　　〒 112-8001　東京都文京区音羽 2-12-21
　　　　　　販　売　（03）5395-4415
　　　　　　業　務　（03）5395-3615

KODANSHA

編　集　株式会社　講談社サイエンティフィク
　　　　代表　堀越俊一
　　　　〒 162-0825　東京都新宿区神楽坂 2-14　ノービィビル
　　　　　　編　集　（03）3235-3701

印刷所　半七写真印刷工業株式会社

製本所　大口製本印刷株式会社

ISBN978-4-06-530110-4